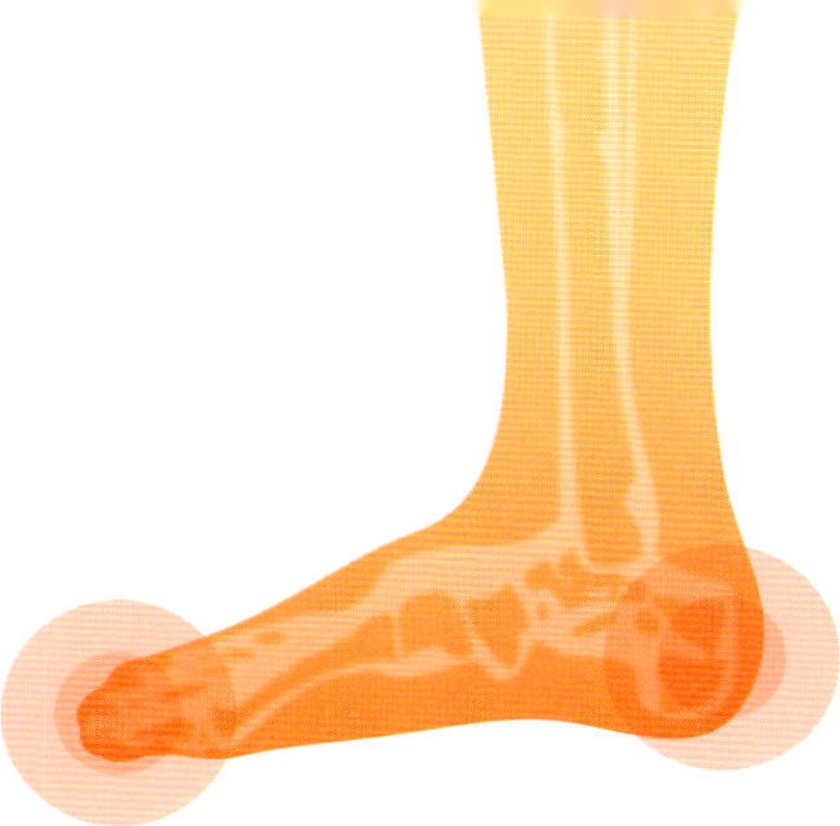

わかりやすい図解版

「足もみ」で心も体も超健康になる!

「足健道」さと足ツボ療術院　院長
田辺智美

三笠書房

はじめに

「足もみ」でスッキリ、心と身体の大掃除。病気にならない、元気いっぱいの人生のために！

私が「足もみ」に出会ったのは、十数年前のこと。交通事故で重度のむち打ち症になり、激しい頭痛やしびれ、肩コリ、倦怠《けんたい》感などの様々な不調に悩む日々が始まった時です。

初めて自分で足をもんだ瞬間に、もうすでに身体が回復して健康になれたような喜びと、この先ずっと「足もみ」が私の健康の味方になってくれると確信できた感動は、今も忘れません。私が「足健道《そくけんどう》」さと足ツボ療術院を開業するにいたった「原点」です。

当初は自己流のつたないもみ方でしたが、それでも、**むち**

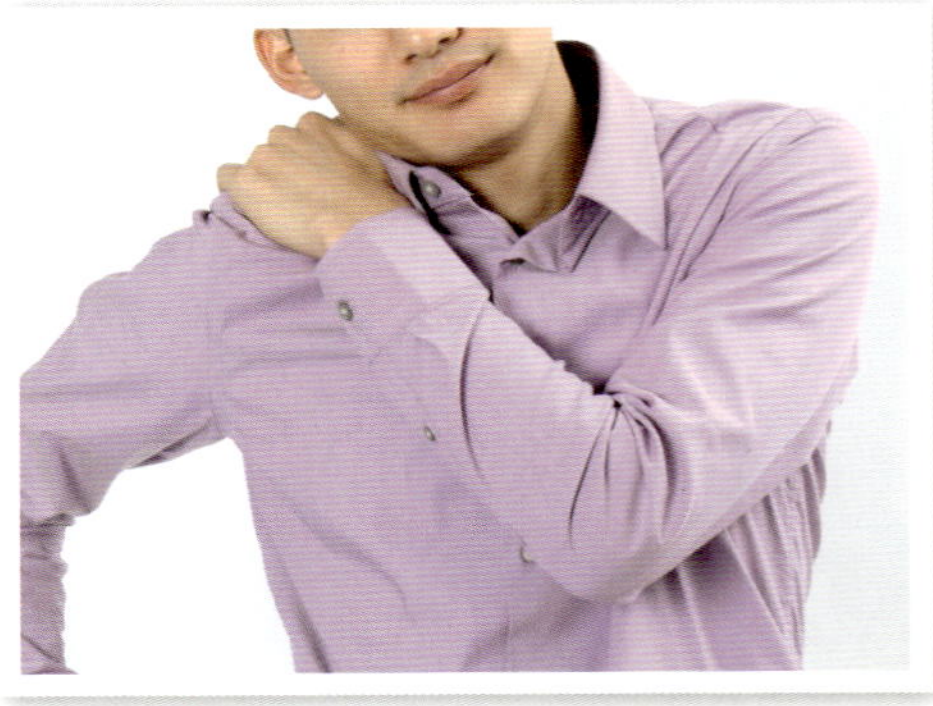

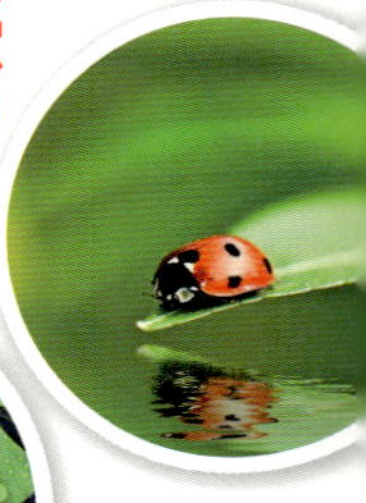

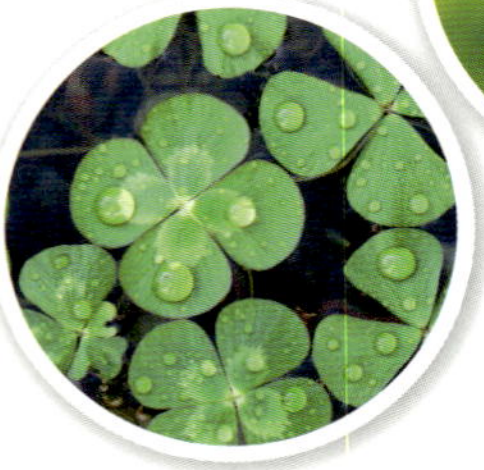

打ち症や虚弱体質、副鼻腔炎《ふくびくうえん》などが次々と改善されていきました。しかも**脚が細くなり、子供のころからのO脚もまっすぐに**なったのです。

時期を同じくして、私の母が心筋梗塞《しんきんこうそく》で、手術が必要かもしれないと診断されました。

母の足はとても冷たくてむくみ、爪は薄黒く、くるぶしが腫《は》れ上がり、ふくらはぎには毛細血管がはっきりと見えていました。足をもむと母は、「痛い、痛い！」と叫びましたが、もみ終わると、こういったのです。

「あぁ――！　全身に血がまわっとる！　身体が軽い！」

その日から毎日、足もみをすると、みるみる元気になっていきました。そして2年後に受けたカテーテル検査で、医師を驚かせ、うならせたのです。

「うーん……これはよくなっているね。すごいね！」

細くなっていた血管が太くなり、グングン血が通うようになっていたのです！

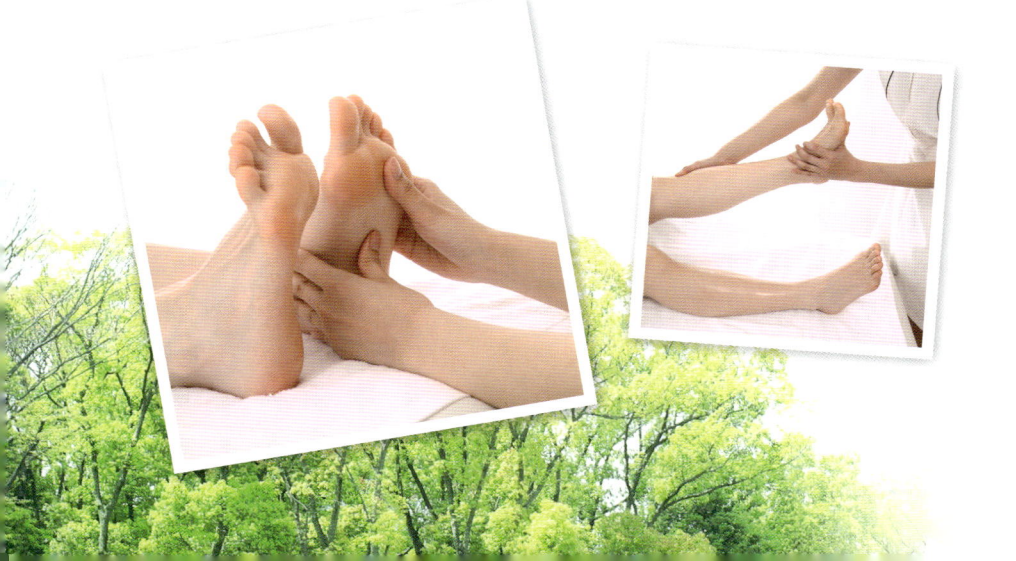

「足もみ」は、副作用のない、健康を守る最高の薬！

健康がすべてではありません。しかし、健康でなければ思うように動けなくなります。人生90年でも100年でも、この身体で生きていくのです。

「毎日、足をもむ」とは、そんな大事な身体を思いやり、「毎日、身体にいいことをする」ということです。

部屋の掃除は、してもしても埃《ほこり》がたまるもの。だからといってしなければ、荒れて不衛生になり病気になってしまいます。人の身体も、同じように考えてみましょう。

生きている限り、身体は酷使され、ストレスだってたまります。それを放置せずに、毎日身体に、感謝とご褒美を与える気持ちで、足をもむ習慣が大切なのです。

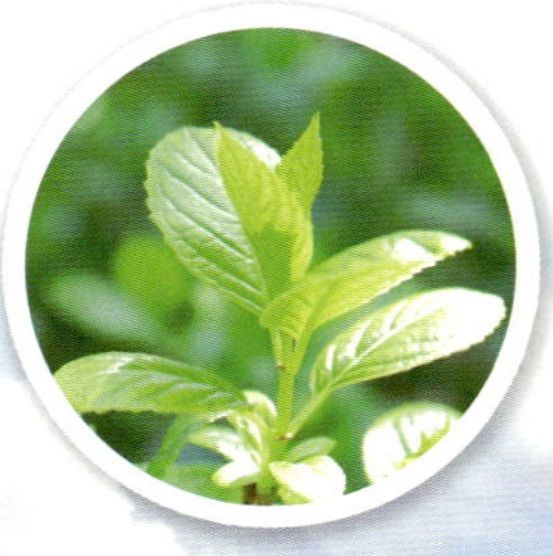

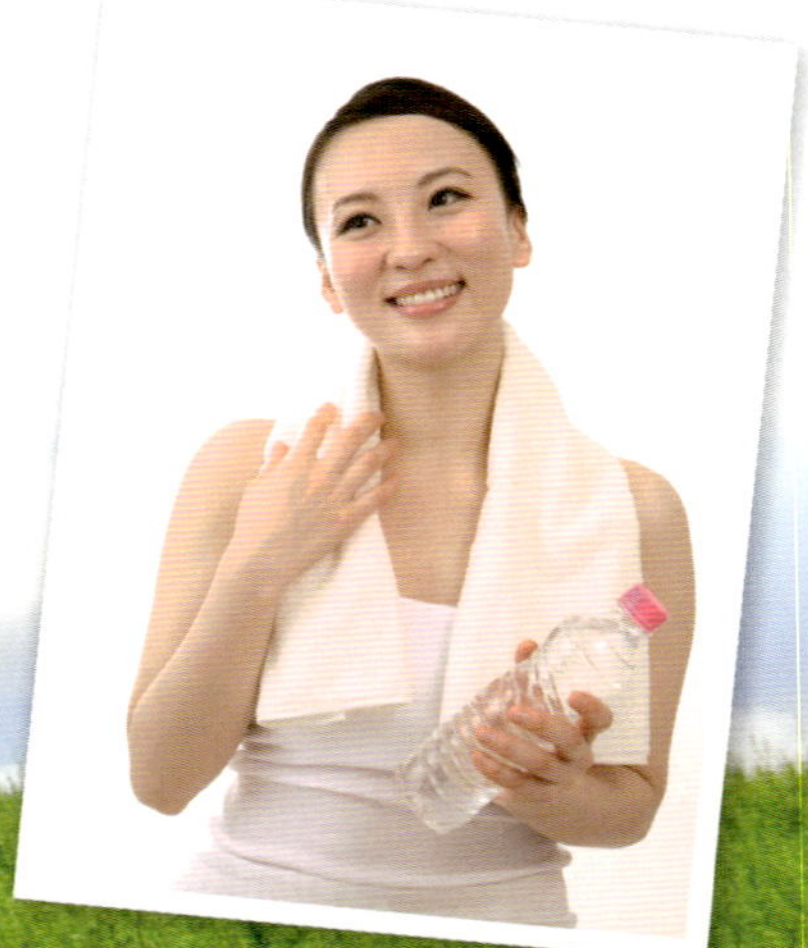

足もみを始めると、**「あれっ、そういえばあのつらい症状が消えた！」という嬉しい変化**が確実にたくさんでてきます。内側から、ムクムクとエネルギーも湧いてくるでしょう。

これまで、0歳から101歳まで、19000人以上の方の足を施術し、日々、何十年も続く慢性的な疾患が改善し、また同時に、老廃物が排泄されることにより、足が細く美しくなるのを見てきています。

・なかなか改善しない慢性的な症状がある人
・不調があるのに病名がつかず、不安を抱える人
・病気になりたくない人
・もっと健康になりたい人
・足を美しく細くしたい人

「お金」をかけず、「最短」で「簡単」に「健康とキレイ」が手に入ったという二重の喜びの声をお聞かせいただける日を、心から楽しみにしています。

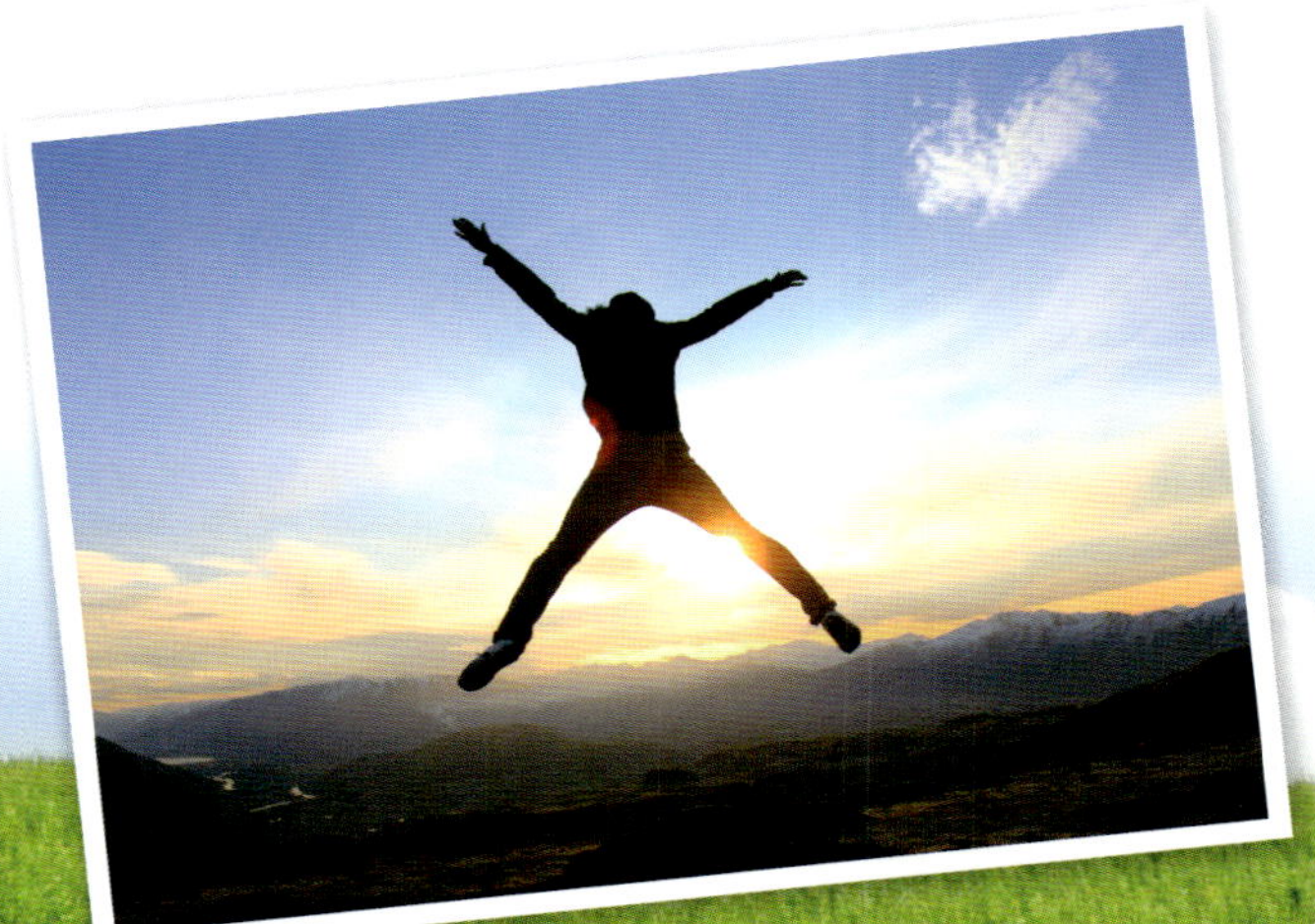

目次

はじめに

「足もみ」でスッキリ、心と身体の大掃除。
病気にならない、元気いっぱいの人生のために！

CHAPTER 1

気持ちよくって元気回復！
なぜこんなに健康になるの!? 実践！「基本のコース」

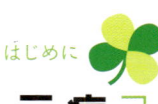

CHAPTER 2

「だるい、痛い……」を吹き飛ばす！

疲れが消える！ 体調が改善できる「足もみ」

CHAPTER 3

医者や薬には極力たよらない！ 病気や難病を遠ざける「足もみ」の極意

CHAPTER 4

食事の制限やきつい運動は、いっさい不要！

みるみる腹が凹んで、心まで強くなる！「足もみダイエット」

CHAPTER 5

患部を直接もまなくても大丈夫！

ケガの治りがスピードアップする「足もみ」の極意

本文DTP 株式会社ライラック

左 足裏のツボと反射区の大地図

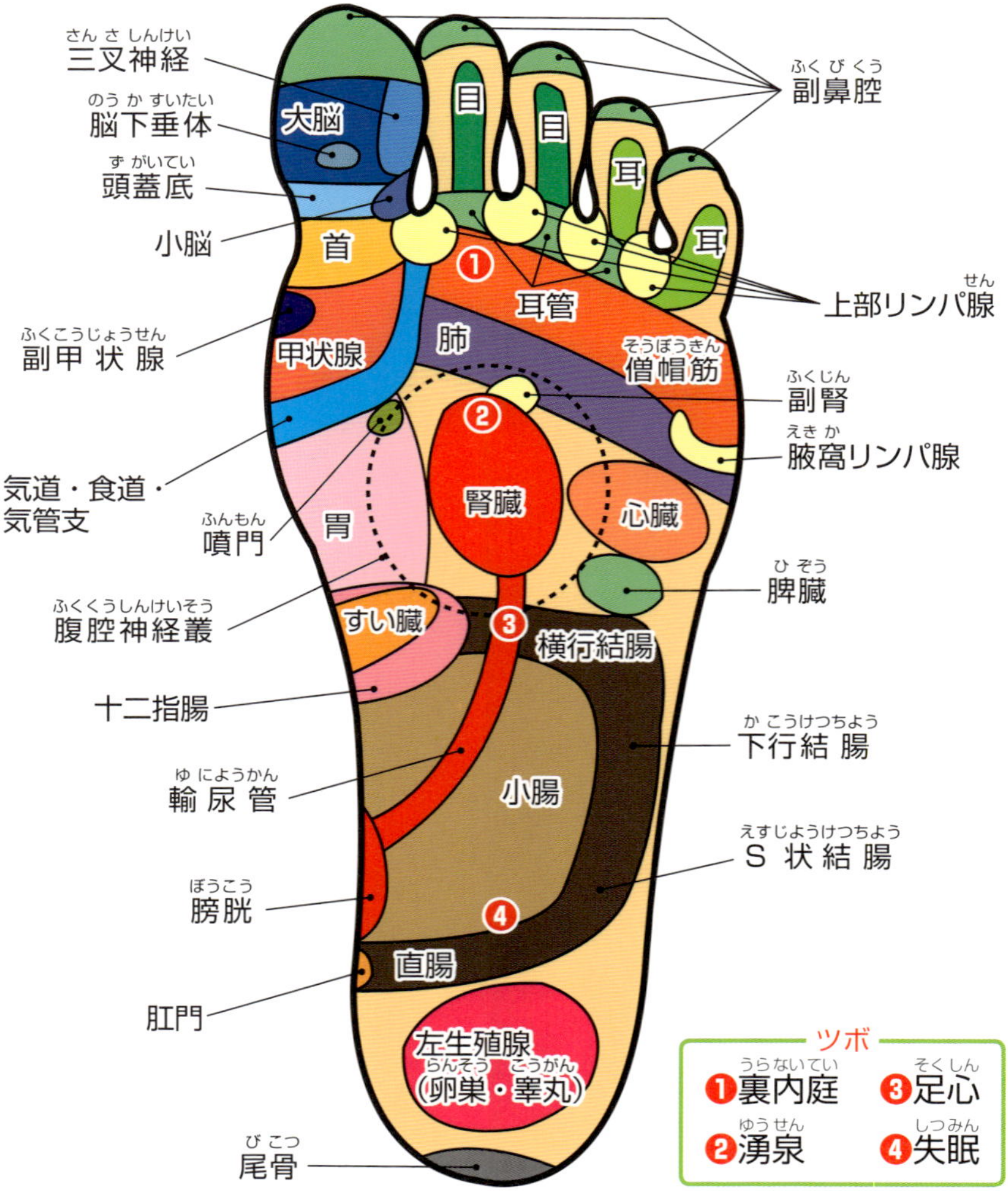

反射区の場所は色分けして紹介しています。ツボはその場所に番号をふり、反射区と区別して明記しています。

右 足裏のツボと反射区の大地図

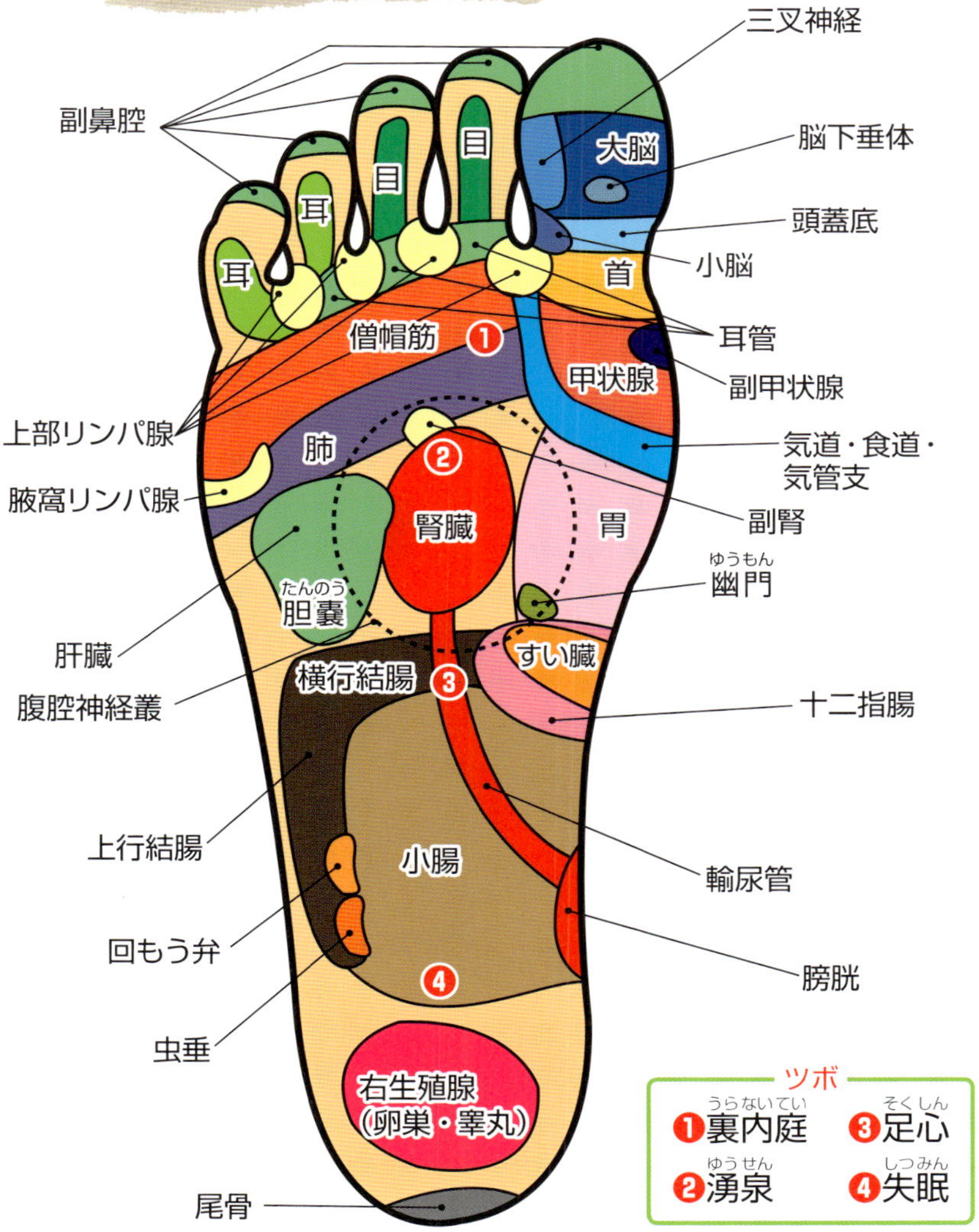

右足と左足では、反射区の位置が少し違います。もむ前にきちんと確認しましょう。

足の内側のツボと反射区の大地図

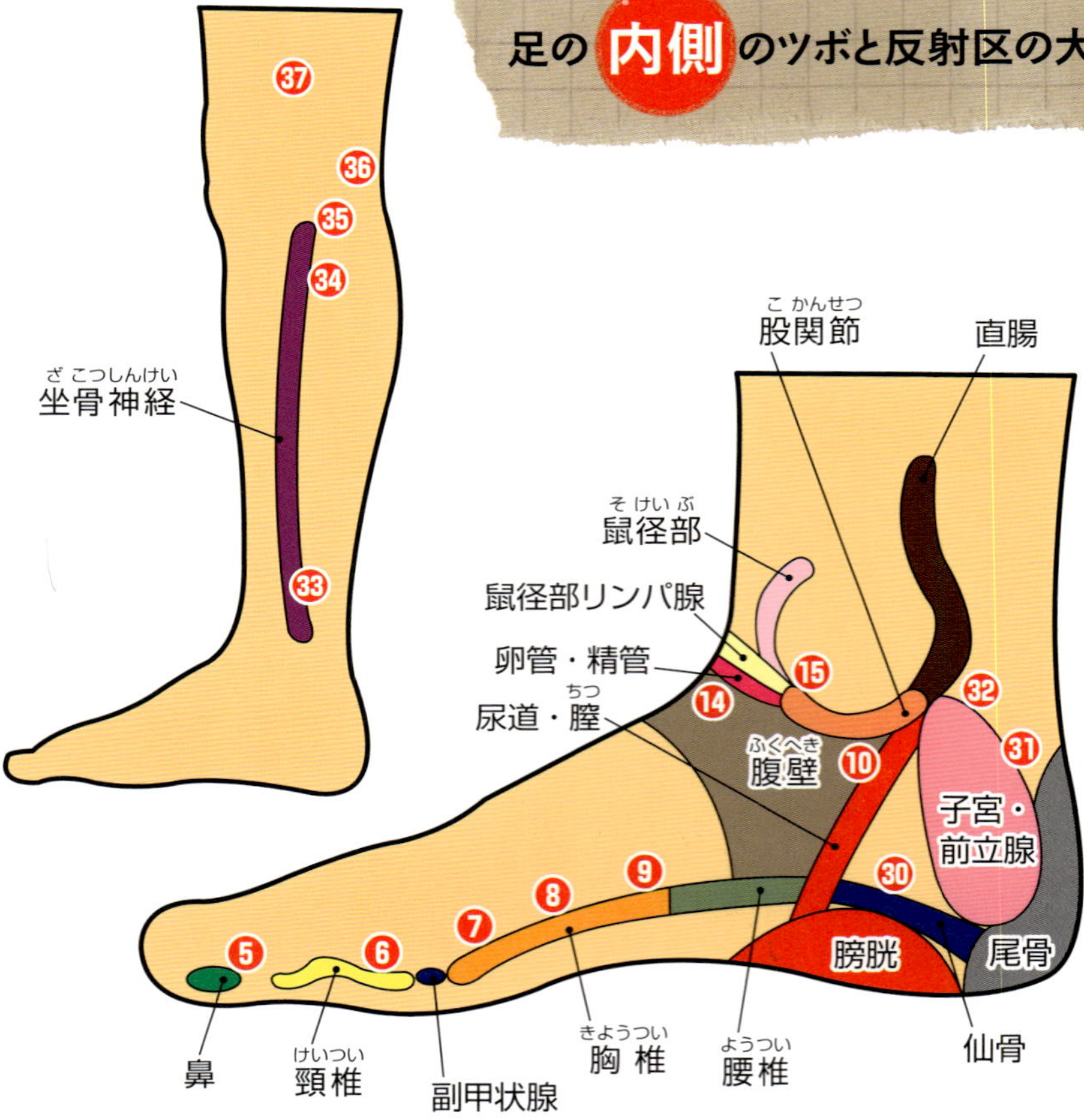

ツボ

5 隠白《いんぱく》	9 然谷《ねんこく》	30 水泉《すいせん》	34 陰陵泉《いんりょうせん》
6 大都《たいと》	10 照海《しょうかい》	31 大鐘《だいしょう》	35 曲泉《きょくせん》
7 太白《たいはく》	14 中封《ちゅうほう》	32 太谿《たいけい》	36 委中《いちゅう》
8 公孫《こうそん》	15 商丘《しょうきゅう》	33 三陰交《さんいんこう》	37 血海《けつかい》

足の内側は、つちふまずからつま先にかけてツボが集中しています。特にくるぶし周辺は重要なツボが多くあります。

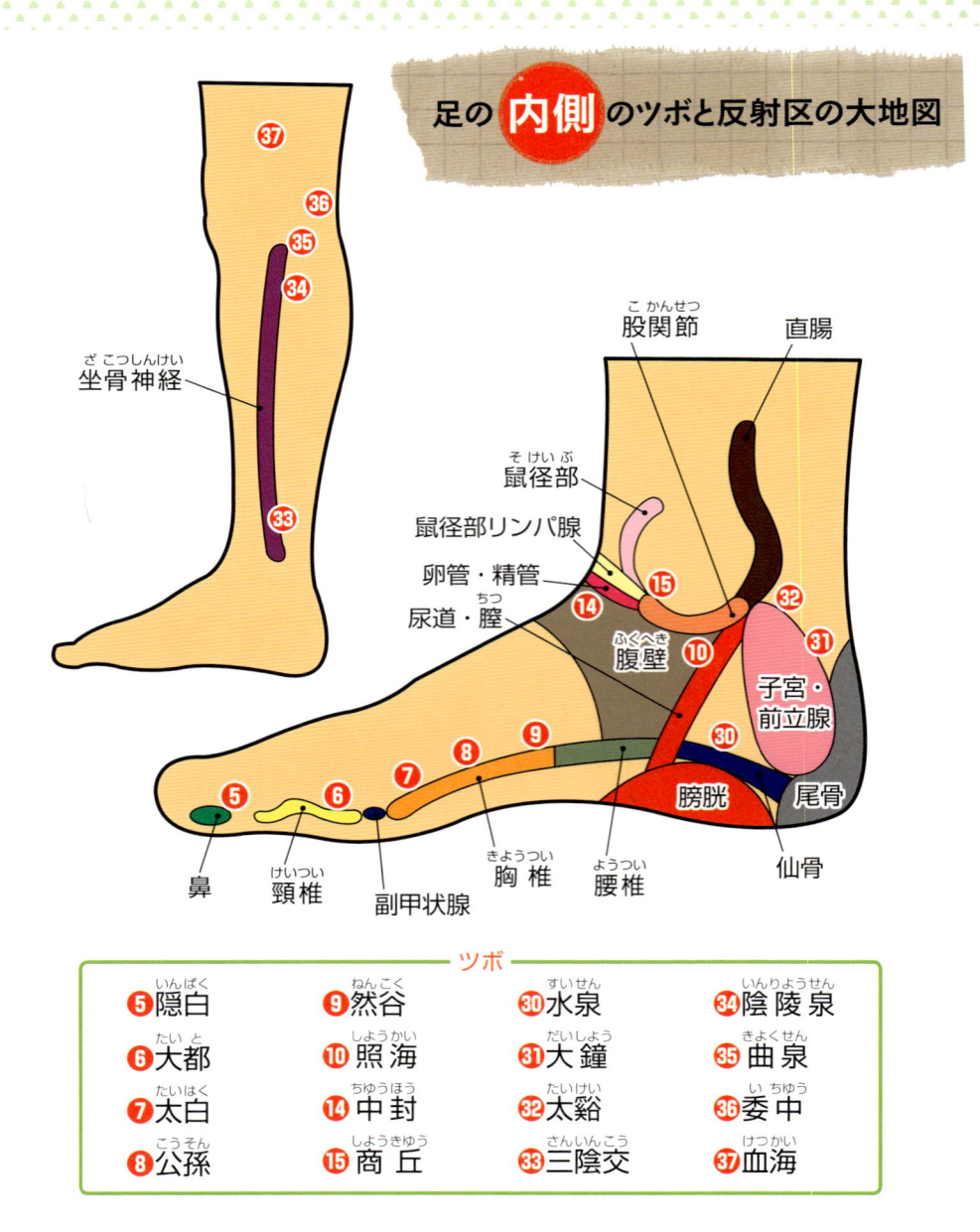

足の外側のツボと反射区の大地図

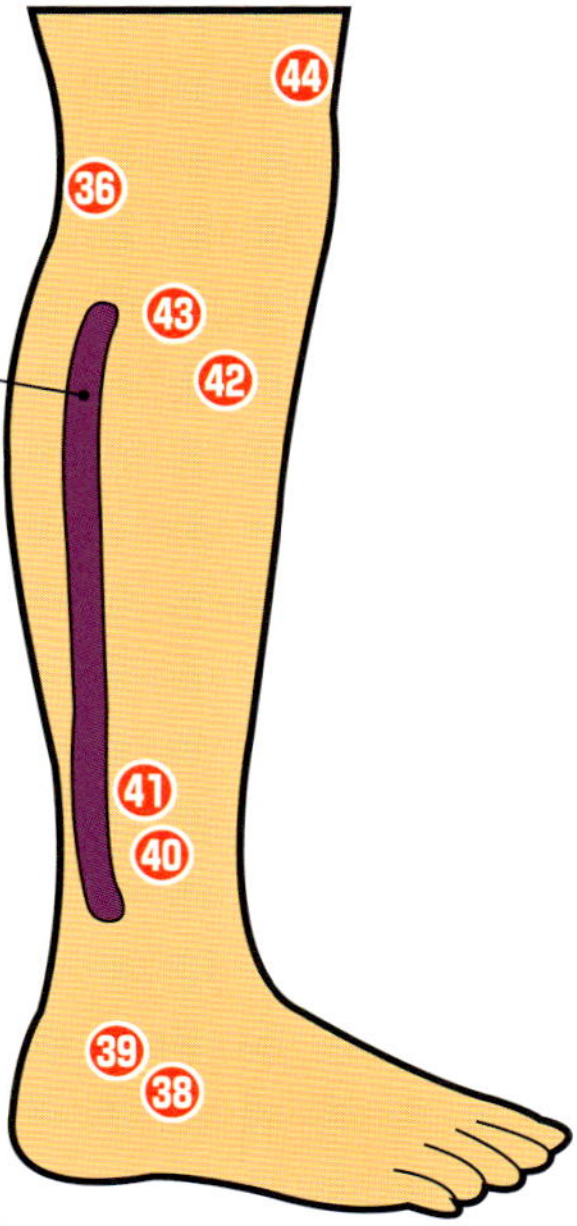

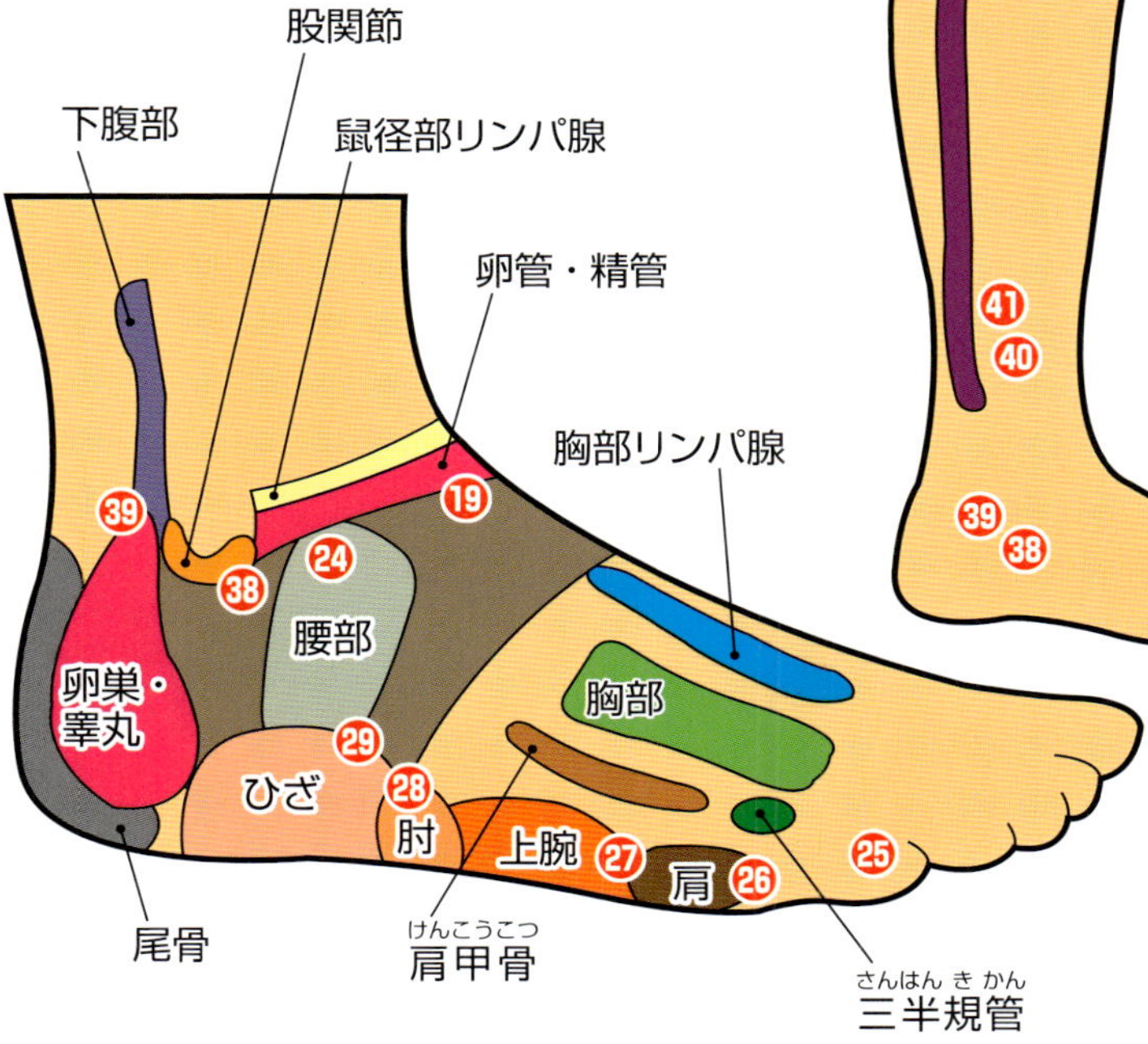

ツボ

19 解谿《かいけい》	27 束骨《そつこつ》	38 申脈《しんみゃく》	42 足三里《あしさんり》
24 丘墟《きゅうきょ》	28 京骨《けいこつ》	39 崑崙《こんろん》	43 陽陵泉《ようりょうせん》
25 至陰《しいん》	29 金門《きんもん》	40 懸鐘《けんしょう》	44 梁丘《りょうきゅう》
26 通谷《つうこく》	36 委中《いちゅう》	41 陽輔《ようほ》	

「足もみ」で、ややもみにくく感じるのが足の外側です。正座をくずしたような体勢で行うとよいでしょう。

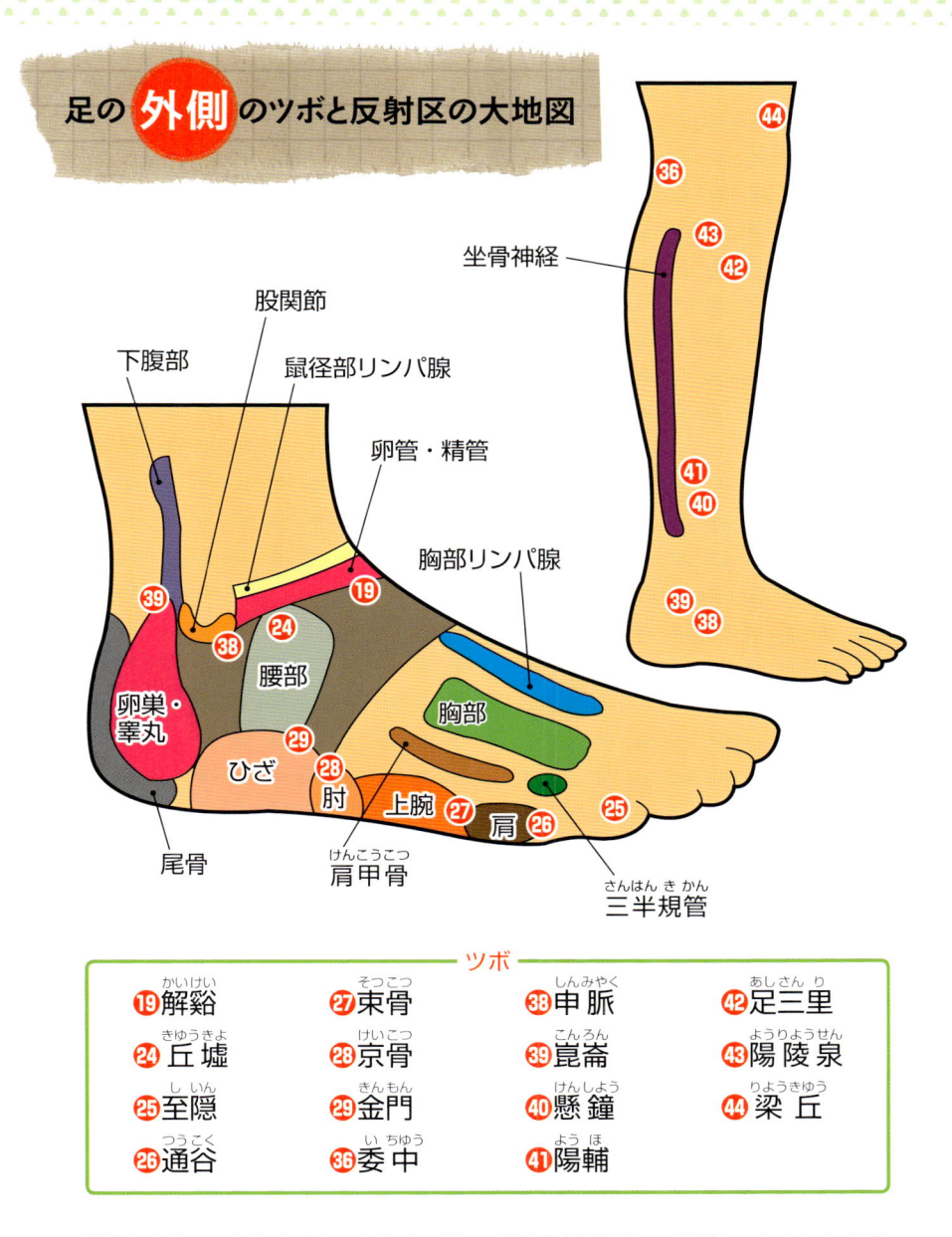

足の甲にあるツボと反射区の大地図

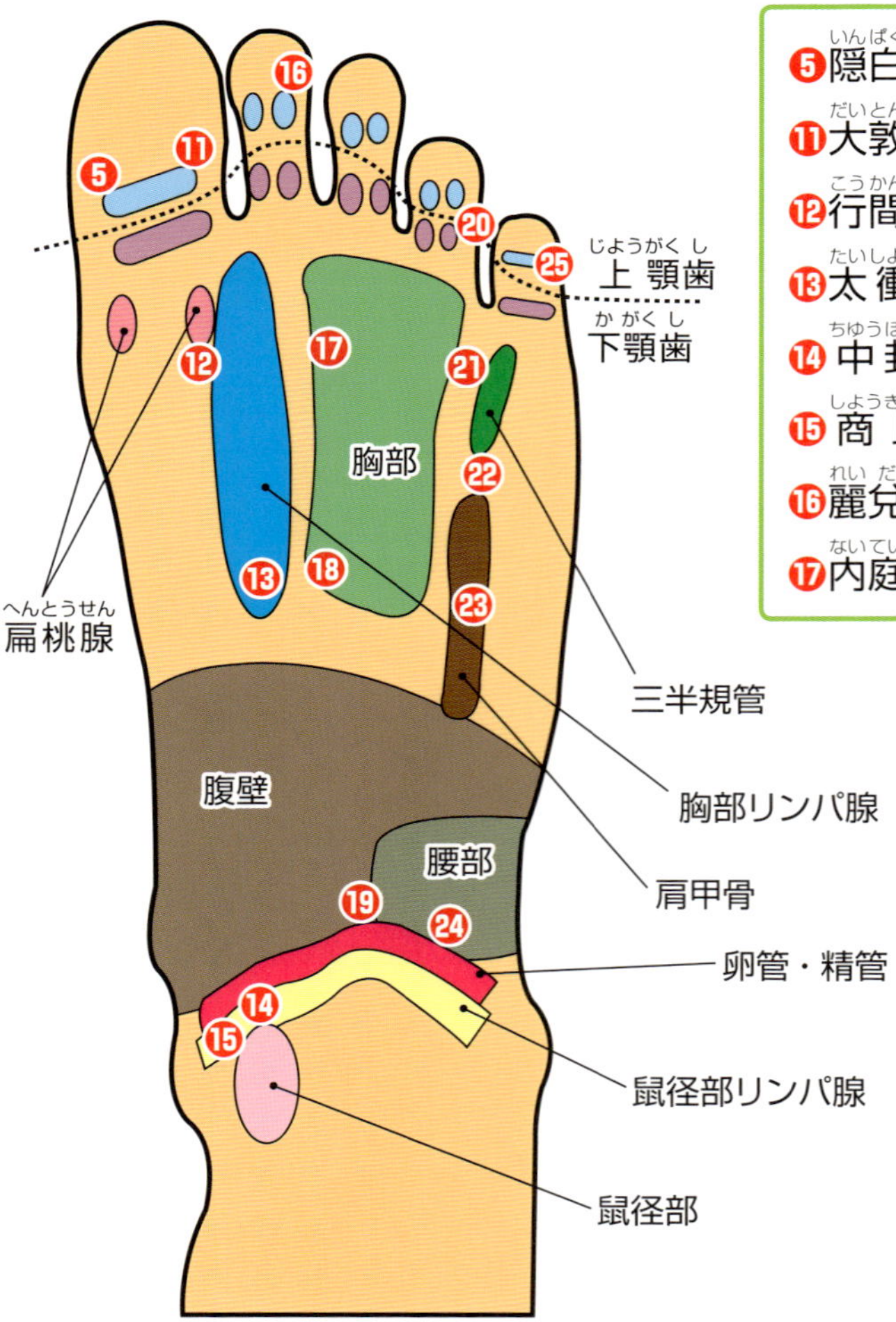

ツボ

5 隠白《いんぱく》	18 衝陽《しょうよう》
11 大敦《だいとん》	19 解谿《かいけい》
12 行間《こうかん》	20 竅影《きょういん》
13 太衝《たいしょう》	21 侠谿《きょうけい》
14 中封《ちゅうほう》	22 地五会《ちごえ》
15 商丘《しょうきゅう》	23 臨泣《りんきゅう》
16 麗兌《れいだ》	24 丘墟《きゅうきょ》
17 内庭《ないてい》	25 至隠《しいん》

足の甲のツボと反射区は左右とも同じ。
足の甲は皮膚のすぐ下に筋や骨があるため、痛みを感じやすい場所です。
力を入れすぎないように注意しながら刺激しましょう。

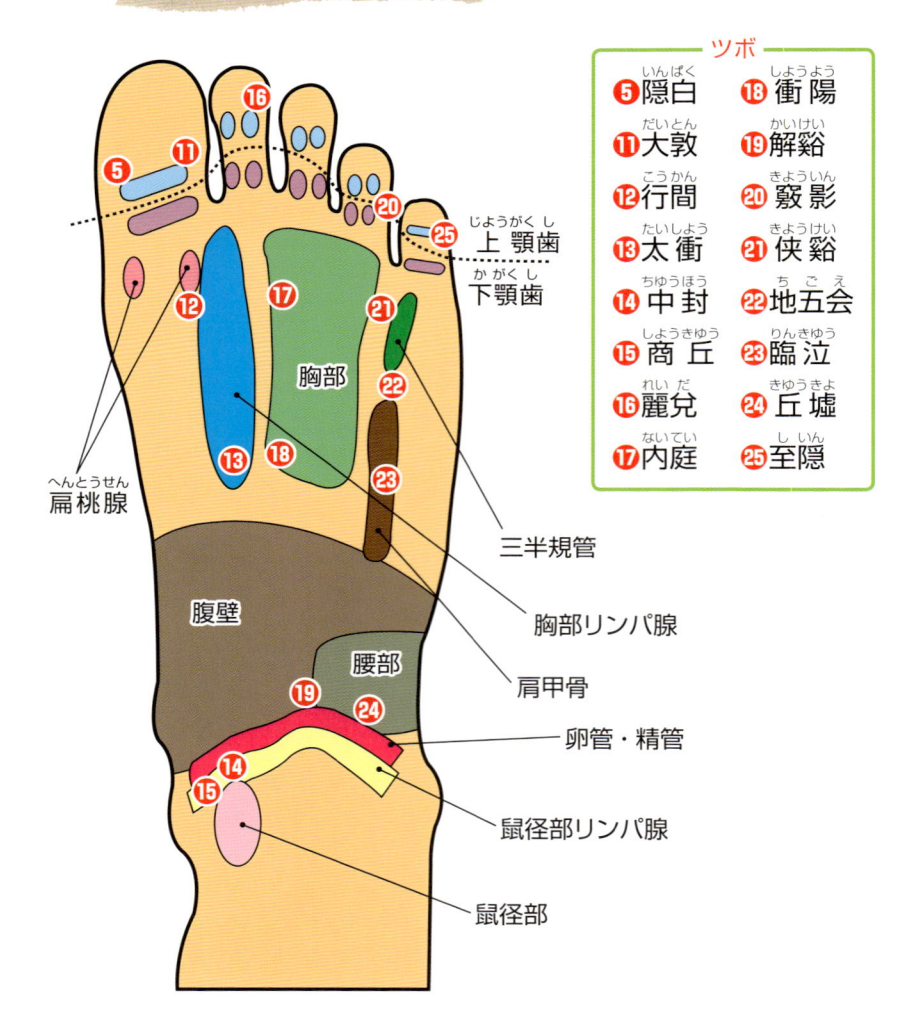

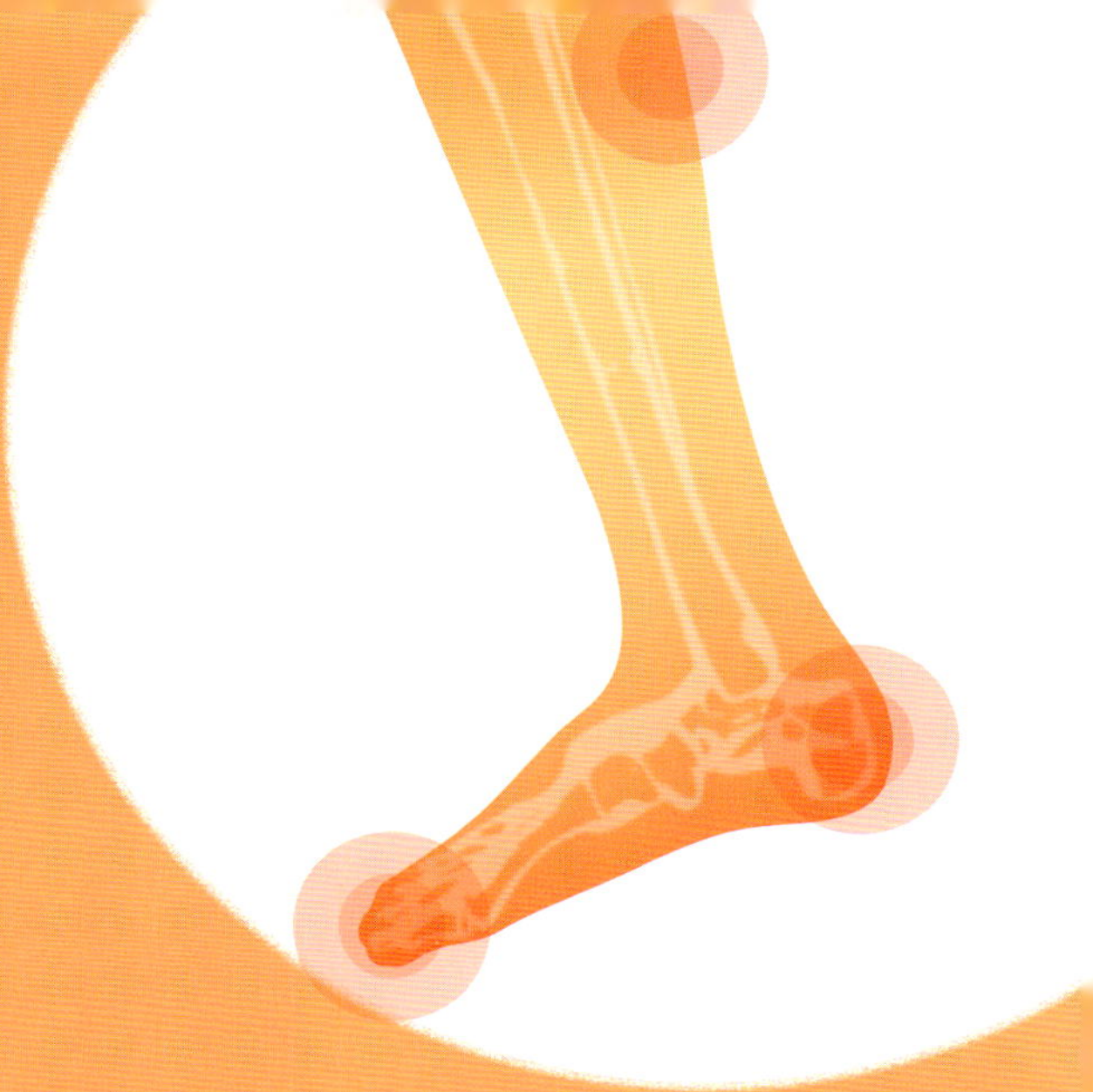

CHAPTER

1

気持ちよくって元気回復！

なぜこんなに健康になるの!? 実践！「基本のコース」

足をもむだけで健康が手に入ると聞いて、信じられますか？
事実、足をもむだけで病気知らずの毎日をすごし、
難病と恐れられている病気を克服した人は数多くいます。
なぜ、健康にいいのか？
どんな仕組みで、身体が快方に向かうのか？
その秘密を解き明かしていきます。
また、より高い効果を得るための
「足もみのルール」を紹介していきます。

西洋、東洋の「いいところどり」が“全身にいい影響”の理由

本書でお伝えする「足もみ」は、病気やケガの改善に、大変な効果を発揮します。病気とはいえないまでの冷え性や不調が消えていき、健康になるのはもちろん、これまで試していただいた方の中には、高血圧やがん、恐れられている難病を克服した人も数多くいます。不妊症においては、100%とも言える実績です。

本書の「足もみ」を医療機関で行う投薬や適切な運動などと併用すれば、よりいっそうの改善効果が高まることをお約束します。

でもなぜ、そんなに健康になるのでしょう?

本書で紹介するメソッドは、アメリカ人医師が考案した**「リフレクソロジー」**という足裏マッサージをベースに、中国大陸で生まれた**「経絡《けいらく》マッサージ」**、そして、古代ギリシャやエジプトなどで紀元前から行われていた**「リンパマッサージ」**の3つを融合させたオリジナル手法です。

それぞれの「よく効く要素」を重視し、特定のマッサージ手法にこだわることなく、最大の効果を発揮できるよう、各要素を組み合わせました。

ふくらはぎや足裏にある体の各部分と連携する「内臓反射区」を刺激して、不調を改善する手法。例えば「胃」の反射区をもめば、「胃」の 機能が正常化します。非常に明確な効果があり、本書の根幹となる要素です。

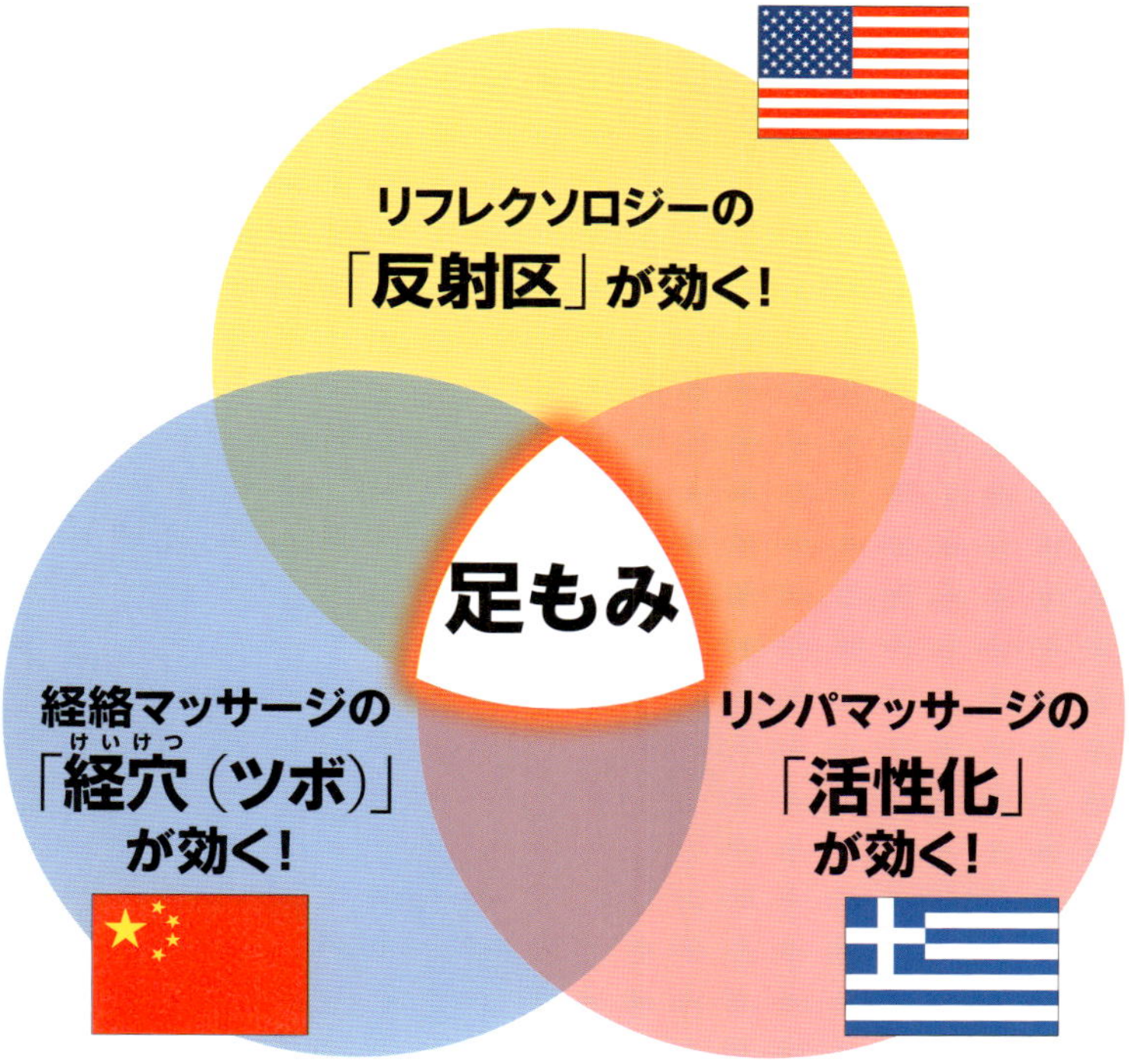

「ツボ」は全身の気（エネルギー）の流れを正常に整える身体のポイント。刺激すると、病気やケガで乱れた気が整い、改善につながります。

「リンパ」は血液同様、全身を循環し、病気などから身を守る免疫機能をつかさどる重要な体液。この流れをよくすれば、免疫力が上がって疲れにくくなり、スタミナもアップします。

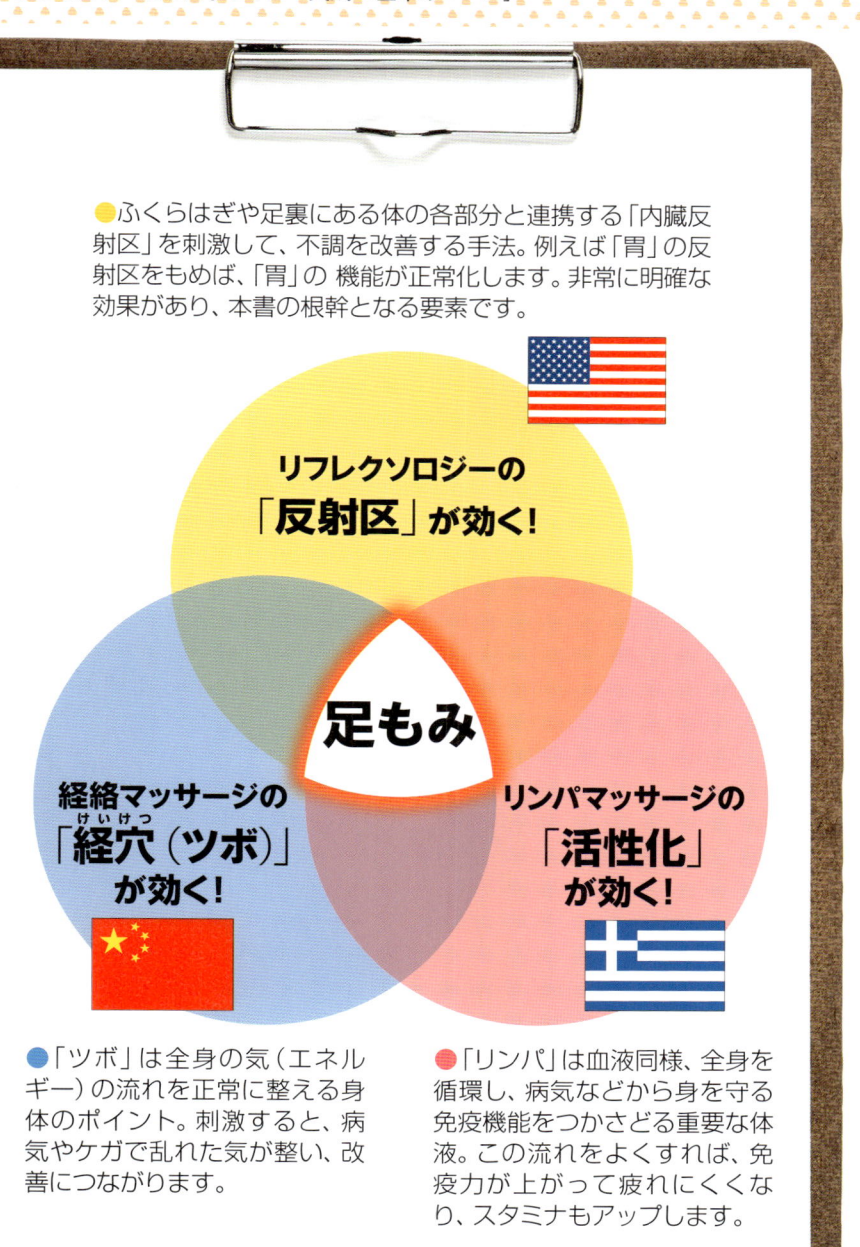

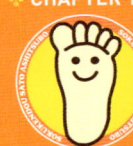

ふくらはぎは「第2の心臓」

歩けない人、寝たきりの人にも朗報

ふくらはぎは、**「第2の心臓」**と呼ばれるほど、血液の循環に対して重要な役割を担《にな》っています。

ふくらはぎには筋肉線維と並行してたくさんの血管が通っています。歩いたり走ったりしてふくらはぎの筋肉が収縮すると、血管もしぼられ、そのポンプ機能によって、心臓から足下に流れてきた血液が、再び心臓へ戻されます。

しかし、足の筋肉の収縮が弱くなると、血液がなかなか上半身へ戻りません。本来、血液によって運ばれ、排泄されるはずの毒素も足に停滞し、それがむくみや下半身太り、心臓の負担増などを引き起こします。このため、全身の血流をよくするために、「1日1万歩、歩きなさい」とよくいわれます。しかし、毎日1万歩のウォーキングに時間を使える人は限られていますし、病気や腰痛のせいで思うように歩けない人もいるでしょう。

そんな方にこそ、「足もみ」をおすすめしたいのです。**歩けない方でも、自分で、あるいは誰かに自分の足をもんでもらうことさえできれば、歩いたのと同じか、それ以上の効果を得ることができるのです。**

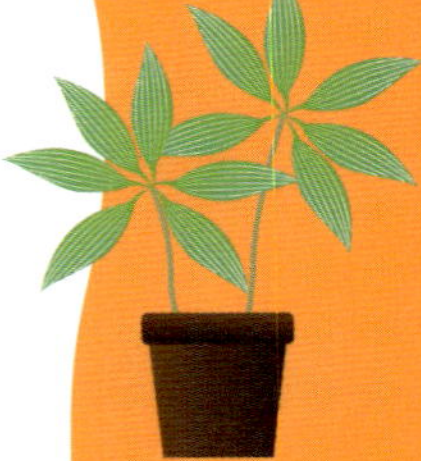

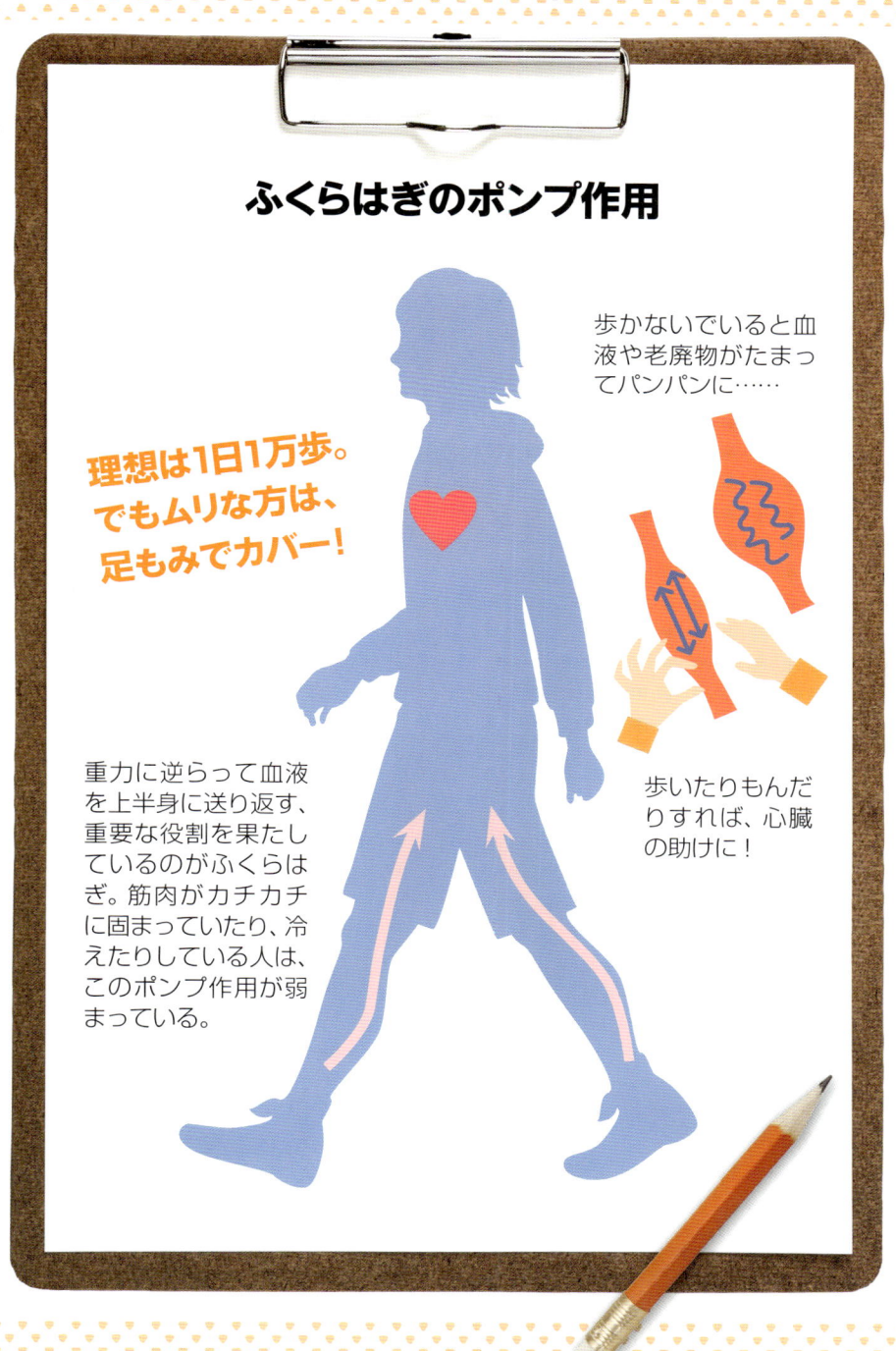

ふくらはぎのポンプ作用

重力に逆らって血液を上半身に送り返す、重要な役割を果たしているのがふくらはぎ。筋肉がカチカチに固まっていたり、冷えたりしている人は、このポンプ作用が弱まっている。

注意！「こんな足の人」は今すぐもんでください！

ここで紹介する7つの症状は、すぐにでも足もみを始めてほしい人の典型例。力を抜いて床に座った状態で、「ひざを90度に曲げて」ふくらはぎをゆるませた状態でチェックしてください。

ふくらはぎ周辺の状態をチェック

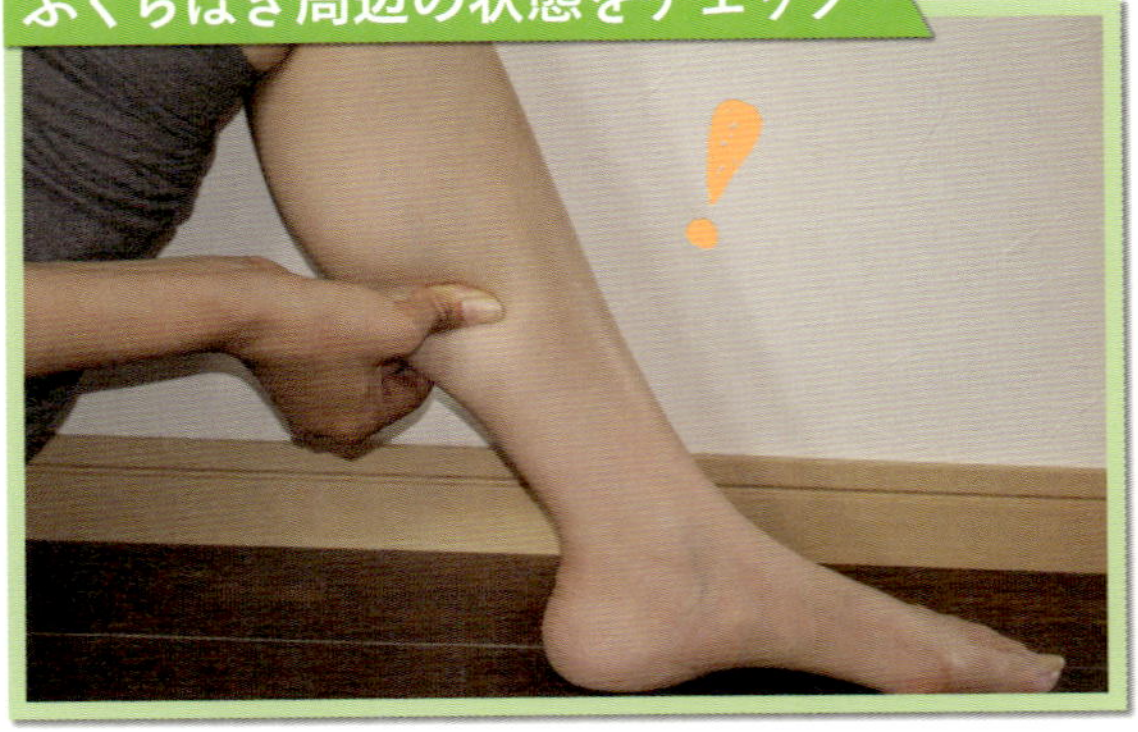

症状❶　ふくらはぎがパンパンに張っている

自律神経の乱れから、筋肉に負荷がかかり、老廃物がたまりすぎている傾向があります。

症状❷　ふくらはぎの表面はやわらかいのに、つまむとカチカチ

筋肉の収縮運動が減退しており、新陳代謝が悪く、むくみやすくなっています。

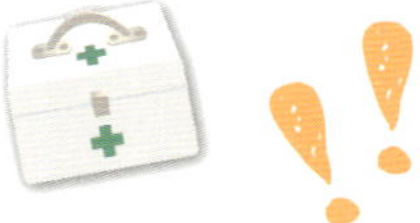

クモの巣状静脈瘤

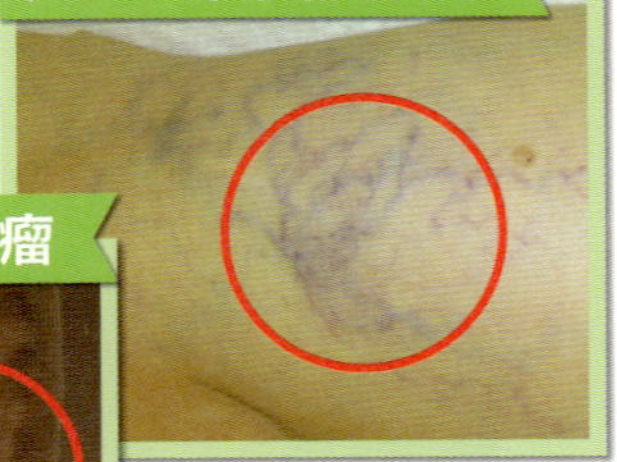

ふくれ上がった静脈瘤

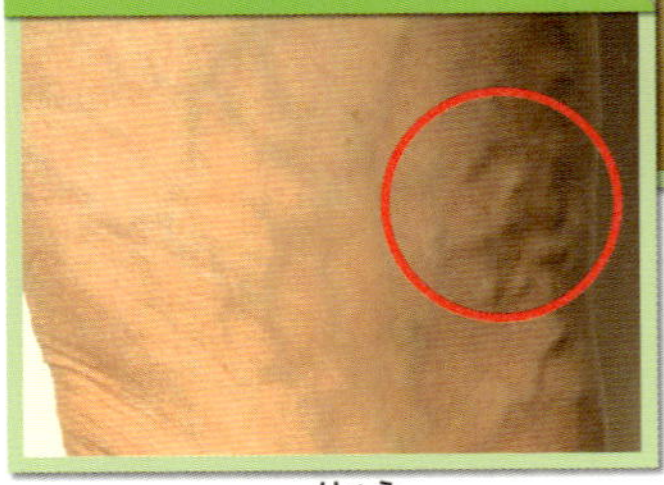

症状❸　静脈瘤《りゅう》がある

弁の働きが弱って、血液が逆流してしまい静脈瘤ができます。足もみによって筋肉をほぐして、血流を助ける習慣をつけることで改善できます。

症状❹ 足首のくびれがない

足首が太いのは遺伝や体型のせいではなく、毒素や老廃物が付着しているケースがほとんどです。

老廃物に埋もれてしまった足首

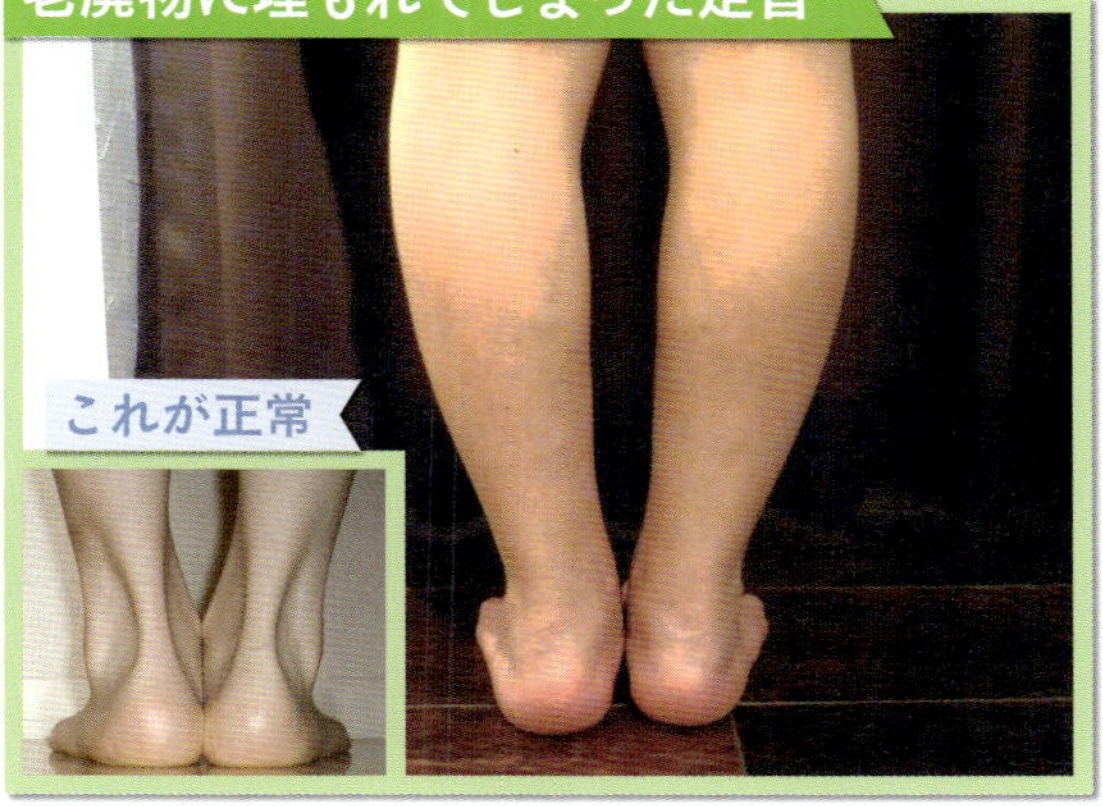

症状❺ くるぶしが腫れている

くるぶし周辺も注意が必要な場所。ブヨブヨと肉が盛り上がっていれば、それは例外なく、血流が低下することによってたまった毒素や老廃物です。

セルライトでボコボコしている肌

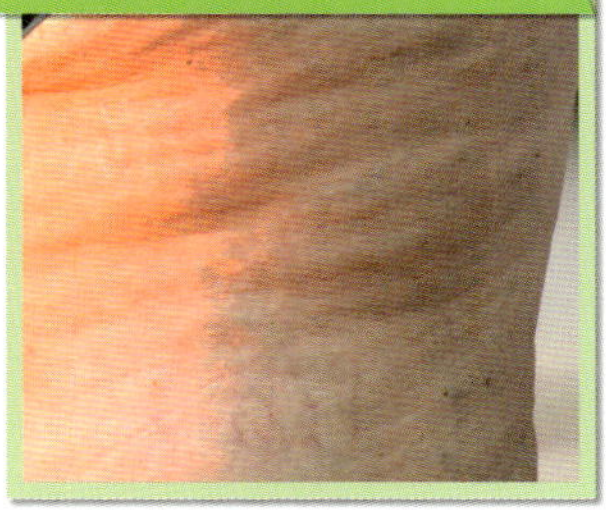

症状❼ セルライトができている

東洋医学ではセルライトを一般的に「老廃物」と呼んでいます。足もみを毎日5〜10分行うだけで、驚くほどなめらかな美脚に生まれ変わります。

むくんだ足

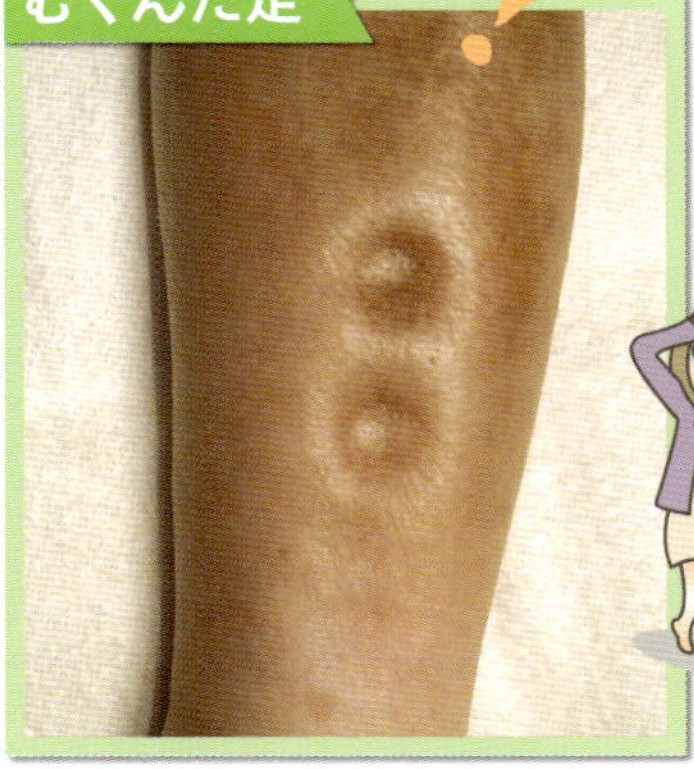

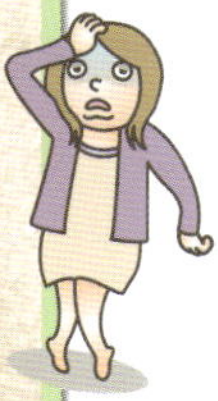

症状❻ 下半身がむくんでいる

スネの部分を指先で10秒ほど押してみて、肉が凹んだまま元に戻らない人は、要注意です。腎臓や肝臓機能の低下が考えられます。まさに病気の一歩手前です。

CHAPTER 1

体験談

足もみをしたらどうなりましたか？ 喜びの声を紹介します！

ケース1

30年以上悩んでいた腰痛がスッキリ消えた。痛みのない人生のすばらしさ！

七尾幸子さん　55歳　主婦

物をとろうとして下を向けばズキッ、しゃがめばジンジン、若いころからひどい腰痛に悩まされて、四六時中、痛みで顔をゆがめていました。

そんな苦痛が、「足健道」さんと足ツボ療術院に通ってから、きれいサッパリ消えたのです。

当時、田辺先生の「大丈夫、必ず治りますよ！」という言葉に勇気づけられて通ってすぐ、身体の変化に気づきました。

なんと、ただの1回も腰をもんでいないのに、あのひどい腰の痛みが消えていたのです！

嬉しくて感動しました。今ではしゃがんで草むしりをしても平気。仕事も家事もめいっぱいできる喜びで毎日充実です。

ケース2

がんの疑いのある肺の影が消えて医師もビックリ

藤田竜七さん　63歳　会社員

60歳になる直前、人間ドックで肺に影が見つかり、「がんの可能性が高いから、しばらく様子を見て6カ月後にCT検査を

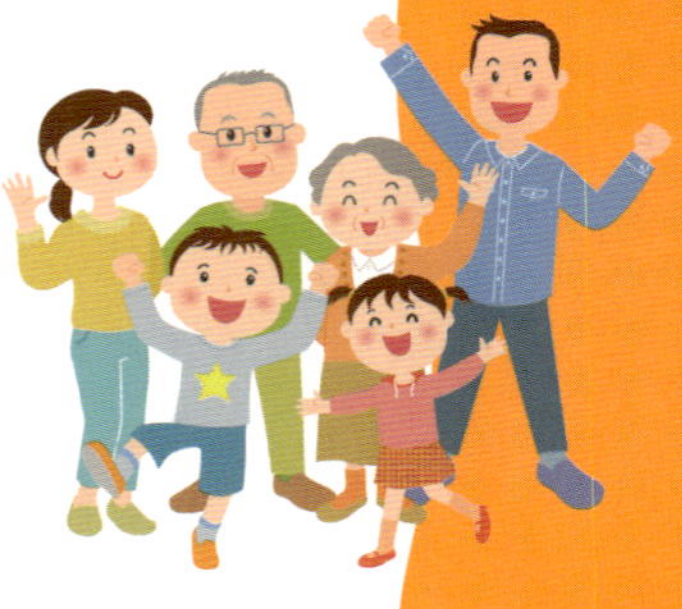

しましょう。影が大きくなっていれば悪性です」と医師にいわれました。発見された腫瘍《しゅよう》がまだ小さかったので、身体に負担をかける細胞採取を避けたのです。腫瘍が肥大するまで薬も、なんの処置もせずに待つのは不安でしたが、私にできることは、生活習慣を改善することくらいでした。

ちょうどこの時期、五十肩にもなってしまった私は、会社の上司が「足健道」にいったら、**足しかもまれなかったのにひどい腰痛が治った**というので、肩も治るかも……と、半信半疑で治療を受けたのです。ただ、田辺先生には、肺の腫瘍のことは知らせませんでした。

ある時、足裏をもんでもらっている最中、押されると猛烈に痛いところがあり、「田辺先生、そこはどこのツボ?」と尋ねると「胸です」とおっしゃるではありませんか! **悪いところをもむと痛いというのは本当だったのです。**

驚いた私はそれ以来、自宅でも懸命に足をもみました。そして6カ月後……。CT検査をした結果、肺の影がきれいに消えていたのです! **医師も「不思議だ」と首をかしげていましたが、晴れて「異常なし」となったのです。**今では五十肩もすっかりよくなり、妻とともに足もみを続けています。

ケース3

義母の脳腫瘍の後遺症が、劇的に改善

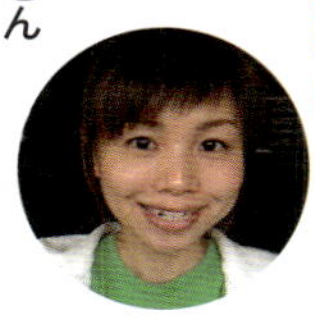

妹背清花さん
33歳　インストラクター

夫の母は、10年前に脳腫瘍で倒れて2回の手術後、後遺症で左半身が完全にマヒ。長い闘病生活が続き、義母も私も、心身ともに疲れて弱っていました。

そんな時期、友人を通じて知った「足健道」で施術を受けたところ、すぐに「身体って変わるんだ！　いくら薬を飲んでも治る希望のない義母の身体も、これならよくなるかも！」と可能性を感じたのです。私はさっそく「足健道」を習い、次の日から義母の足もみを始めました。義母はすぐに好転反応がでて、最初は苦しみましたが、3週間目には、**「マヒして縮こまっていた足の指が開いて、しっかり床面に足が着くようになった」**と話してくれたのです。

その後も1日30分、週6日もみ続けると、まず、**昔からの耳鳴りがなくなり**、次に、脳腫瘍で倒れた時から**1日1回は起きていた痙攣《けいれん》が起きなくなった**のです。そして開始から1年半、医師の診察の結果、処方されていた副作用の強い薬を、飲まなくてもよいほどまでに回復したのです。本人も大喜びでした。

この経験で足もみ効果を確信し、今私は、足もみインストラクターになっています。

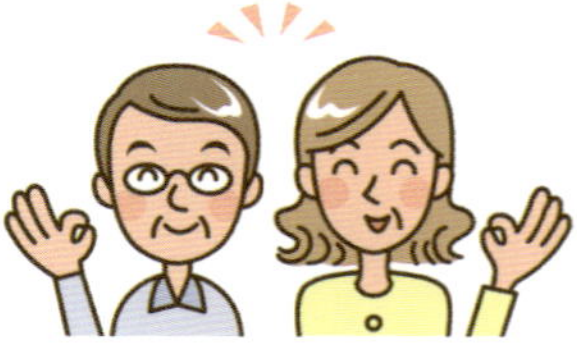

ケース4

「冷えとむくみと精神不安」を改善。元気な赤ちゃんも生まれました！

畝村佳枝さん
25歳　主婦

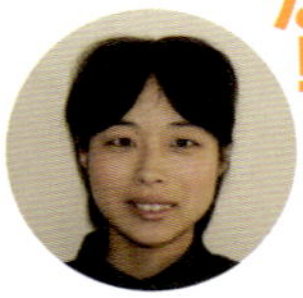

妊娠中に、田辺先生の施術を受けた母から、「冷えがとれて羊水がきれいになるらしいよ」とすすめられて足もみを始めました。実は私、妊娠前には精神安定剤を服用していましたが、妊娠中は服用できず、さらに初めての妊娠だったので、元気な子供を産めるか不安でした。妊

娠中に足をもんでも問題ないと聞き、安定期に入ってから出産予定日の1カ月前まで週に1回、定期的に施術を受けたのです。

田辺先生の足もみは、指がツボにグーッと入る感じがとても気持ちよく、ウトウトしてしまうほどリラックスできました。

この時、先生から足の冷えを指摘されたため、自分でも足もみをするようになりました。そして**冷えとは無縁の体質に改善できた**のです。

足をもむのに合わせ、赤ちゃんが「気持ちいいよ」というかのように嬉しそうに動いていたので、とても温かい気持ちになったものです。

妊娠中は、体重増加、血圧低下、血糖値増加、むくみなどが起こるといわれますが、お陰様でなんのトラブルもなく、初産でも短い9時間で無事元気な子を産むことができました。

産後の回復もとても順調。体重はすぐに元に戻り、友達にも**「出産したのに全然太ってない！」**と驚かれました。

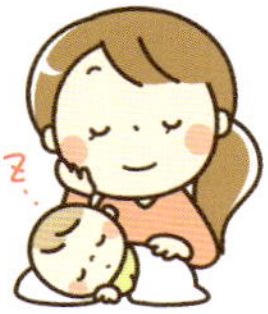

それどころか、両足首がそれぞれ0・9センチも細くなったのです。この痩身効果は、誰にでもでるそうなので、足を細くしたい人にはおすすめです。

産後うつの症状もなく、妊娠前に飲んでいた精神科の薬もまったく飲まなくて大丈夫になりました。特別なことはしていなかったので、すべて足もみの成果だと確信しています。

ケース5

足首が約5センチ細くなって難病のバセドウ病も完治

丘麻美子さん　40歳　インストラクター

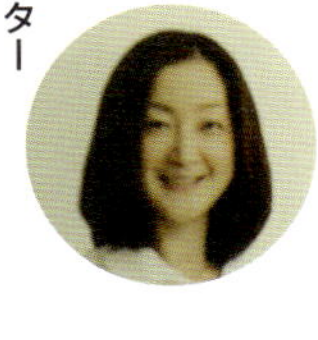

会社員時代の私は、ストレス

で毎日ヘトヘトでした。身体の調子を崩し、バセドウ病を患い、医師からは「安静にして薬を飲み続けなければ治らない」と宣告され、「仕事も辞めたほうがいい」と、ドクターストップがかかるほど。

その後、仕事を辞めて治療に専念しましたが、薬を飲むのがつらく、かえってストレスを感じる毎日でした。そんな時、両親から「足健道」を知らされたのです。

父と母が語る足ツボの効果は、なんだか魔法のような話に聞こえましたが、ぜひともこの目で確かめてみたくなり、施術を受けてみたのです。

いざやってみると、体調が劇的に変化したことに驚きました。ついに探していたものが見つかった！　と感じ、迷うことなく「足もみ」を習うことに決めたのです。

■なぜかこんなところまで！

講座で最初に自分の足首のサイズを測るよう指示されました。私はバセドウ病さえ治ればいいと考えていたので、サイズダウンにはまったく関心がなかったのですが、私の足は、あっという間に細くなっていきました。

「右足首22→17センチ、左足首21・5→17センチ」と、なんと両足ともに約5センチも細くなったのです！　これには私も驚愕し、なぜ細くなるのか田辺先生を質問攻めにしました。薬を服用していたために足首に老廃物がたまり、冷えがひどくなっていたことを教えられました。その後も自分の足を毎日もみ続けた結果、バセドウ病の進行もすっかりストップし、完治しました。

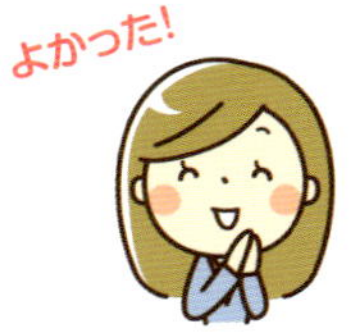

どのくらいの期間でよくなるの？

改善期間は「年齢÷10」を目安に

東洋医学では、身体の不調を治す場合、全身の細胞が生まれ変わる3カ月が、必要な期間だといわれています。しかし私の経験上、改善までにかかる時間は、**年齢によって大きく変わる**と実感しています。例えば、同じ症状でも10歳の子供の場合、1カ月もかからずに回復したケースは非常に多くあります。

また、難病の回復にとりくむ場合で、**体質そのものを変えるには、3年の期間が必要**といわれます。病院での治療や投薬などと並行し、じっくりと足をもむ必要があります。

体調の改善までに必要な期間

10歳の人…10÷10＝ 1カ月

30歳の人…30÷10＝ 3カ月

80歳の人…80÷10＝ 8カ月

私の目安…○÷10＝○カ月

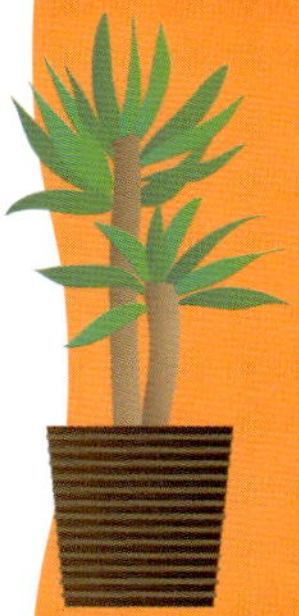

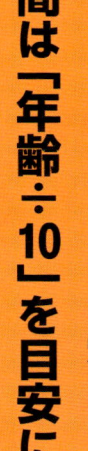

とっても簡単！テクニックは5種類だけ！

ここで紹介する5つのもみ方をマスターすればOKです。

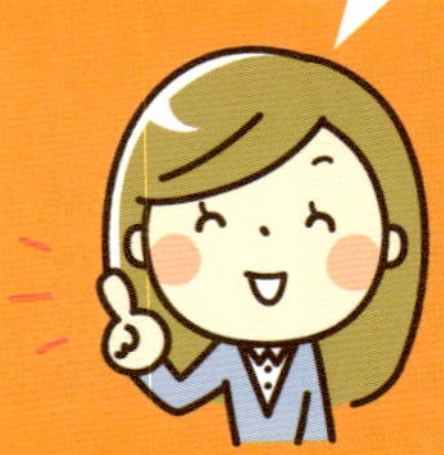

もみ方1 ピンポイントでツボを刺激「鋭角プッシュ」

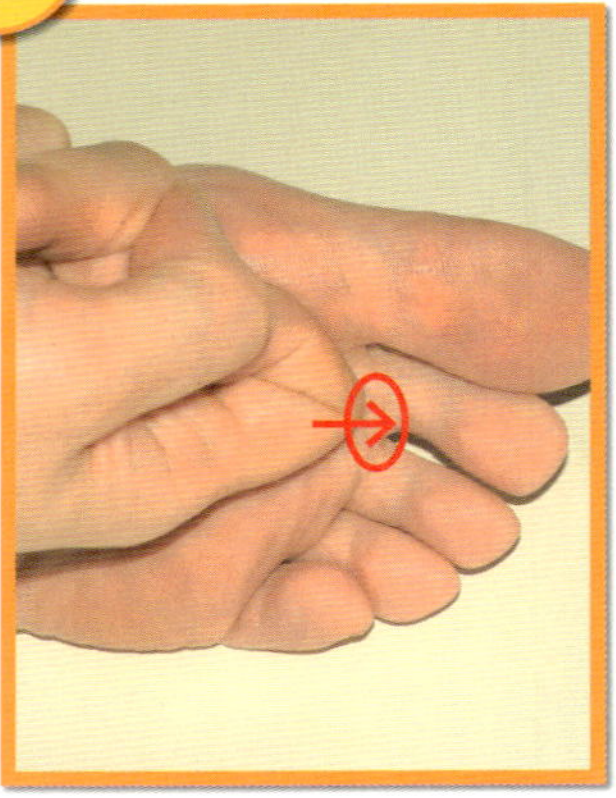

手の人差し指を曲げ、突起した関節部分でツボを刺激する手法。力が一点に集中するため、腕力がない人でも効率よく刺激できる。ただし、ツボに関連する身体の部位に異常があると激痛が走ることがある。最初は力を弱めにしながら徐々に力を入れていくこと。プロも多用する、もっとも基本的なツボの刺激法。

広範囲を刺激「鋭角スライド」もみ方2

角に曲げた人差し指の関節部分を使って、皮膚の上をしごく手法。老廃物がビッシリとついている部分をしごくと激痛を感じることがあるので、力の加減を調節しながら使う。

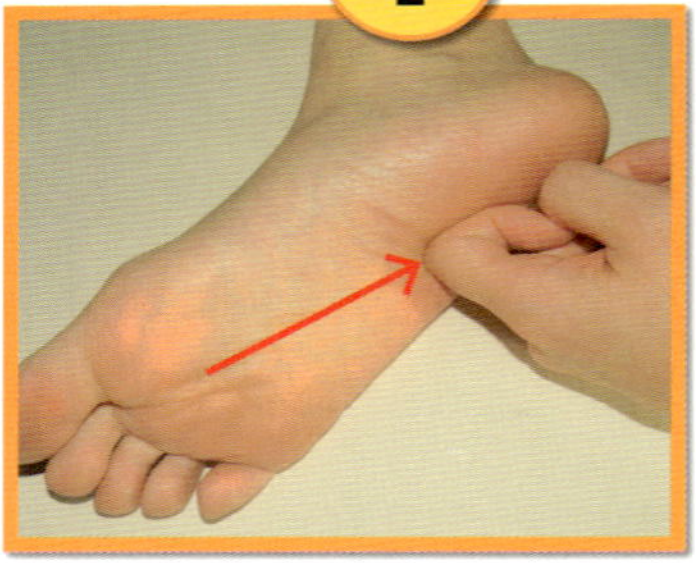

もみ方3 ソフトにツボを刺激「親指プッシュ」

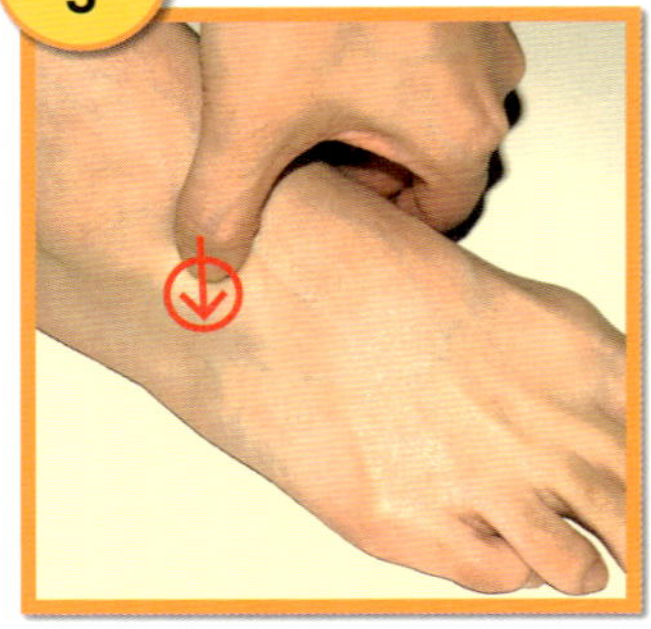

手の親指に力を入れて刺激を与える。日本人であれば誰もが無意識に使っている施術方法。鋭角プッシュだと痛すぎる部分は、これで刺激すると「イタ気持ちいい」を実感できる。健康状態が改善するにつれ、痛みがなくなっていく。

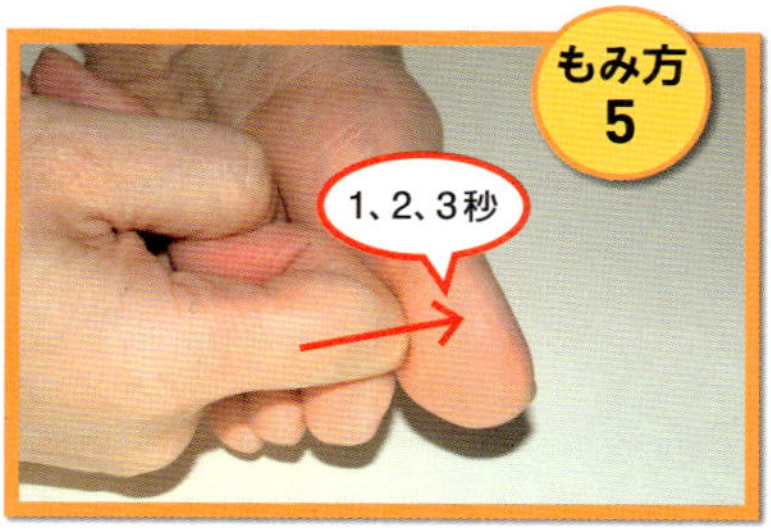

「安定圧」をかける

3秒間、一定の力を入れて押し続けること。イタ気持ちいいほどよい強さで押すと、副交感神経が優位になり、リラックス状態を作ってくれる。また、かたいところや痛みを強く感じる箇所は、「老廃物が多くたまり、機能が低下している」箇所。2、3回繰り返して安定圧をかけると効果が上がる。

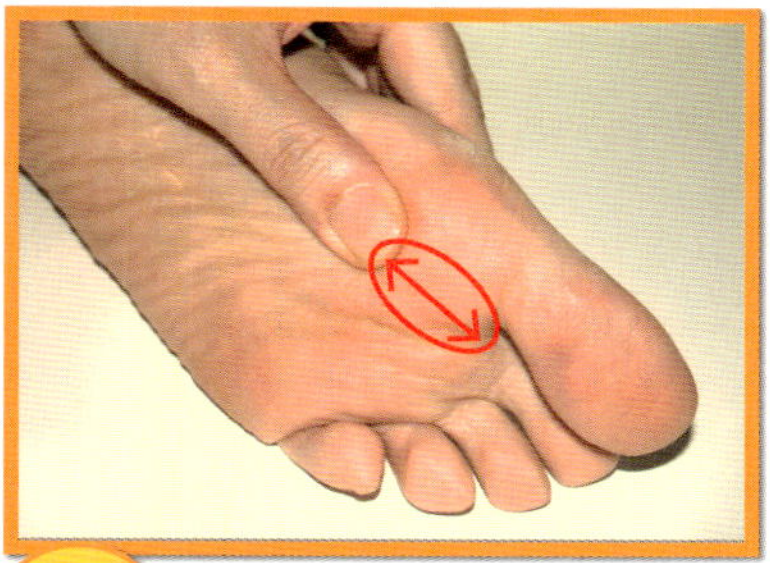

もみ方 4

広範囲をソフトに刺激「親指スライド」

手の親指の腹で圧を加えたまま、施術したい範囲をすべらせていく。親指ではもみにくい場合は、鋭角スライドと使いわけていくといい。鋭角スライドよりも刺激がソフトなので、骨や筋のすぐ上にある反射区を刺激するのに適している。

足もみ前にチェックして書いておくと「いいこと」

32ページのセルフカウンセリングシートに現在の身体のコンディションを記録しておきましょう。痛みを感じる場所は？　それはいつから？　すべて書きだしましょう。**あとで見た時に、どこがどれだけ改善したか明確になり、毎日、足をもみたくなる強力なモチベーションアップの材料になります。**

次に足の太さや皮膚のかたさなど、「足の状態」も記録します。もみ続けていくと、目で見てわかるはっきりとした変化があらわれます。写真も撮っておけば面白いでしょう。

CHAPTER 1

すべての人に毎日10分、もんでほしい「基本のコース」

重要！

すべての方に毎日実践していただきたい「基本のコース」を紹介します。これは全身の代謝機能を活性化させると同時に、CHAPTER2以降で紹介する症状別の反射区を刺激した時の効果を高めてくれます。**本書でもっとも重要な基本の足もみです。**

次の❶～❺まで、左右の足をそれぞれ5分ずつ、合計10分かけてもみましょう。1カ月継続すれば、驚くほどの改善効果が必ずあらわれます。

① 腎臓《じんぞう》→輸《ゆ》尿管《にょうかん》→膀胱《ぼうこう》の反射区を刺激して排毒機能を高める

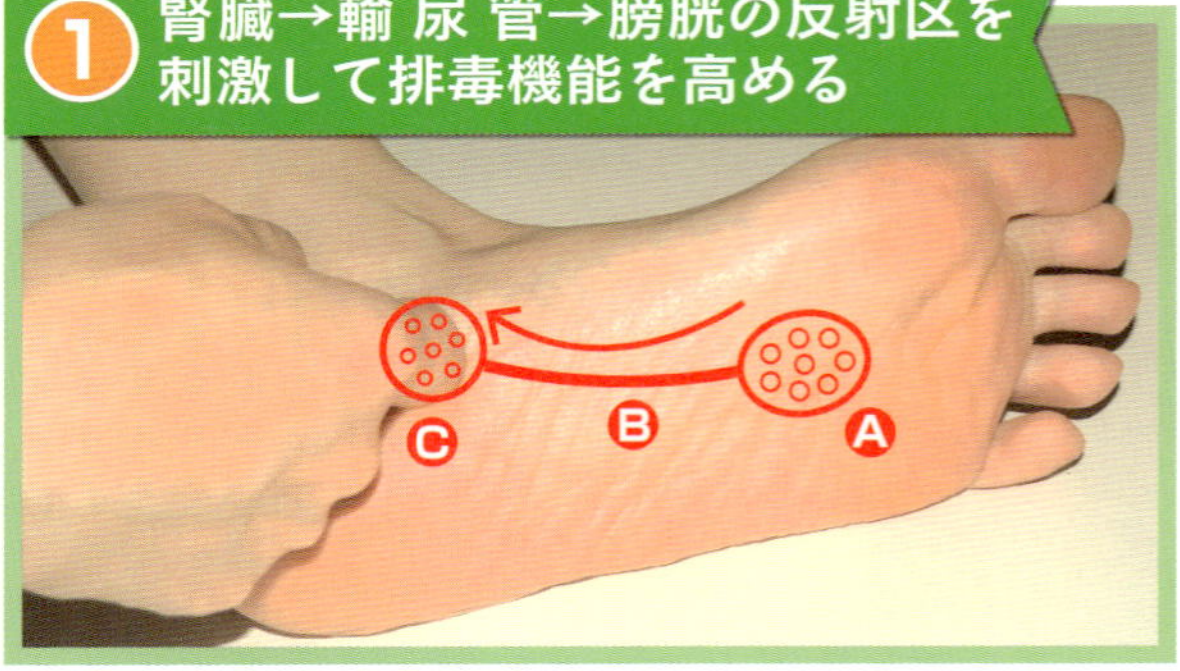

Ⓐ 腎臓の反射区を鋭角プッシュする
手の人差し指を鋭角にして、イタ気持ちいいところまで深く押し、3秒間の安定圧をかける。

Ⓑ 輸尿管の反射区を鋭角スライドで流す
腎臓と膀胱の反射区を斜めにつなぐラインを、人差し指で作った鋭角でなでる。膀胱から腎臓へと戻らず、一方通行で刺激する。

Ⓒ 膀胱の反射区を鋭角プッシュする
イタ気持ちいいところまで深く押し、3秒間の安定圧をかける。

Ⓐ～Ⓒをセットとして、2～3回繰り返す。

2 尿道の反射区を親指スライドで流す

くるぶし下からアキレス腱に向かって老廃物を追いやるように、親指の腹をすべらせる。2～3回繰り返す。

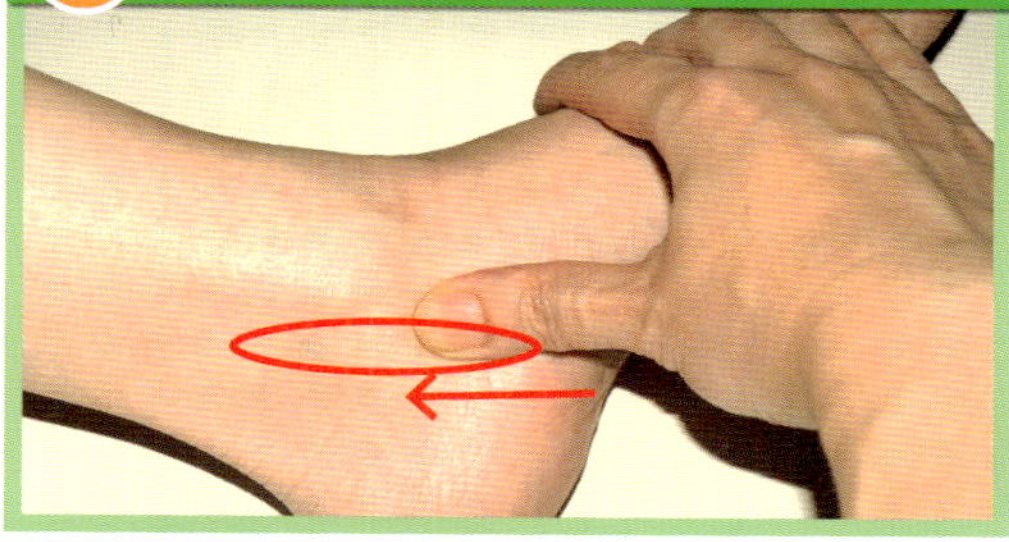

3 生殖腺《せいしょくせん》の反射区を鋭角プッシュする

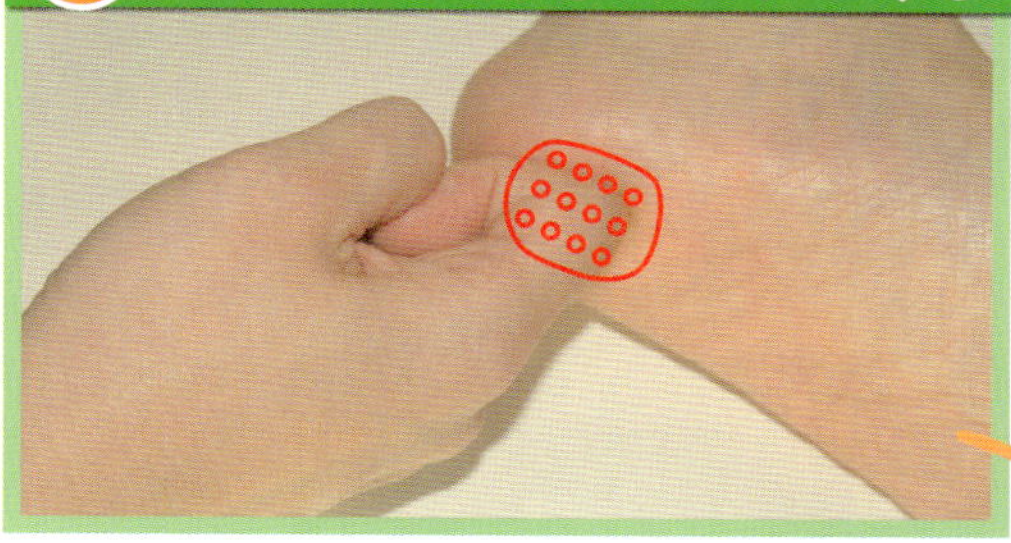

冷え症に効果がある反射区。冷えは万病の元、「静かなる爆弾」ともいわれる。人差し指を鋭角にして3秒間の安定圧をかけ、点でかかとを埋めつくすように押す。かかとがやわらかくなってくれば、冷えもとれるし改善効果も上がる。

4 ふくらはぎ全体を丁寧にもみこむ

「第2の心臓」と呼ばれるふくらはぎをもみ、血液を押し上げる働きを強化させる。アキレス腱から上半身へ向けて、筋肉をしっかりつまんでしぼりだすように全体を強めにもみこむ。

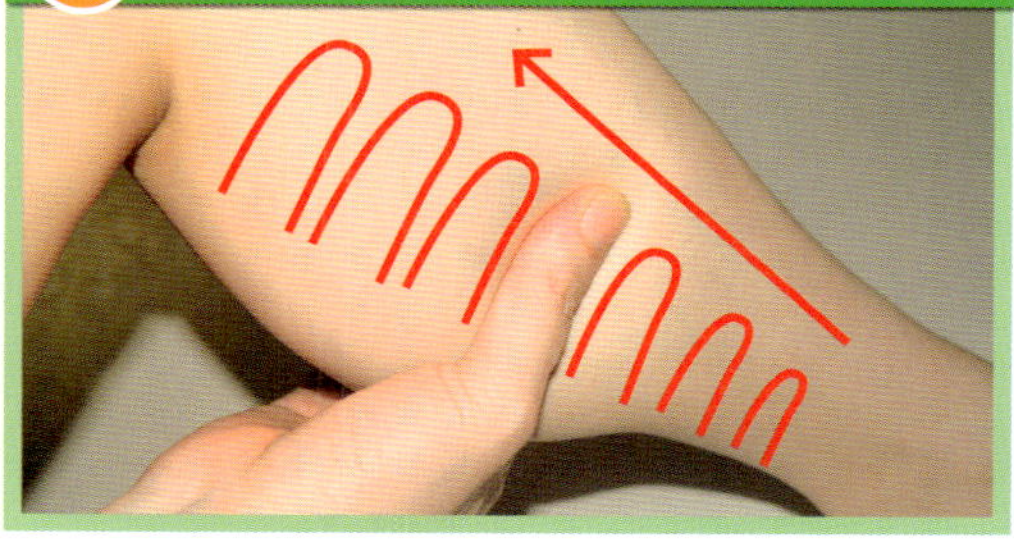

5 足首を回す

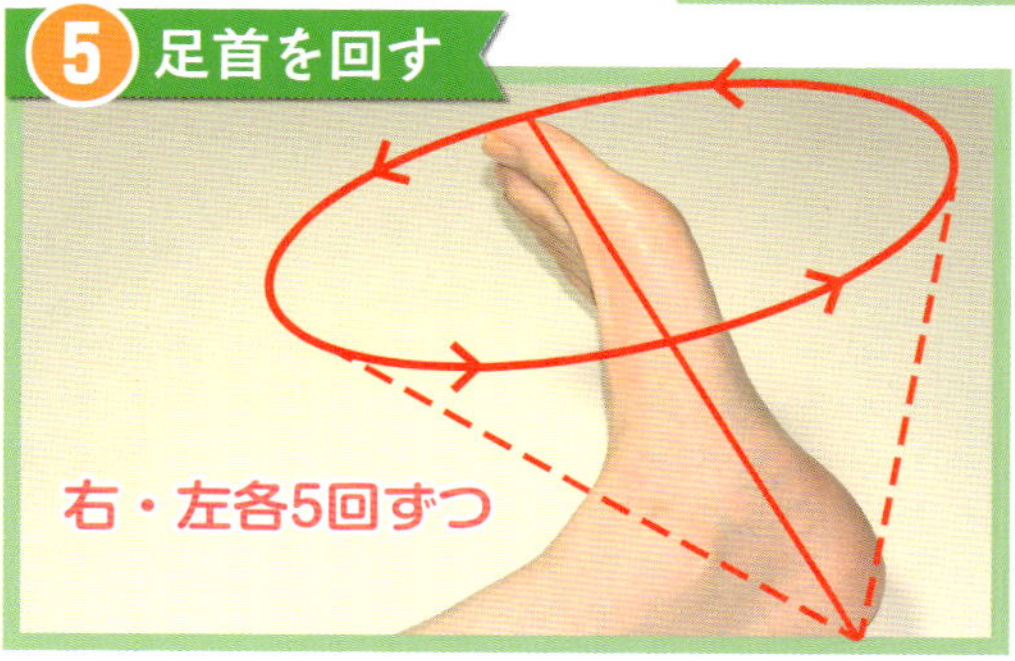

下半身の血流を促進させる。床に座って、ふくらはぎとかかとを床につける。そのまま、かかとを床から離さないようにして、足首をしっかり回す。右回り、左回り、各5回ずつ繰り返す。

セルフカウンセリングシート

年　月　日

病気・不調	時期（いつから？）	状態（どう痛むのか？）
肩コリ・五十肩		
むち打ち症		
背中痛		
腰痛		
坐骨神経痛		
ひざ痛		
ひじ痛		
関節炎		
腱鞘炎		
視力低下		
耳鳴り		
難聴		
頭痛		
副鼻腔炎		
不眠症		
便秘・下痢		
虚弱体質		
高血圧		
低血圧		
糖尿病		
気管支炎		
心筋梗塞		
胃炎		
生理不順		
タコ・魚の目		
風邪を引きやすい		
やる気が起きない		
疲れている		
コリがある場所：背中・腕・手首・腰・尻・太もも・ふくらはぎ		
その他		

目標の改善期間＝年齢÷10＝　カ月

足の状態・記録シート

年　月　日

状態			1カ月後	2カ月後	3カ月後
太さ	足首	右　cm			
		左　cm			
	ふくらはぎ	右　cm			
		左　cm			
	太もも	右　cm			
		左　cm			
色	きれいな桃色				
	血の気がない（白っぽい）				
	赤紫色				
	赤黒い				
	黄色っぽい				
温度	・冷えている〈強・中・少〉				
	〈全体的　指先　かかと〉				
	・ほてりがある				
かたさ	かたい				
	ハリがある				
	むくんでいる				
	シワシワ				
	やわらかい				

驚かないで！ 4〜5日目にでる回復のサイン「好転反応」

足もみを4〜5日続けると、身体に蓄積していた老廃物が体外に排出され「好転反応」が起こり始めます。体質改善への一時的な反応で、毒素などの排泄が完了すれば止まりますので心配はいりません。

主な好転反応の具体例

❶ 尿の量がふえ、色や匂いが強くなる

足もみによって動きだした毒素や老廃物の一部は、尿として排泄されます。驚くほど尿の色が濃くなり、匂いが強くなることがあります。

❷ 便や鼻水など、排泄物の量が多くなる

大便、鼻水、耳垢《みみあか》、痰《たん》、目やに、おりものなど、代謝機能の活性化により全身（特に弱った部分）から大量の排泄物が一時的に発生します。

❸ 眠くなる・のどが渇く

どちらも血液の循環がよくなったために起こります。充分な水分と睡眠をとってください。

❹ しびれがでる

血液のめぐりが悪かった部分に血液が急激に流れこんだ結果、正座をほどいた時と同じような現象が起き、しびれを感じることがあります。

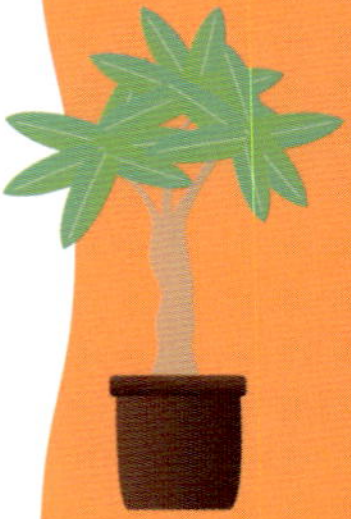

時間の経過とともに解消されます。

⑤ 微熱がでる

足もみによって血液中に流れだした老廃物が、免疫システムに異物とみなされると発熱することがあります。解熱剤は不要です。

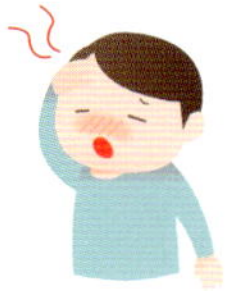

⑥ かゆみ・湿疹がでる

排泄機能が弱っている人の場合、皮膚にかゆみや湿疹がでることがあります。毒素や老廃物は、皮膚からも排出されるためです。かゆみ止めなどは塗らずに1週間ほど我慢しましょう。

⑦ 青あざができる（皮下血腫）

もんだ箇所の毛細血管が破損し、内出血による青あざができることがあります。しかし毛細血管には再生能力があり、今までよりも強い血管が再生されます。青あざは自然と消えます。

あると便利な足もみグッズ

古来より「手当て」という言葉があるように、手には身体を癒すパワーがあります。足もみも、自分の手で行うのが理想ですが、指に力の入らない方や、手が痛くなってしまう方は、専用の棒などを使うことをおすすめします。**棒を使ってもむと、心地よさは半減しますが確実に効果は得られます。**

また、市販のマッサージクリームを使えば、皮膚と皮膚がこすれる時の摩擦が減り、よりラクにもめます。

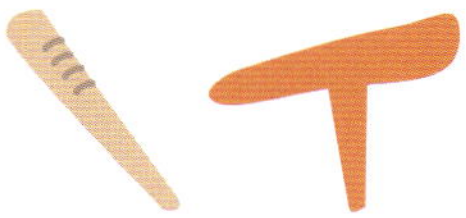

amazonで「マッサージ棒」で検索すると、いろいろ見つかる。価格はほとんど1000円以下。

守るとなおいい6つの注意事項

1 満腹時は避ける

食事の直後は、身体は「消化と吸収」にエネルギーを使っています。そこでいくら足をもんでも、排出の効果は半減してしまいます。食後、30分経過してから始めましょう。

2 「1週間に1回30分」より、「毎日5分」

週に1回長時間行うよりは、短時間でも毎日続けたほうが、足もみの効果は実感しやすいもの。より早く効果をだしたい場合は、「基本のコース」と「症状別のコース」をセットで行うことです。

3 故障のない足からもみ始める

左右どちらの足からもんでも問題はありません。万が一を考え、どちらかの足にケガや病気があるなら、その反対側の足からもむといいでしょう。

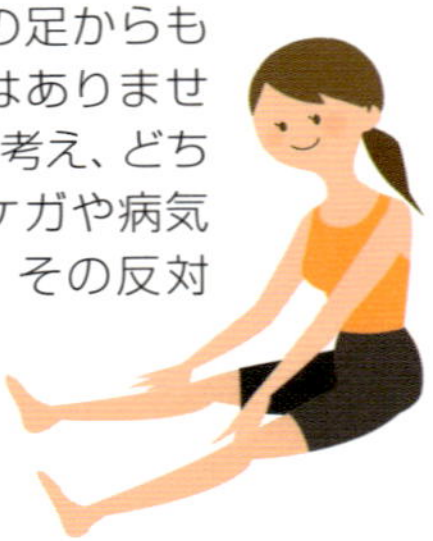

4 もんだら、コップ1杯の白湯を飲む

足もみが終わったら、コップ1杯の白湯を飲みましょう。足もみによって動きだした老廃物を体外へ排出しやすくするためです。ただし、冷たい水やスポーツドリンクは身体を冷やすので問題外。お茶は成分が身体の負担になります。スムーズな排泄のためには、余計な成分がゼロの白湯がベストです。

5 「イタ気持ちいい刺激」を心がける

ギャーッと悲鳴を上げるほど強く押して、筋組織や血管を傷つけては本末転倒。強すぎる刺激はＮＧです。ほどよい刺激がもっともリラックス効果が高く、自然治癒力を高めます。

6 生理中・妊娠中でもOK

妊娠初期の妊婦さんの場合は、足を踏ん張ってしまうほどの強い刺激を与えなければ、足もみをしても大丈夫です。「足健道」では、安定期に入ったという医師からの確認を得た妊婦さんに施術を行っています。

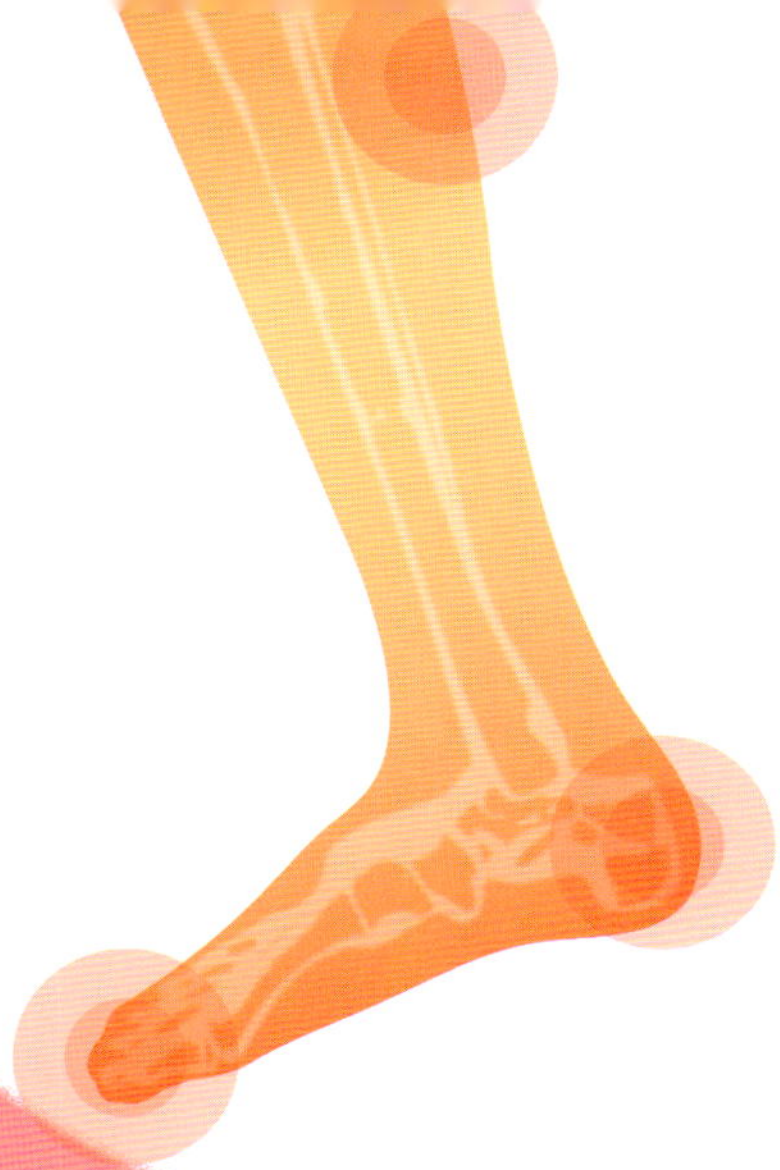

CHAPTER

2

「だるい、痛い……」を吹き飛ばす！

疲れが消える！体調が改善できる「足もみ」

病気とまではいかないけれど、
なんだか調子がすぐれない……。
疲れが抜けなくて、どうもスッキリしない……。
こんな症状に悩む人が大勢います。
ここでは、CHAPTER 1で紹介した
「基本のコース」に、わずか3～30秒プラスするだけで
こうした憂鬱な症状を吹き飛ばせる
ツボと反射区を紹介していきます。

01

肩コリ

首周りの筋肉をゆるめ、血流をよくするのがポイント

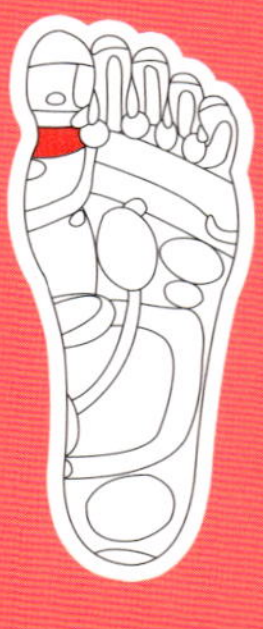

座ったまま、同じ姿勢で長時間、仕事を続けるデスクワークに従事している人は、血流の低下が起こりやすく、当たり前のように肩コリが発生します。

また、緊張が続いたりイライラしたり、悩んだりしていれば、上半身の筋肉に力が無意識に入ってしまい、さらに肩コリを悪化させてしまいます。血流の悪化のほか、「気」のめぐりが不調になることも原因の1つです。76ページの「鼻だけでする逆腹式呼吸法」で気のめぐりをよくすることも大切です。**肩コリで悩む人は、足の裏の中足骨の部分（指の下）にタコや魚の目ができていることが多くあります。**自覚症状がなくても、この部分にタコや魚の目ができていたら、肩から首の血流が悪くなっている合図。タコ周辺をよくもみほぐすのも効果的です。

ここに注意！

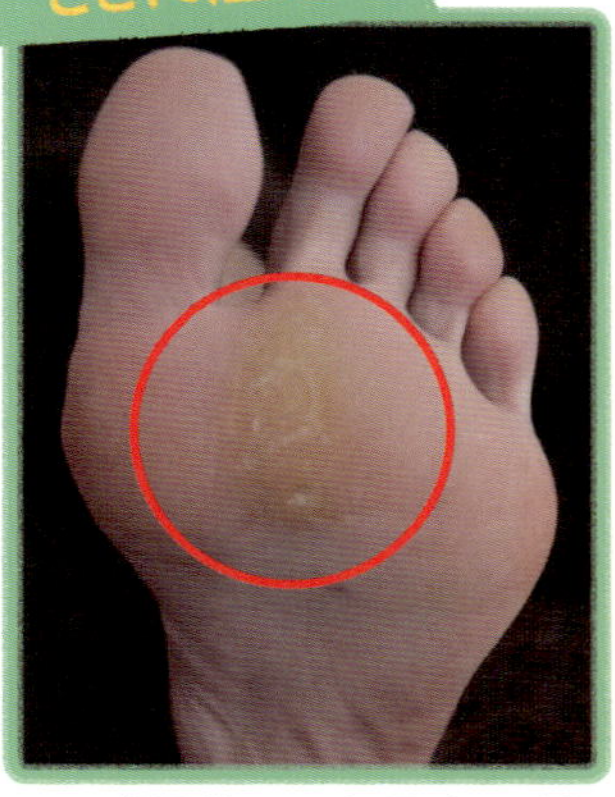

この場所にできるタコは、肩コリのほか、目の不調や胃の不調が考えられる。骨が変形している場合もある。

頸椎《けいつい》の反射区

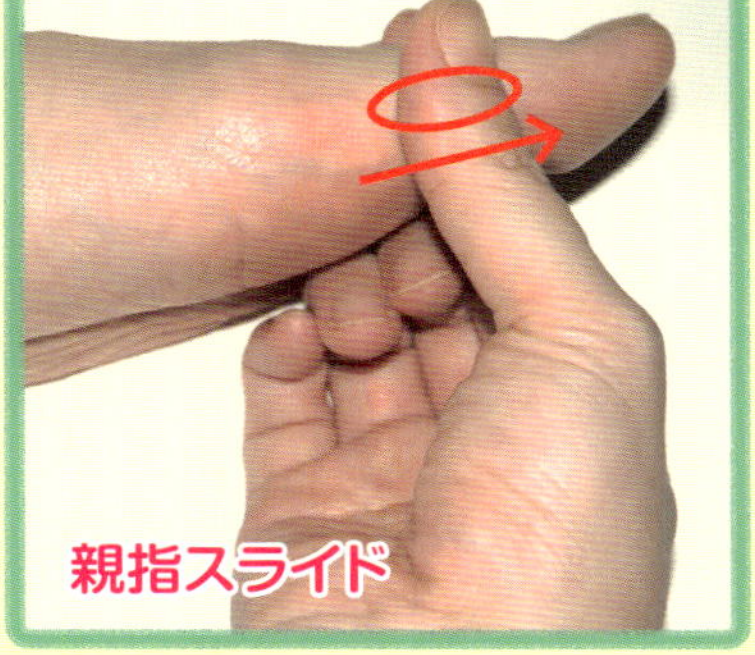

足の親指をはさみ、手の親指の腹で圧をかける。チューブのクリームをしぼりだすようにつま先の方向へすべらせる。

首の反射区

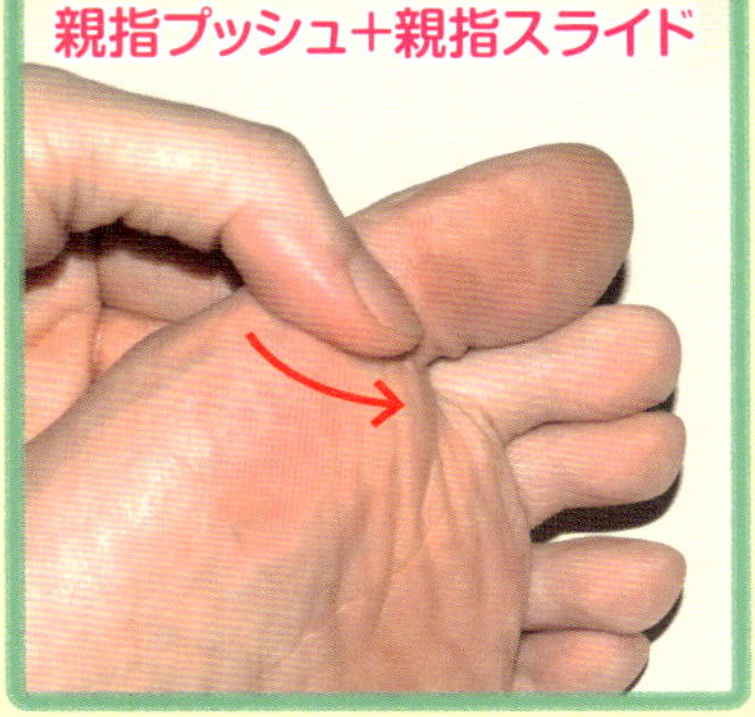

親指側面にイタ気持ちいい圧をかける。そのままの圧をかけながら親指の裏まですべらせる。

ツボ 28・京骨《けいこつ》

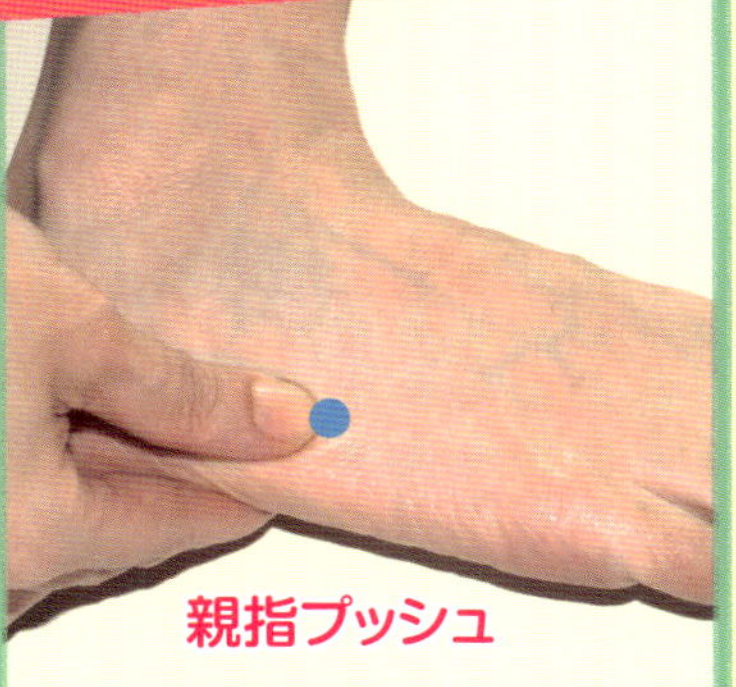

首痛に効くツボ。親指の腹でイタ気持ちいい程度に、３秒間の安定圧をかける。

胸椎《きょうつい》の反射区

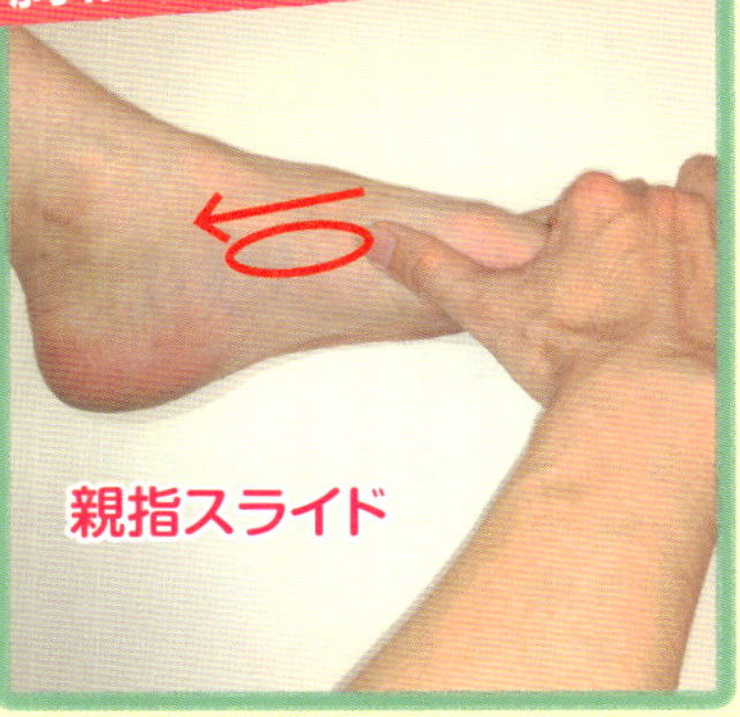

足の内側の側面を親指をすべらせながら刺激する。親指を握りしめながら行うと刺激しやすい。

CHAPTER 2

02

五十肩

肩関節の周りの筋肉をゆるめ、痛みをやわらげる

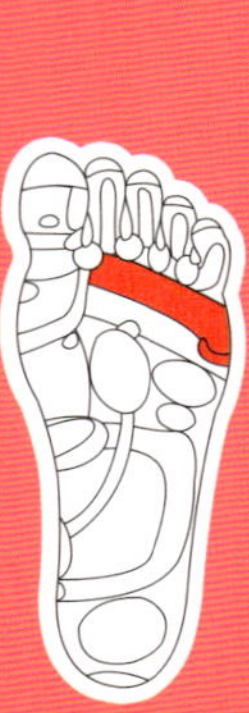

五十肩の痛みは、若い人にはなかなか想像できないでしょう。

40代に発症すれば四十肩とも呼ばれ、ある日突然、腕が上がらなくなり痛みが発生します。症状が進行すると、少し動かすだけでするどい激痛が走りますし、就寝中も寝返りのたびに痛んで、寝不足に悩まされる方も多くいます。

原因は、肩や腕に蓄積した疲れを放置してしまった老化現象です。肩の関節に老廃物がたまったうえにオイル切れのような状態になっているのです。

まずは、肩関節の周りの血流を促して筋肉をゆるめましょう。これだけで痛みは治まりラクになっていきます。普段からまめに両腕を頭より上に上げて肩を回すようにしましょう。

腋窩《えきか》リンパ腺《せん》の反射区

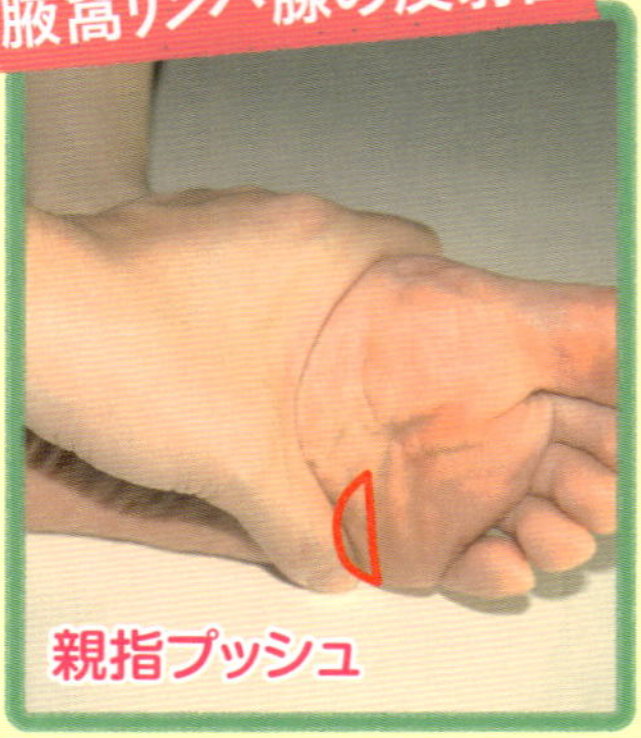

足の小指のつけ根の下にある骨のきわに親指を食いこませるようにして、3秒間の安定圧をかける。

実践！基本のコース
疲れを消して体調改善
病気を遠ざける
腹が凹んで、心が強くなる
ケガの治りが早くなる

肩の反射区

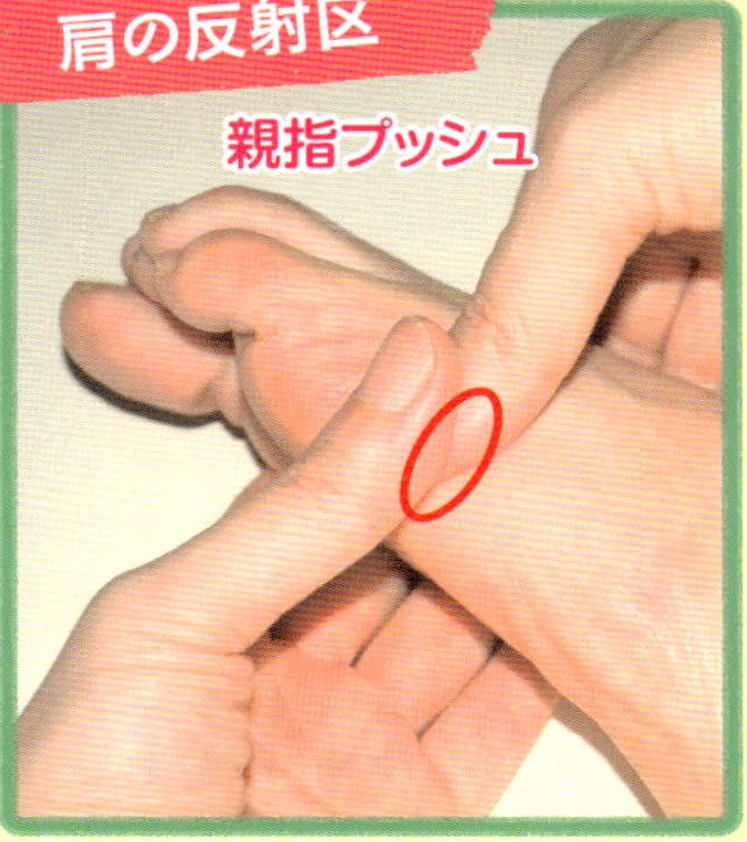

足の小指のつけ根、足の側面にある反射区。両手の親指を重ね合わせ、強い安定圧を3秒かける。

僧帽筋《そうぼうきん》の反射区

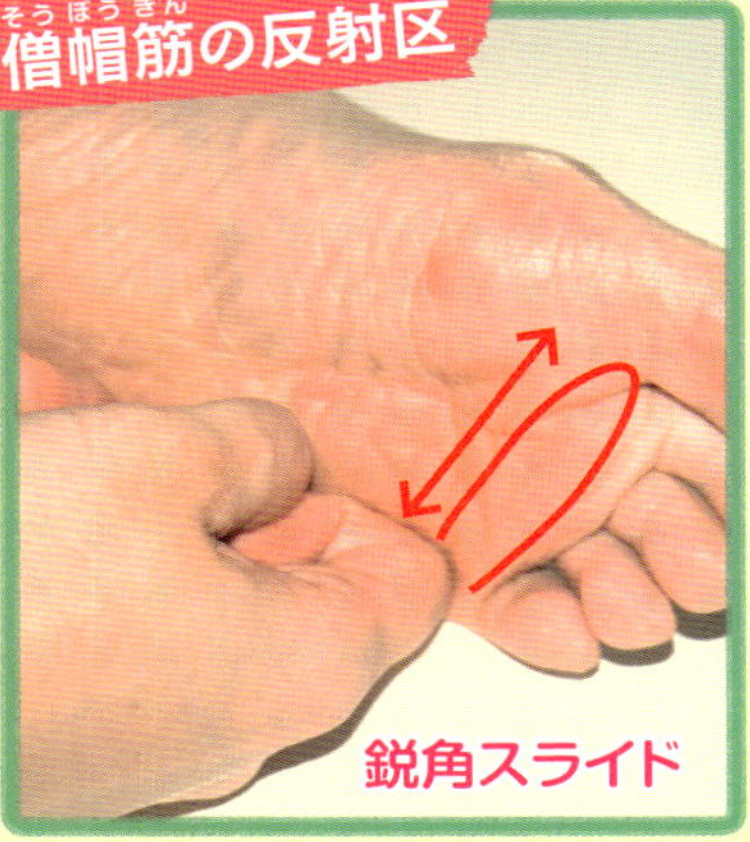

足裏の人差し指から小指にかけて、指の根元にある帯状の反射区が僧帽筋の反射区。手指の鋭角をすべらせながら刺激する。

上腕の反射区

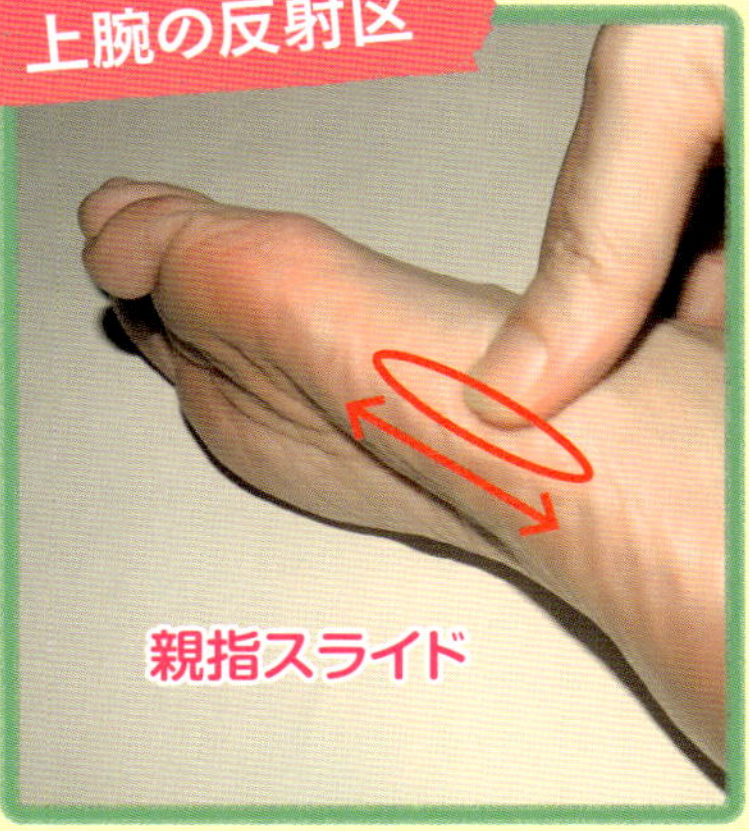

手の親指に圧をかけたまま左右にすべらせる。肩の反射区のすぐ隣にあるので一緒に刺激してもいい。

肩甲骨《けんこうこつ》の反射区

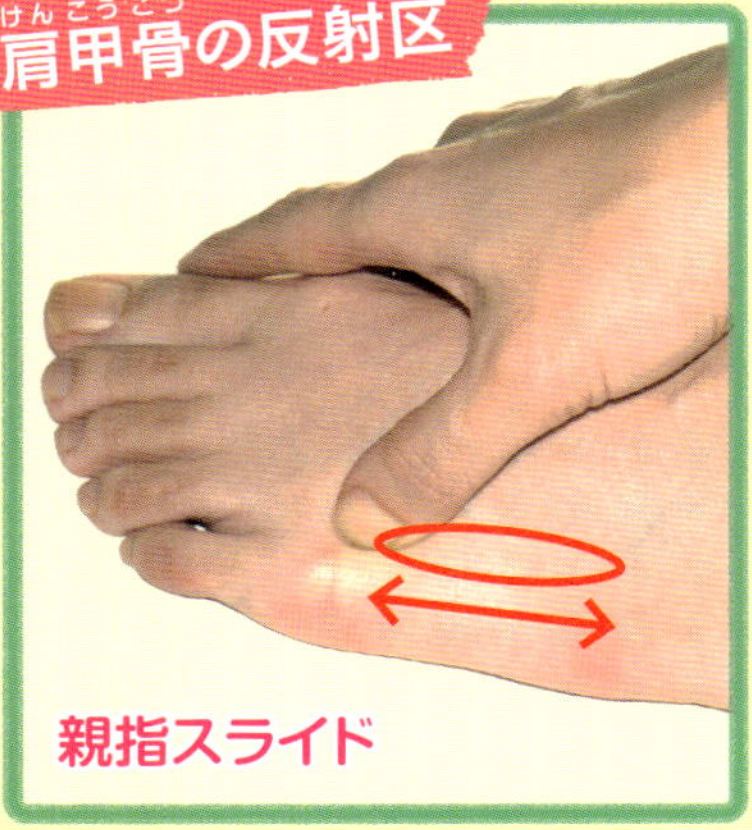

小指と薬指のつけ根の間に、親指をねじりこませるように圧をかけ、前後に指をすべらせながら刺激する。

03

腰痛

肩コリと並ぶ、日本人の国民病もゆるめればOK

多くの現代人が悩まされている腰痛は、症状の個人差が非常に大きいのが特徴です。現代医学では、80％以上もの腰痛の原因がまだ完全に解明されていません。医師が明確に腰痛の原因を特定できるのは、椎間板ヘルニア（約５％）、画像で診断できる圧迫骨折（約９％）、腫瘍《しゅよう》などの内臓疾患（１％未満）といわれます。

私は、腰痛は身体のバランスが少し乱れただけでも発生すると考えています。日常生活でしみついた悪い姿勢は、人によって千差万別ですが、そのどれもが筋肉の偏《かたよ》りと硬直の原因になり、神経を刺激して腰痛が発生してしまうのです。**わずかなことでも、何年も積み重なれば骨を変形させるほどの負担となります。**いつも右手でバッグを持っているなら、左手でも持つようにするなど、左右の筋肉を均等に使うよう心がけてください。

椎間板ヘルニアであっても、また、医師が原因を特定できない腰痛であっても、全身の血流をよくし、筋肉をゆるめることでほぼ治ります。**ストレスも関係していますので、痛みがでたら無理をせず、安静にして休むことが大切です。**

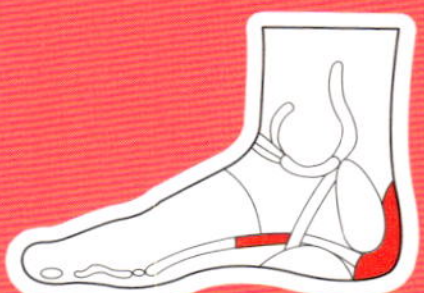

尾骨《びこつ》の反射区

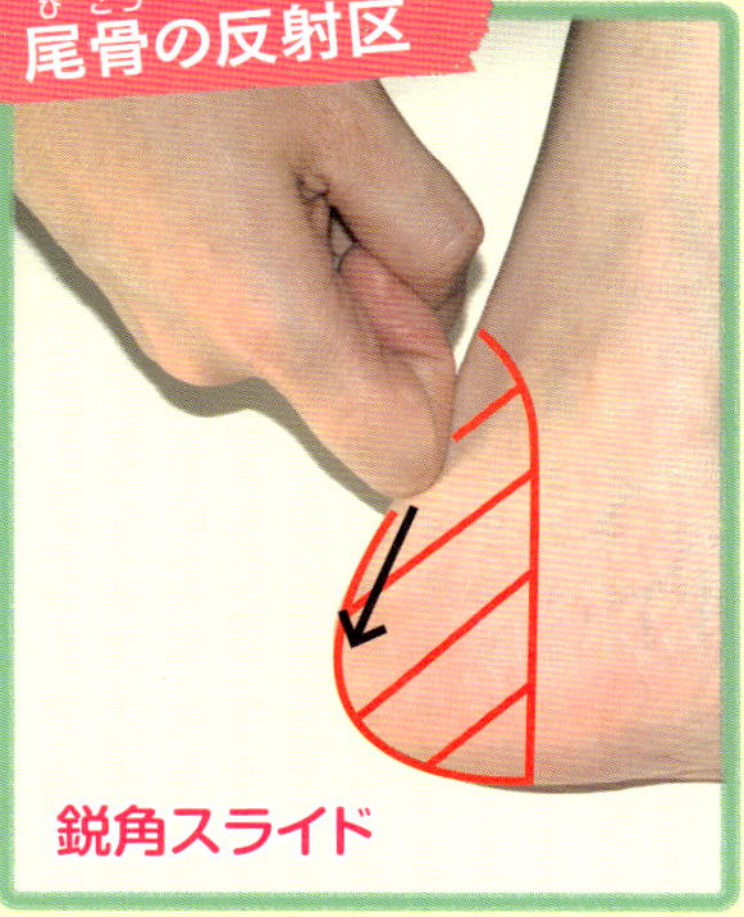

アキレス腱からかかとに向かって、圧をかけながらすべらせる。

腰椎《ようつい》の反射区

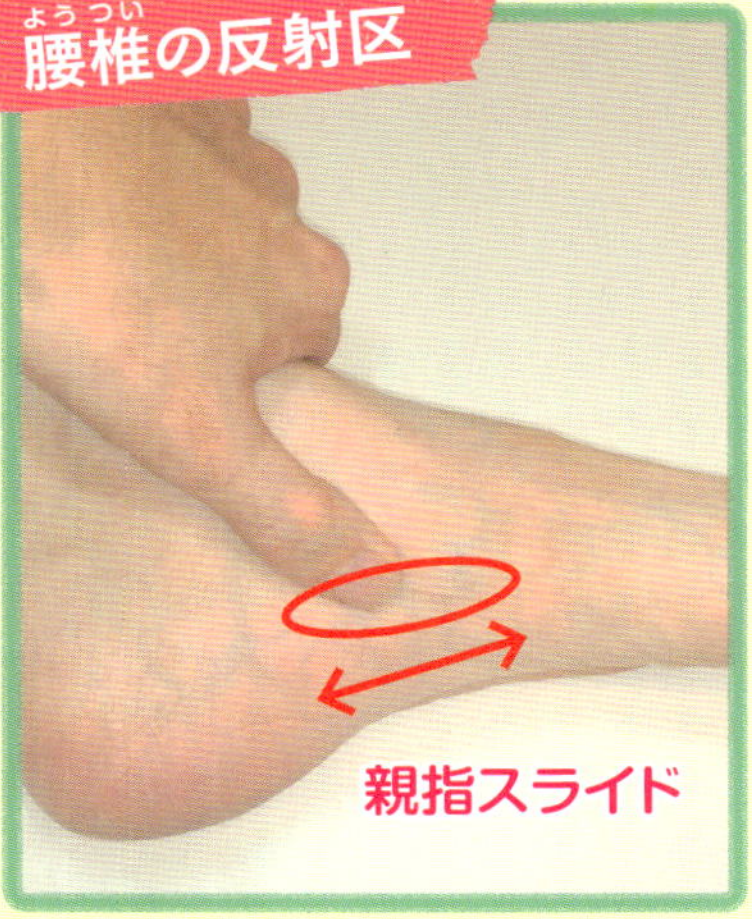

骨のきわに圧をかけて、そのままの圧を維持してすべらせる。

ツボ36・委中《いちゅう》

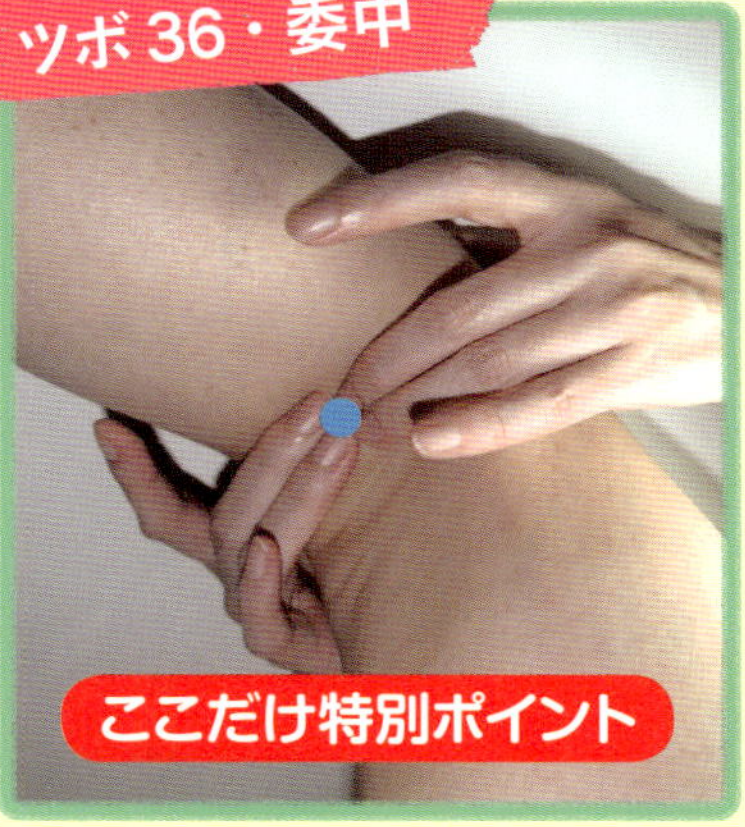

ひざ裏の真ん中を、中指と薬指の腹を使ってトン、トン、トンとひざを持ち上げるようにして3回刺激する。これを2セット繰り返す。

ツボ24・丘墟《きゅうきょ》

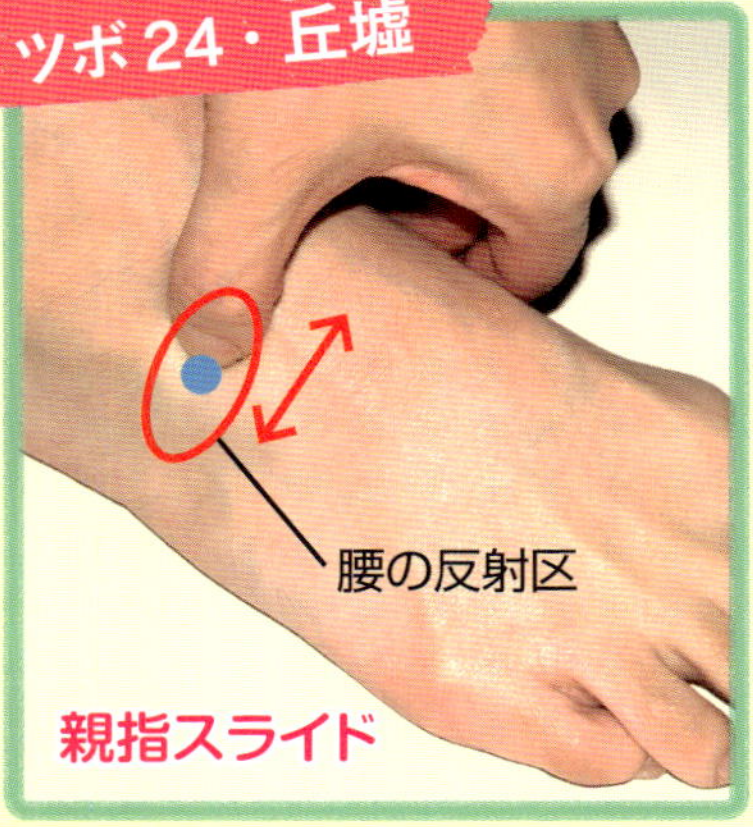

丘墟のツボ周辺は、腰の反射区でもある。親指で圧をかけながら、ツボと反射区をまんべんなく刺激する。

04

下痢

足もみで一時的な応急処置をしたら、すぐに病院へ

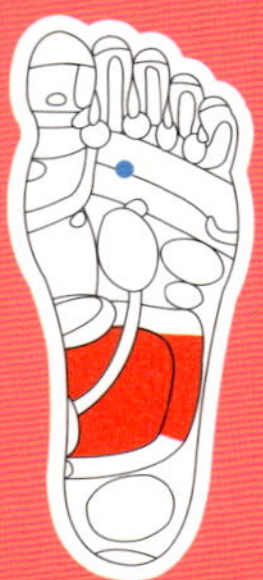

衛生的な食事をしているにもかかわらず、なぜかお腹を下してしまう人がいます。

暴飲暴食のほか、アルコールやトウガラシなどの刺激物も、体調次第では下痢の原因となります。しかし、下痢とは本来、身体が必要としていないものや毒素を体外へだそうとしている自然現象です。ですから、できるだけ、薬などで止めるようなことはせずに、便意にしたがって、すべてだしきってしまいましょう。ただし脱水症状には注意してください。**あまりにひどい場合は、次ページのツボと反射区をもんで、一時的に止めましょう。**

なお、腐敗した食物を食べたことによる**食あたりや食中毒の場合、一時的に下痢を止めることは可能ですが、根治療法《こんじりょうほう》ではないため、毒をだしきるために必ず下痢が再発します。**食あたりや食中毒の疑いが強い場合は、次ページのツボと反射区で応急処置をして、下痢が止まっているうちに病院で診療を受けましょう。

普段から腸内環境をよくする発酵食品（ヨーグルト、キムチ、納豆）などを食して、腸の状態をよくしておきたいものです。

回《かい》もう弁《べん》／上行《じょうこう》結腸《けっちょう》／小腸の反射区

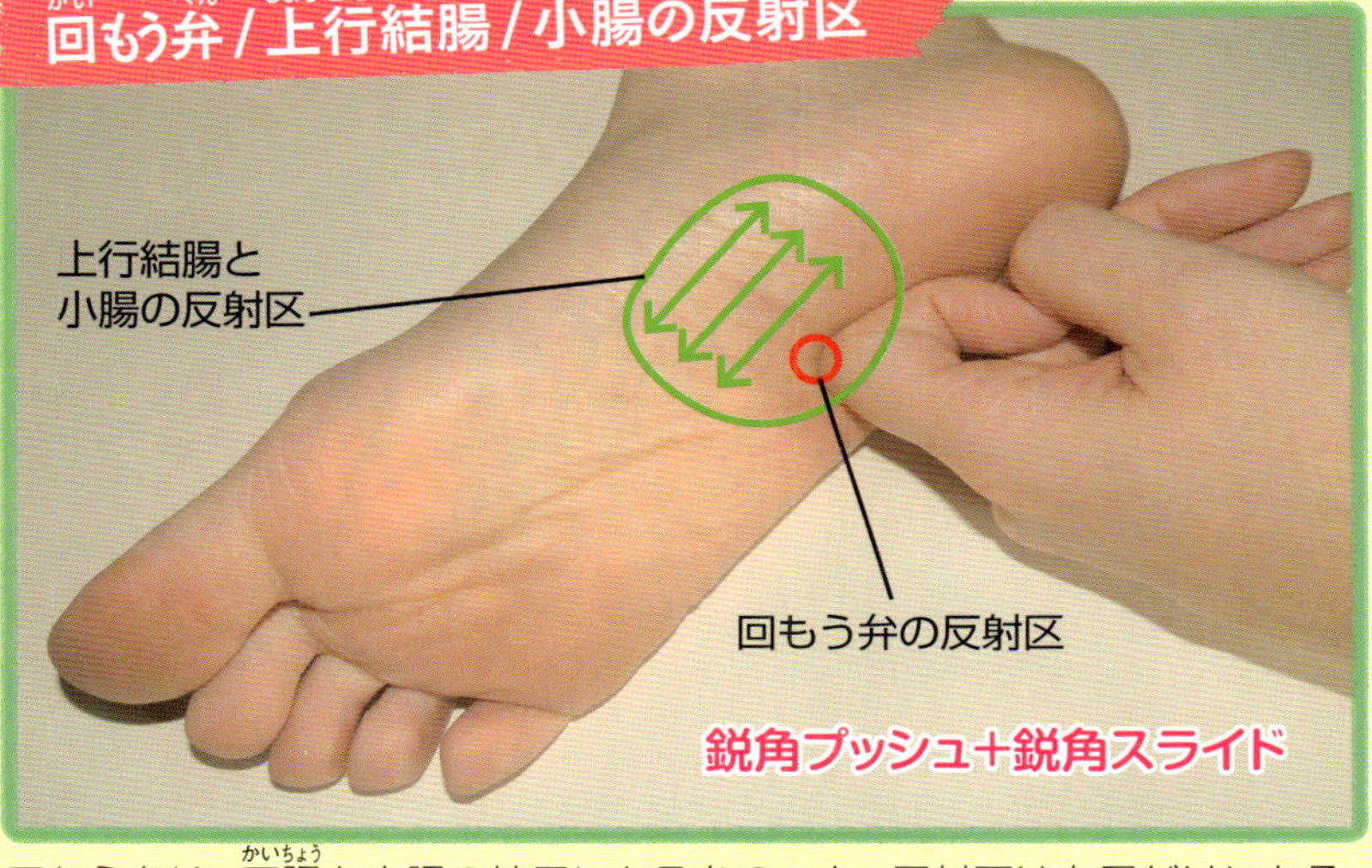

回もう弁は、回腸《かいちょう》と盲腸の境目にある弁のこと。反射区は右足だけにある。３秒間の安定圧をかけ、そのままの強さで周囲の上行結腸と小腸の反射区を上下にしごく。特に上行結腸を入念にしごくと効果が上がる。

ツボ８・公孫《こうそん》

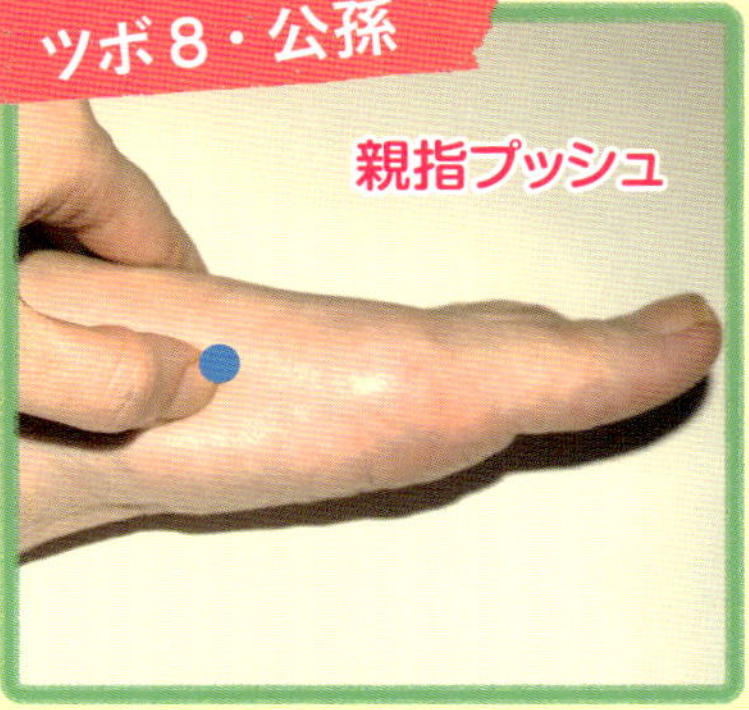

吐き下しに効果のあるツボ。足の内側の中央付近にある。３秒間の安定圧をかける。

ツボ１・裏内庭《うらないてい》

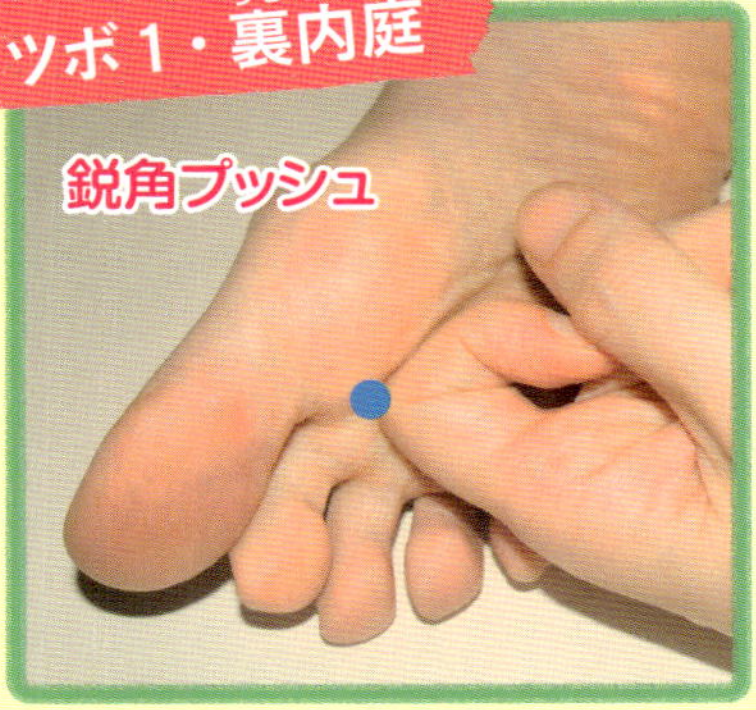

食中毒によく効くツボ。足の人差し指を折り曲げてあたるところにある。３秒間の安定圧をかける。

05 便秘

翌日スッキリ！ 白湯を多めに飲めばさらに効果アップ

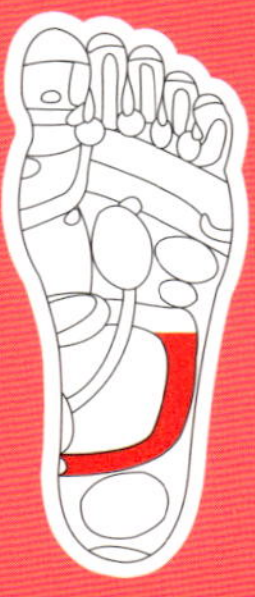

腰痛と同じく、便秘も個人差がとても大きい症状です。可能な限りストレスを発散し、食生活を改善し、適度な運動を行えば、ほとんどの便秘は改善できますが、あわただしい現代社会では、規則正しい生活を送れる人はほとんどいないでしょう。

東洋医学では、身体の各臓器には「活動が活性化する時間帯」があると考えています。**大腸の活性期は午前5～7時ですので、この時間までに起床し、充分に水分をとるようにしましょう。**そして野菜やこんにゃくなどの繊維質の多いものと、オリーブオイルなどの油分を併せてとるようにするといいでしょう。排便がラクになるからです。さらに、次ページの反射区とツボを念入りにもんでください。

こうして便意を感じたら、すぐにトイレに行って排便する習慣をつけることも大切です。我慢することで、でにくくなるからです。

なお、2～3日の間隔が空いていても、定期的に排便できていれば、便秘ではありません。気に病んだ末、本格的な便秘になってしまうこともあるので注意しましょう。

直腸の反射区

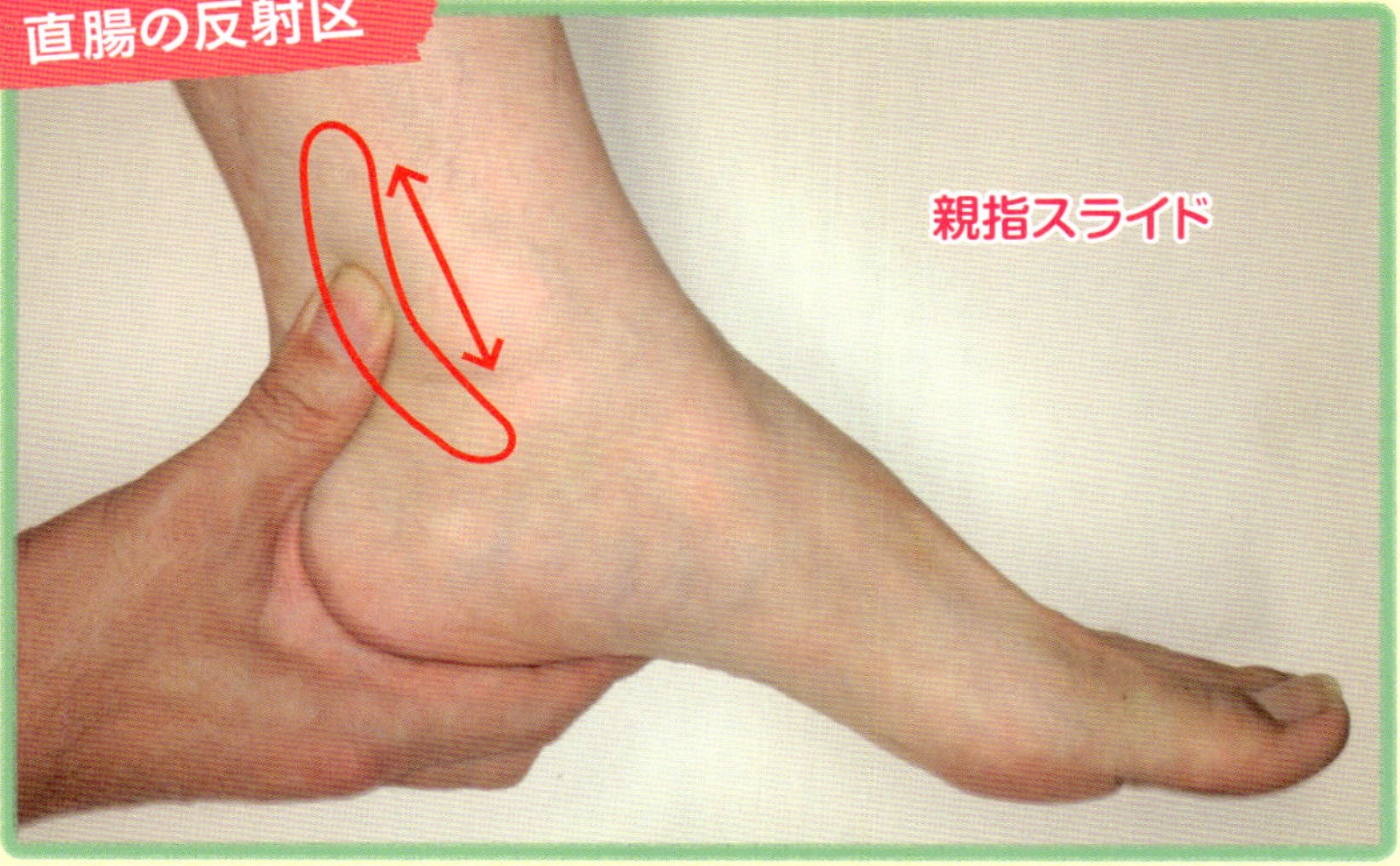

内側のくるぶしのすぐそばにある直腸の反射区。骨のきわに親指を食いこませるようにして上下にもみこむ。

ツボ44・梁丘《りょうきゅう》

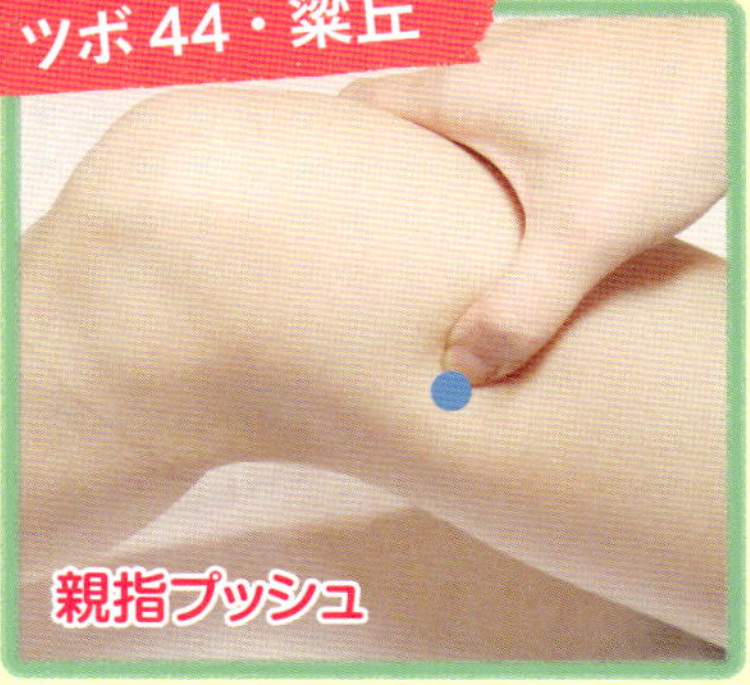

ひざのお皿の外側から、指3本分ほど上がった場所にあるツボ。胃腸に効く。3秒間の安定圧をかける。

下行結腸《かこうけっちょう》/S状結腸《えすじょうけっちょう》/直腸の反射区

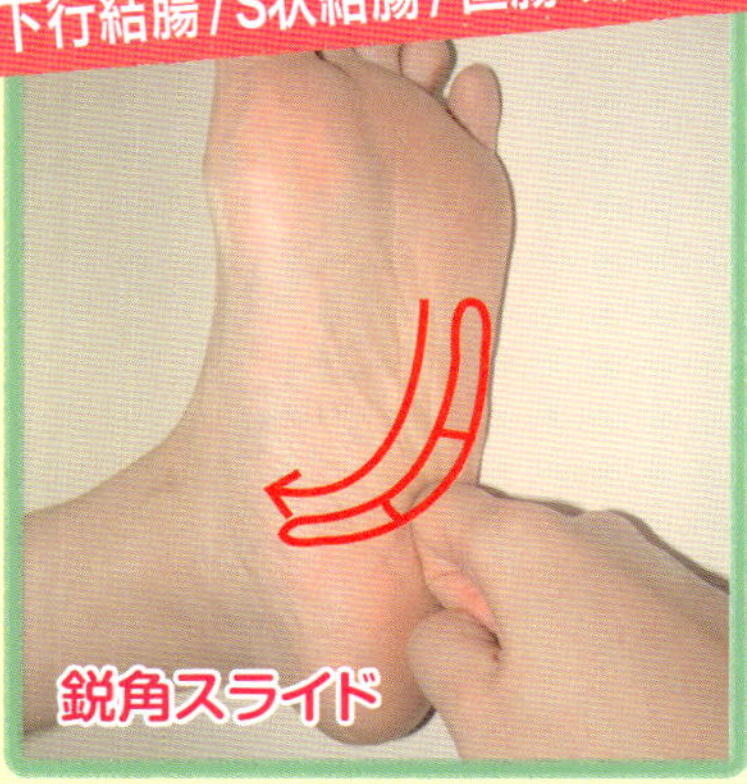

左足だけにある反射区。鋭角ですべらせる。特に下行結腸を入念にしごくと効果が上がる。

CHAPTER 2

06

めまい

思いこみから「クセ」になることもある

めまいの症状には大きく分けて3種類あります。1つ目は、周囲や天井がグルグル回り、立っていられなくなる症状。2つ目は時々ふらつく程度の症状。3つ目は、立ち上がる時だけクラッとする、いわゆる「立ちくらみ」。貧血や低血圧、ストレスが原因だと考えられますが、頻繁《ひんぱん》に起こる場合はメニエール病などに罹患《りかん》している恐れもあるので、医療機関で原因を特定してください。メニエール病などが原因でなければ、ほとんどは「足もみ」で症状をほぼゼロに改善できます。めまい自体は、内耳《ないじ》のバランス、平衡感覚、目の疲れ、ホルモンバランスを整えることで発症回数が激減します。内耳の中には身体のバランスをつかさどる耳石《じせき》というものがあり、これがなんらかの原因で三半規管の中に入ってしまうと、めまいを引き起こします。**耳石は、頭をゆっくり左右に動かしたり、寝るときに寝返りを打ったりすることで、本来あるべき場所に戻すことができます。**なお、めまいは思いこみから「クセ」になることがあります。慢性的な症状がある方は、「めまいは起こらない」と強く思いこむことも改善につながります。

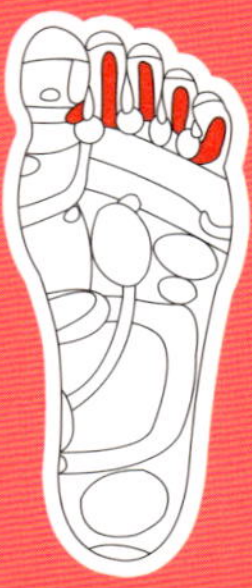

目／耳の反射区

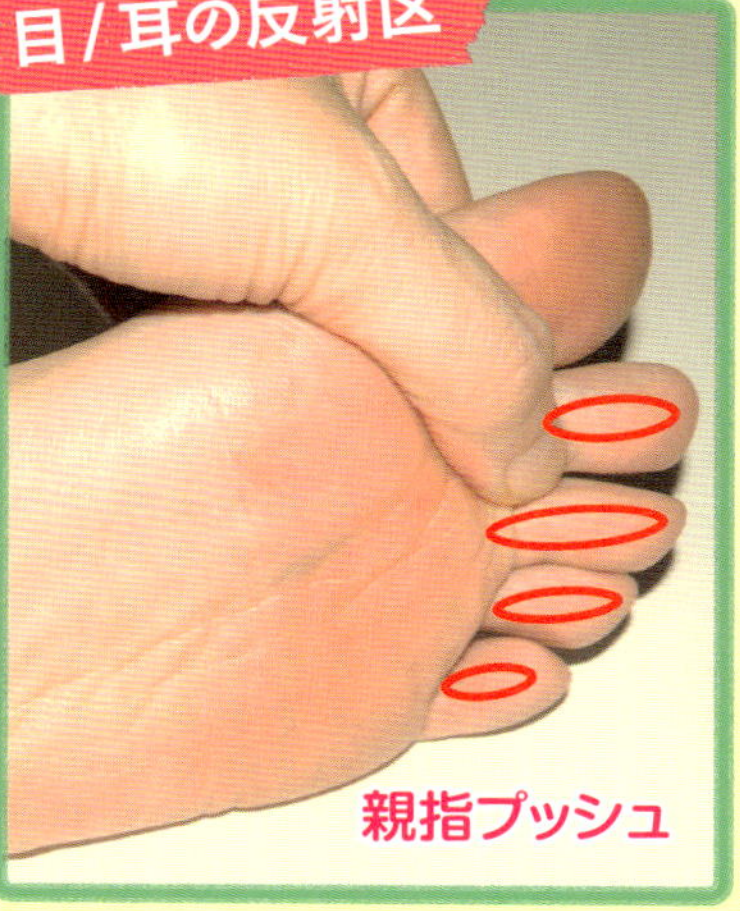

親指以外の指に安定圧をかける。スライドさせずに、ギュッ、ギュッ、ギュッと反射区全体を親指プッシュで刺激する。

小脳の反射区

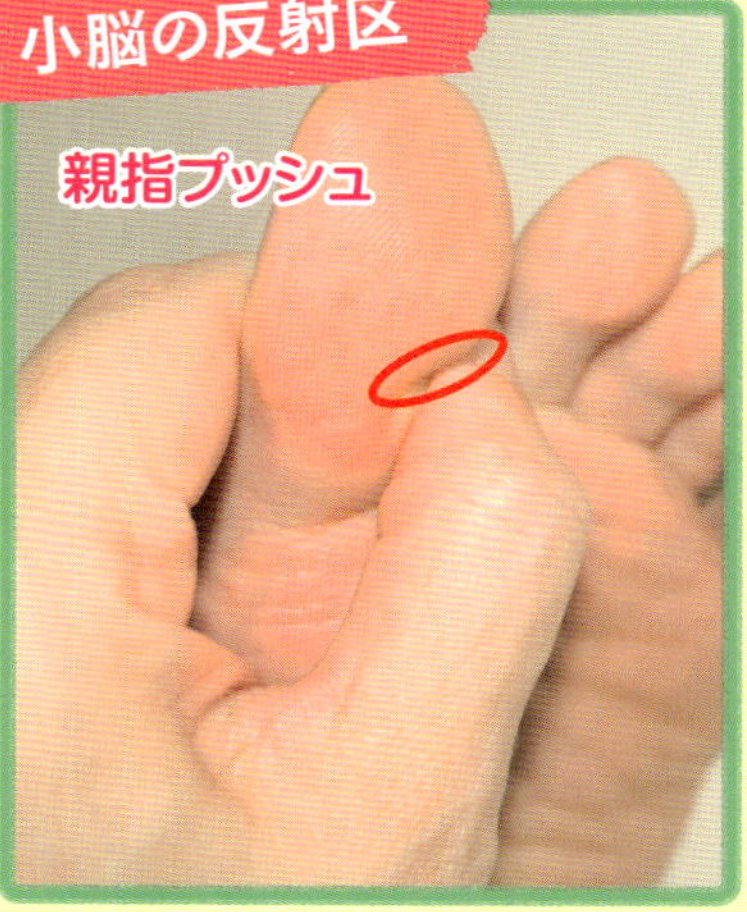

手の親指と人差し指で足の親指をはさんで、３秒間の安定圧をかける。

ツボ21・侠谿《きょうけい》

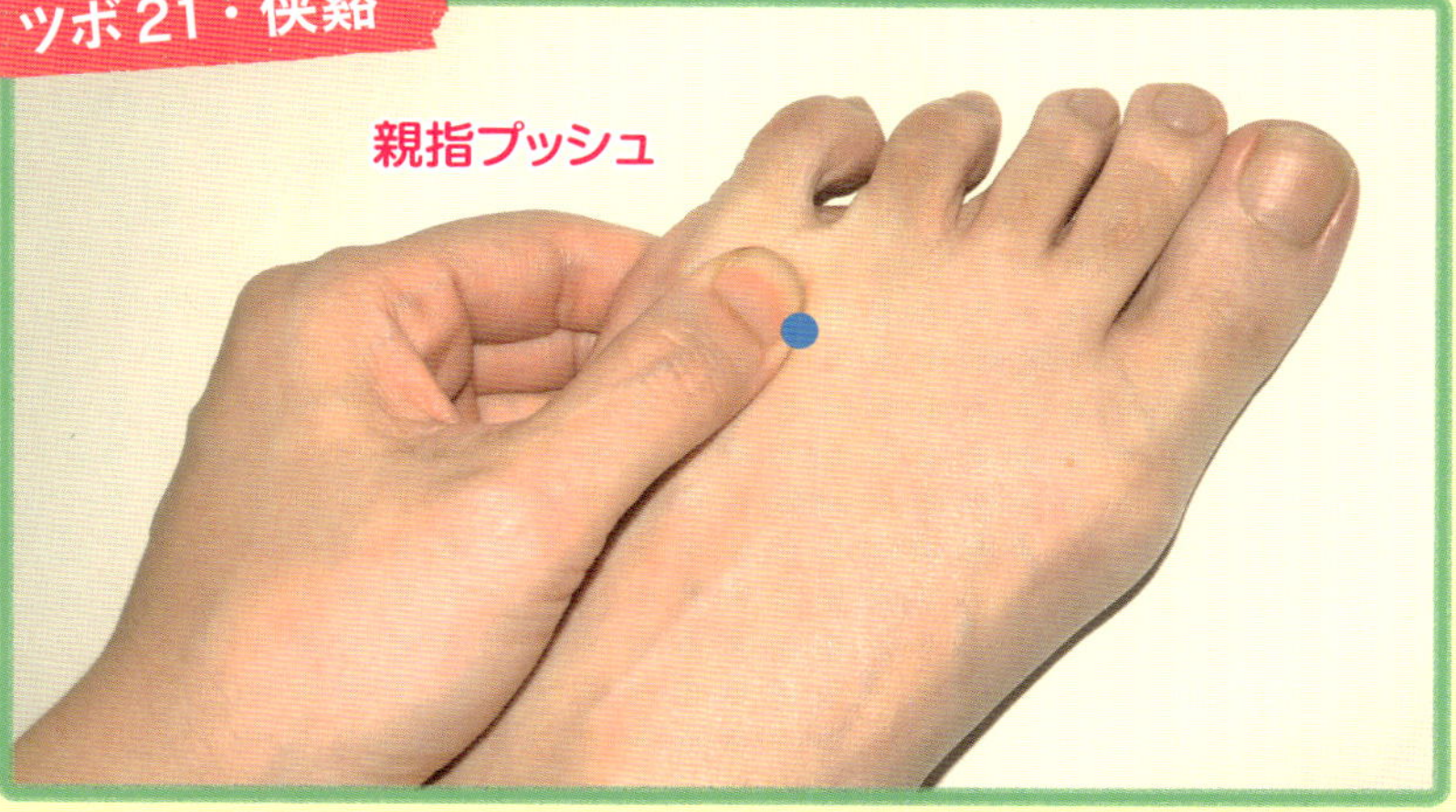

めまいによく効くツボ。足の薬指側に向かって圧をかけ、骨と骨の間に親指を埋めこむようにして３秒間の安定圧をかける。

CHAPTER 2

07

目のかすみ・視力低下・緑内障

0・3から1・0まで視力回復した例も！

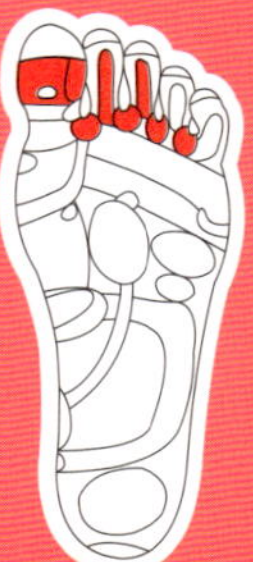

コンタクトレンズの長時間の使用や、パソコンやスマートフォンのディスプレイを長時間凝視していると、自覚症状がないままに確実に目に疲労がたまります。このため、目のかすみや疲れ、ドライアイを訴える人が年々ふえています。目のかすみや視力低下の自覚症状がでてきたらかなりの重症ですが、足もみを続けることで、目の負担を軽減し、視力の回復まで期待できます。なお、子供の場合は特に即効性があります。私が小学生の子に週1回30分の施術を行い、母親が自宅で毎日10分の足もみを行ったら、**右目0・6、左目0・3だった視力が1カ月半で右目1・0、左目0・9まで改善した**実例があります。もちろん、大人も回復します。

以前、足をもむと決まって目の奥の痛みを訴える方がいたので病院で検査をしてもらうと、緑内障《りょくないしょう》と診断されました。そこで毎日、左記の反射区をもむようにしたら、徐々に眼圧が下がり進行がストップ。今は目薬をさす必要もなく眼圧は安定しています。目の奥に痛みを感じたら、早めの受診を。病気を早期発見することもあります。

目の反射区

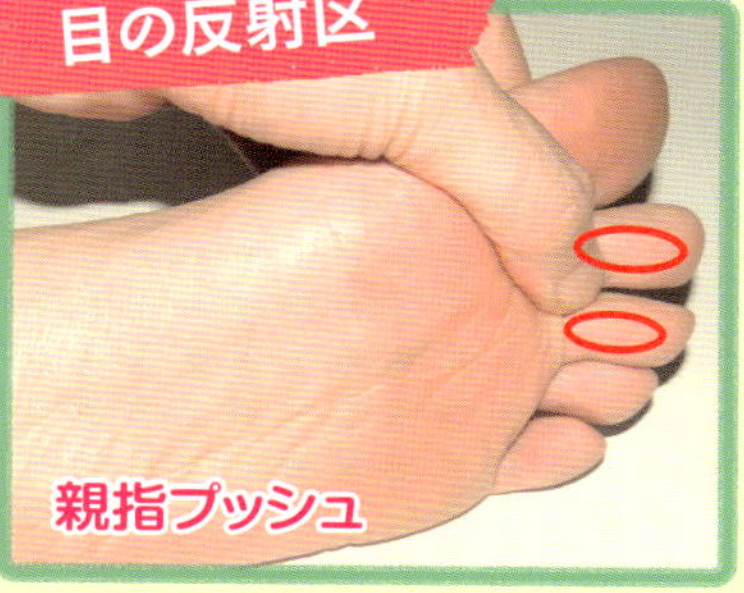

足の人差し指と中指の腹側全体に３秒間の安定圧をかける。縦長の反射区なので２～３回に分けてかける。

三《さん》半《はん》規《き》管《かん》の反射区

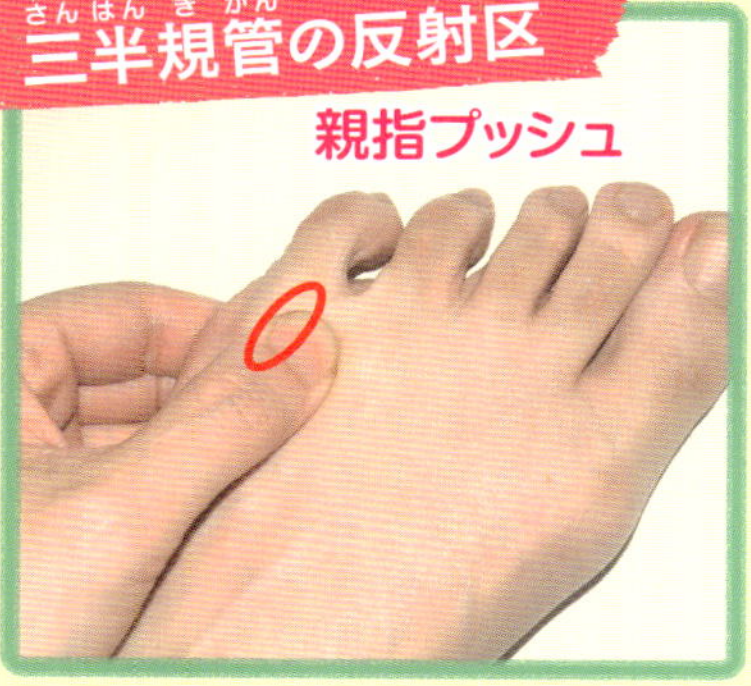

三半規管とは平衡感覚を保つ器官。小指の根元をつまみ、３秒間の安定圧をかける。

上部リンパ腺《せん》の反射区

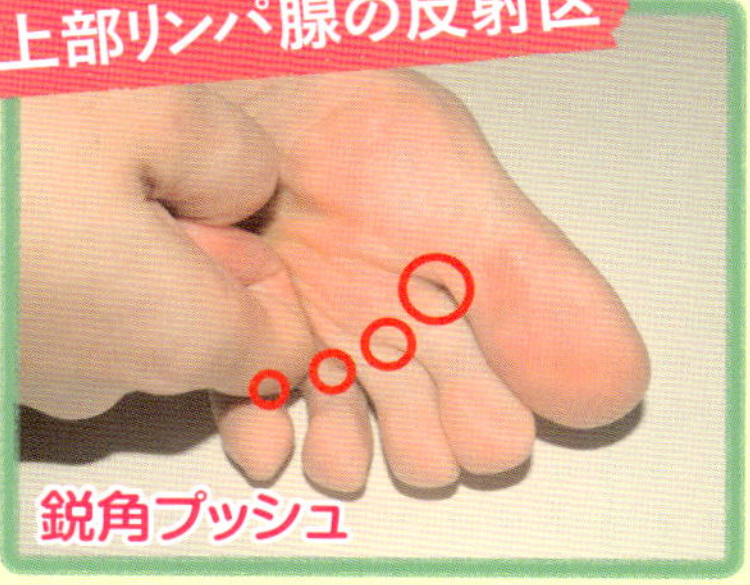

足裏の指と指の間のつけ根に向かって、３秒間の安定圧をかける。

ツボ23・臨《りん》泣《きゅう》

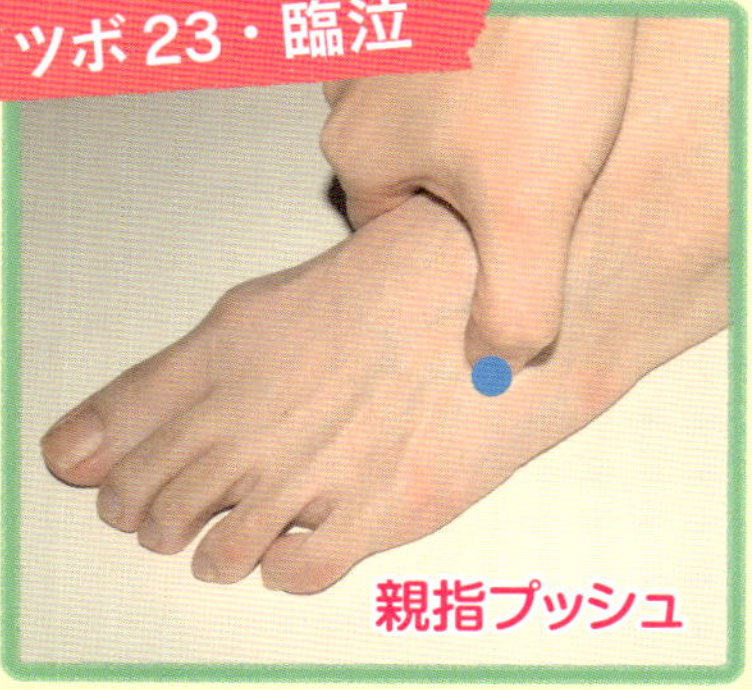

足の甲にある、目の不調の改善に効果があるツボ。親指を骨の間に埋めこむようにして３秒間の安定圧をかける。

三《さん》叉《さ》神経《しんけい》／大脳の反射区

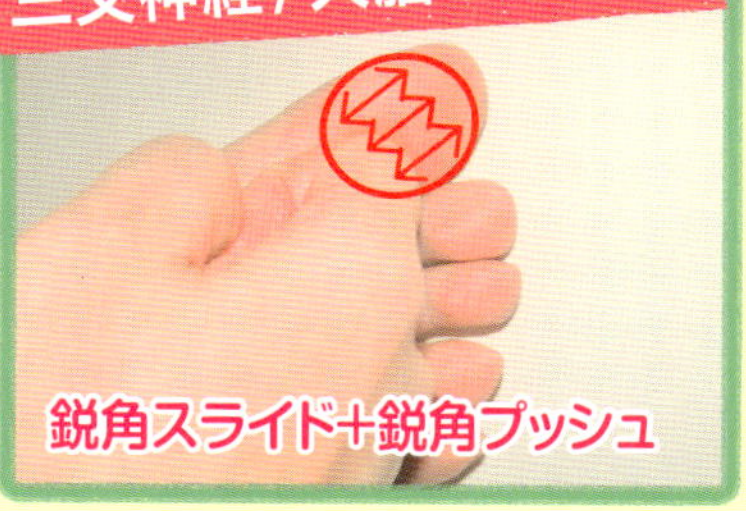

親指全体を鋭角でしごき、痛いところやプチプチとした老廃物があるところを見つけたら、３秒間の安定圧をかける。

CHAPTER 2

08

蓄膿症
足もみでの完治例は多数あり！

蓄膿症《ちくのうしょう》とは、身体の中にある隙間《すきま》に膿《うみ》がたまってしまう病気です。人間の体内には、いろいろな場所に「体腔《たいくう》」と呼ばれる隙間があり、そこに膿がたまってしまうのです。

もっとも一般的な蓄膿症は、鼻周辺に膿がたまる「副鼻《ふくび》腔炎《くうえん》」でしょう。実は私も、小学校5年生の時に副鼻腔炎と診断されました。この時、私は手術するのが怖くて、一人で病院に行ったことを幸いに、家族には黙っていました！

それ以来、足もみを始めるまで、ずっと副鼻腔炎に悩まされていたのです。

次ページで紹介する蓄膿症に効く**足もみを継続して行うと、大量の鼻水がでてきます。私の場合は1カ月以上も鼻水が止まりませんでしたが、最後に、オレンジ色のドロリとした鼻水がでてきたのをきっかけにピタリと止まり、それ以来、鼻でラクに息をすることができるようになったのです。**あの時の爽快感は今でも忘れることができません。その後、医療機関でCTスキャンを受ける機会があり、その際には医師から副鼻腔炎の完治を確認してもらうことができました。

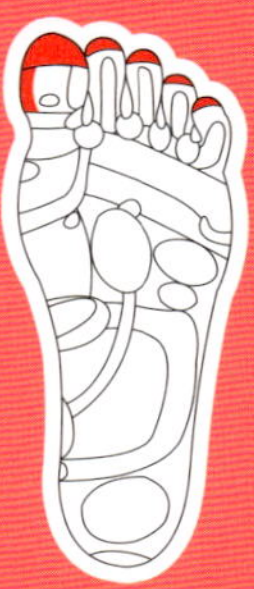

副鼻腔の反射区

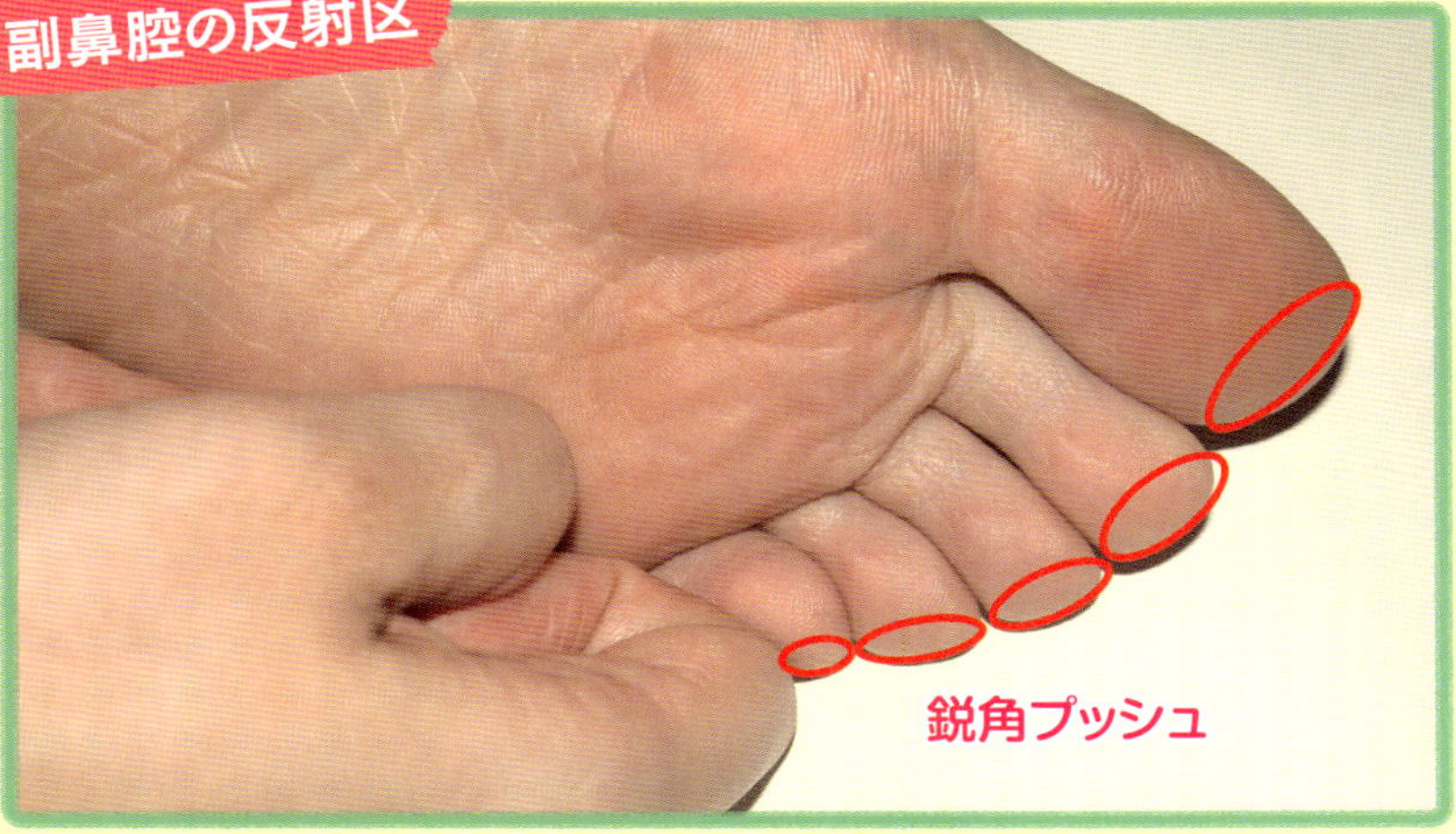

5本の足指の先端にあるしこりを、すべてゴリゴリとつぶしながら、しっかりとほぐす。

ツボ39・崑崙《こんろん》

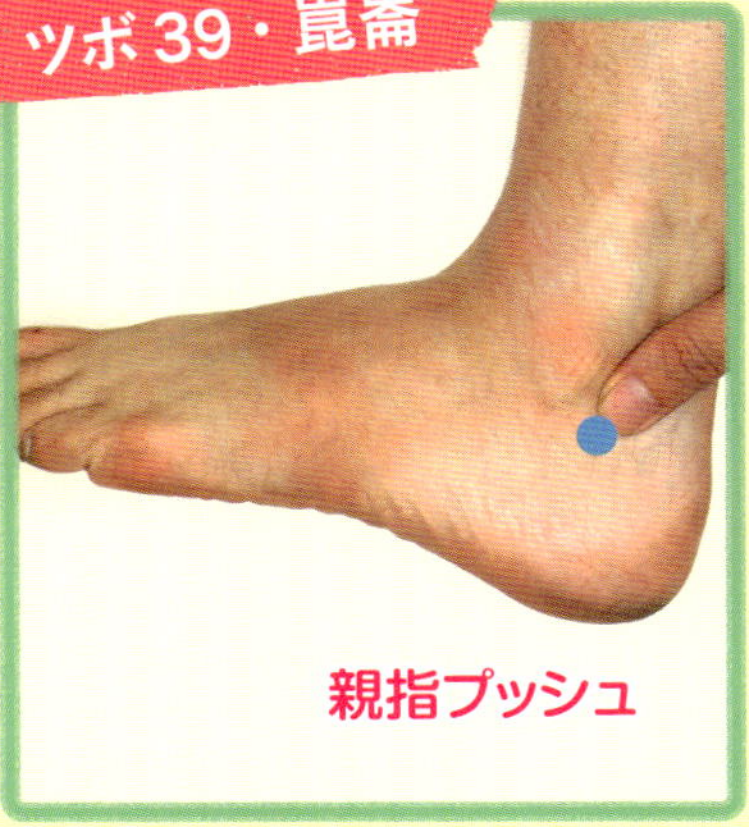

蓄膿症に効くツボ。外くるぶしのアキレス腱側のきわに触ると凹みがある。この凹みに3秒間の安定圧をかける。

鼻の反射区

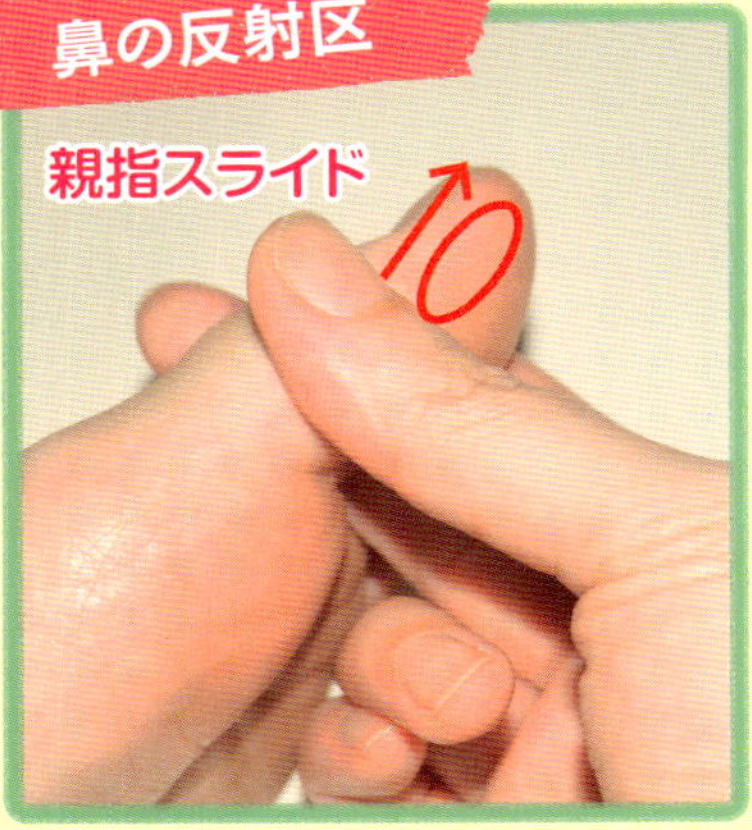

親指の側面外側を刺激する。指先に向かって圧をかけながら、チューブをしぼるようにすべらせていく。

CHAPTER 2

09

虚弱体質・慢性疲労

「体温を上げる」「睡眠の質を上げる」がカギ

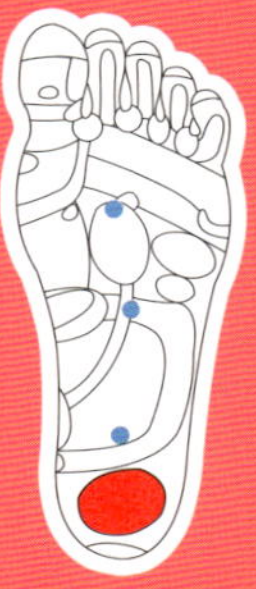

虚弱体質とは、どのような症状をいうのでしょう? 一般的に、身体の弱い子供などは虚弱体質と呼ばれることが多く、大人になってもその体質を引きずり、体調を崩しやすく、病気にかかりやすい場合が多いようです。私も、子供のころは虚弱体質でした。持病だった副鼻腔炎が原因で常に口で呼吸していたため、すぐにのどが傷み、夜もぐっすり眠れず、いつも疲れを感じていたものです。細菌やウイルスにも弱く、風邪も引きやすかったので、相当、免疫力が低下していたのでしょう。また、**寝ても寝ても疲れがとれない、朝起きられない……という人は、身体が冷えて眠りが浅くなっている**と考えられます。こうした虚弱体質や慢性疲労を改善するには、「足もみ」の基本ともいえる「冷えの除去」から始めましょう。**冷えをとりのぞけば、よく眠れるようになり、疲れもとれ、体温も上昇して代謝や免疫力がアップして自然と身体が強くなっていきます。**また遅くとも24時までには床に就きましょう。仮に同じ6時間寝たとしても、23時に寝るのと、夜中の1時に寝るのとでは、疲れのとれ具合が違うからです。

ツボ2・湧泉《ゆうせん》/3・足心《そくしん》

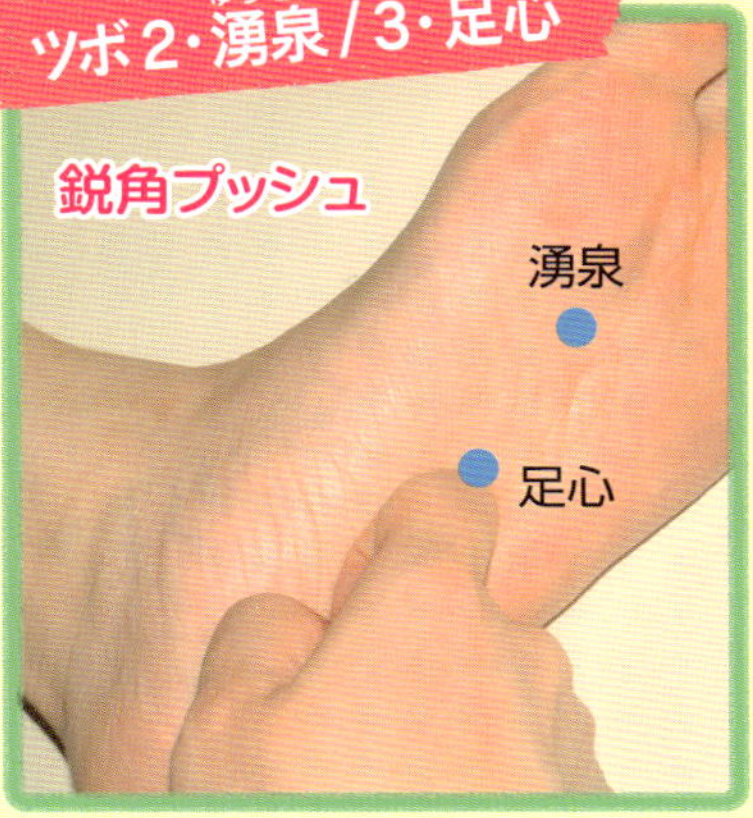

甲に向かって足裏に穴をあけるような気持ちでまっすぐに押し、痛みを感じたところで３秒間の安定圧をかける。

生殖腺《せいしょくせん》の反射区

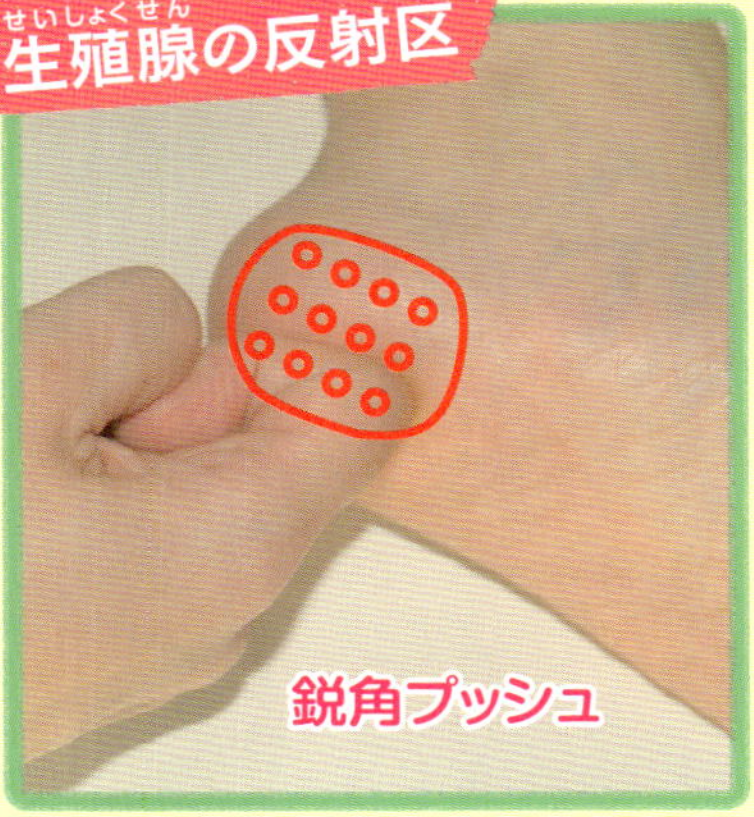

点で面を埋めつくすように、３秒間の安定圧を反射区全体に細かく入れる。これで冷えがとれる。

すねの前面

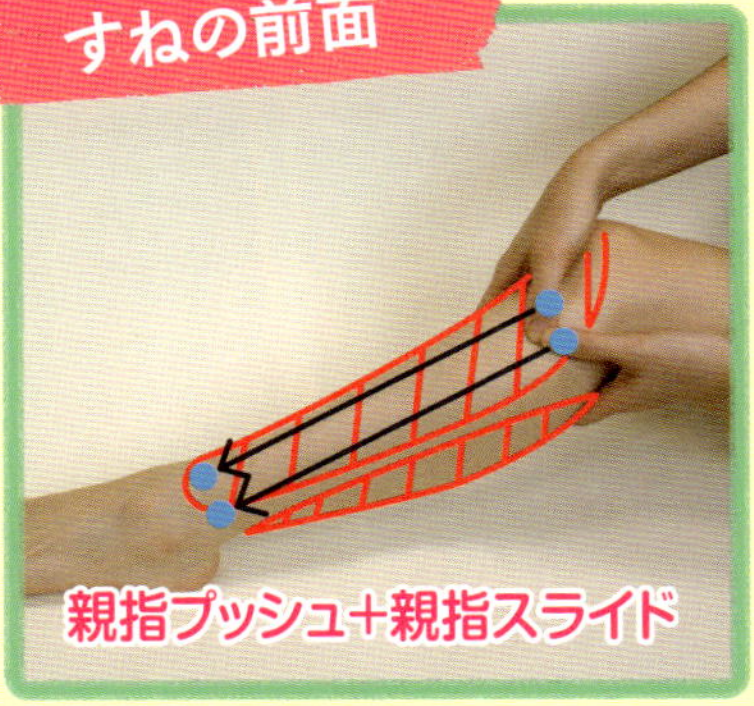

すねをもむと、慢性疲労に効果あり。ひざのすぐ下のでっぱった骨の真横のくぼみに３秒間の安定圧をかけたら、そのままの圧で足首まですべらせ、さらに３秒の安定圧をかける。同様にすね前面をまんべんなくもんでいく。

ツボ4・失眠《しつみん》

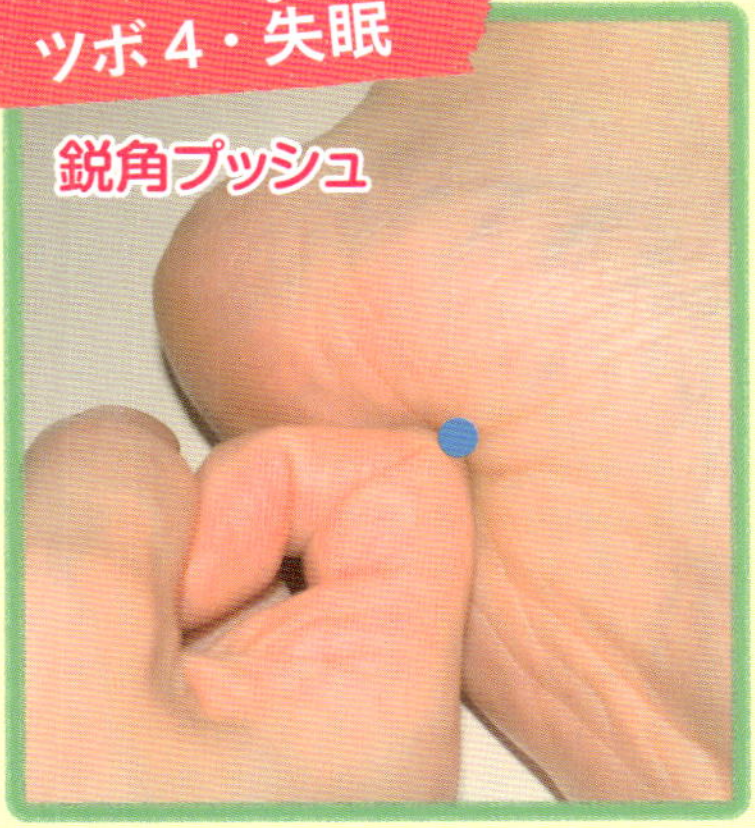

両足のかかとにある、眠りの質をよくするツボ。アキレス腱に向けて突きぬけるように深く押圧し、痛みを感じたらそのまま３秒間の安定圧を入れる。

CHAPTER 2

10

ひざ痛

ひざ周辺のつまりをとれば、痛みの緩和に即効果！

加齢とともに、ひざの痛みを訴える人がふえていきます。上半身の重みを絶《た》えず吸収しているので、長い年月を経るうちに、ひざの関節がギシギシと疲労していくのです。最初はひざに違和感を覚える程度だったのが、いつの間にか正座ができなくなり、階段の昇降も苦痛になっていきます。ひざ痛のもっとも大きな原因は、軟骨《なんこつ》の摩耗《まもう》です。ほかにも筋力の低下、痛み物質（老廃物・カルシウム）の停滞、血流の低下などいろいろな原因があります。

　手術などの外科的な処置は最後の手段として、まずは足もみで改善を試みましょう。**現代医学では、すり減った軟骨を元に戻すことはできませんが、血流を促して老廃物を排泄すれば、痛みはすぐにやわらぎます。**かなりの即効性が見こめます。また、時々、「ひざが痛み始めたのでウォーキングを始めます」という方がいますが、**これはまったく逆効果**ですので絶対にやめてください。痛みがでてから運動すれば、さらに患部を傷めるだけ。本来、**運動とは痛くなる前の健康なうちに行うもの。**痛みがでたらしっかり休むことが大切です。

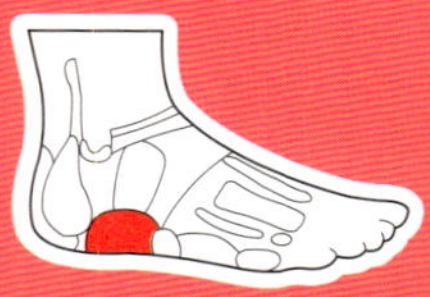

ツボ34・陰陵泉《いんりょうせん》

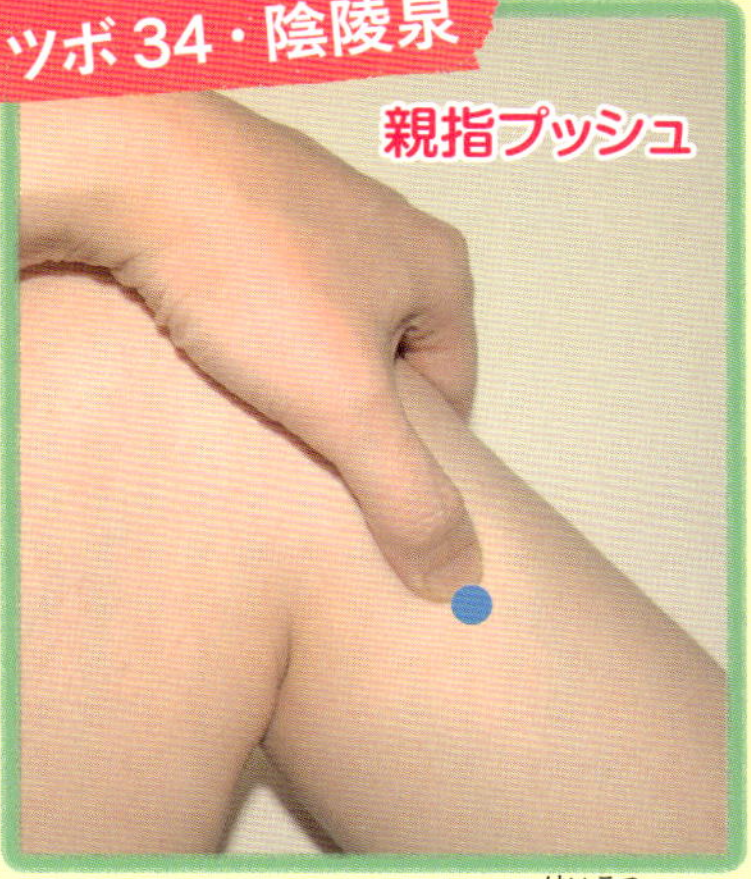

ひざの内側にあるツボ。脛骨《けいこつ》のきわに親指を食いこませるようにして3秒間の安定圧をかける。

ひざの反射区

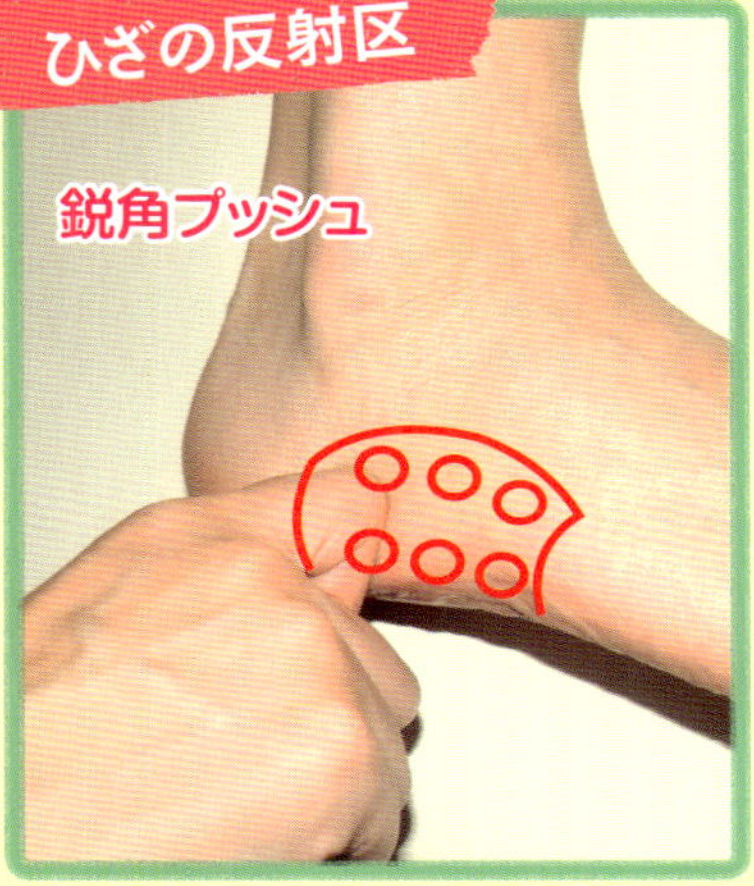

反射区全面に、3秒間の安定圧を隙間なく入れていく。

ツボ41・陽輔《ようほ》

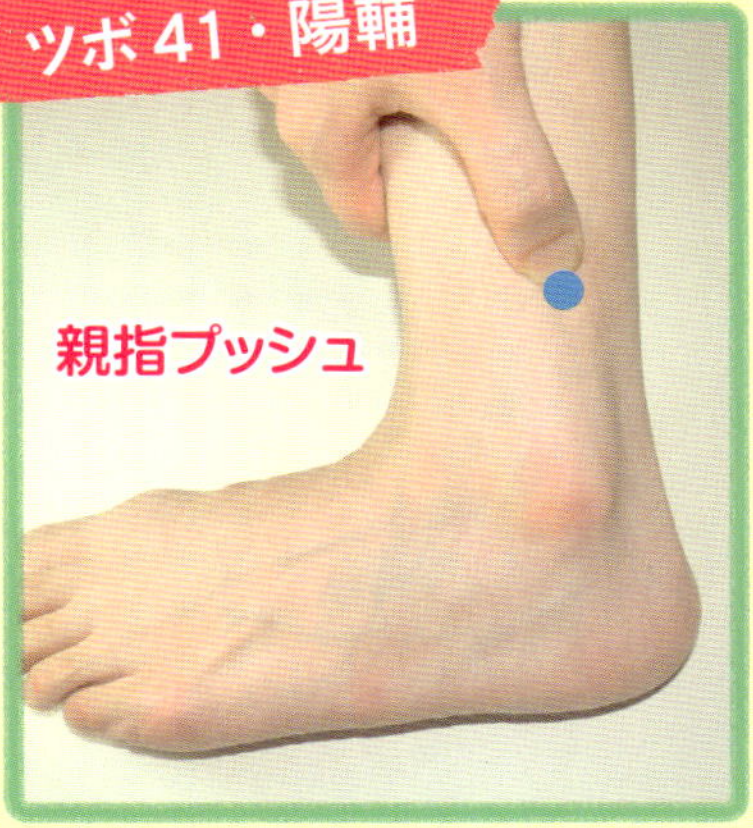

腰痛とひざ痛に効果がある。外くるぶしから指4本分上に上がったところに3秒間の安定圧をかける。

ツボ35・曲泉《きょくせん》

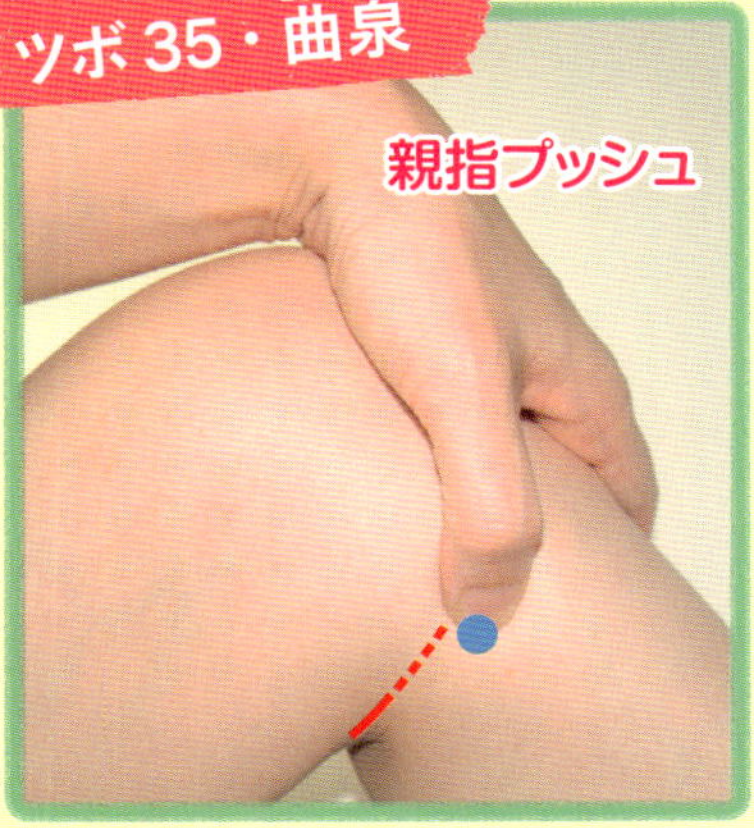

ひざの内側にある、痛みに効くツボ。ひざを深く曲げた時にできるシワの先端に、3秒間の安定圧をかける。

11

坐骨神経痛

自分で履けなかった靴下が履けるようになった！

「坐骨神経痛《ざこつしんけいつう》」は、正確には病名ではありません。坐骨神経経路である腰、臀部《でんぶ》、太もも、ふくらはぎに、うずくような痛みやしびれがあらわれる症状を総称して呼びます。腰痛とならび、原因が特定しにくい症状の筆頭といえるでしょう。また、腰部ヘルニアやすべり症、脊柱管《せきちゅうかん》狭窄症《きょうさくしょう》、分離症など、ほかの疾病が原因で神経が圧迫されて発症するケースも多くあるようです。原因が特定しにくいため、根治療法《こんじりょうほう》が確立しにくいという点も腰痛と同じです。

私の教える**「足健道」では、局部的な違和感を改善するのではなく、身体全体の調子を整えることにより、坐骨神経痛を改善していきます。**

10年前に坐骨神経痛（すべり症が原因）と診断され、自分で靴下を履《は》けなくなっていた人が、たった3回の施術で自分で履けるようになったこともありました。改善例は数多くあります。

また、太りすぎている方は、体重を減らしましょう。足腰への負担が軽減され、痛みもやわらぎます。太もも全体もほぐせば、よりいっそう傷みを軽減できます。

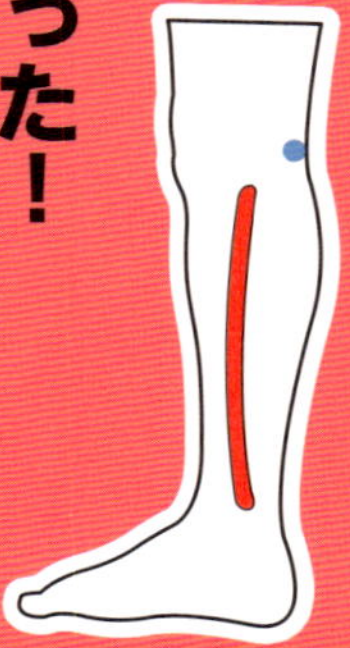

坐骨神経の反射区（足の内側・外側）

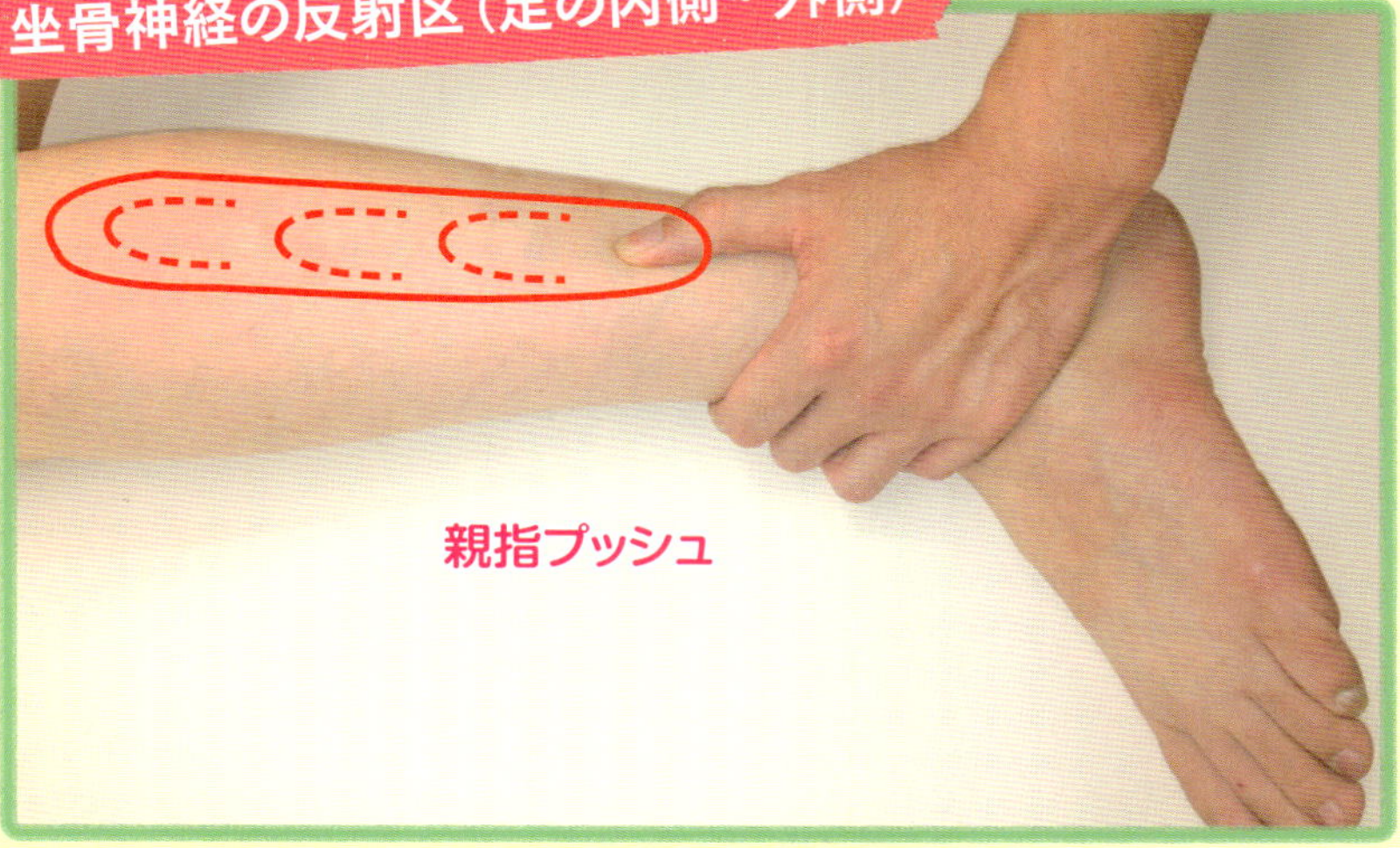

ふくらはぎの外側と内側、両方にある反射区。親指に力を入れて５～７カ所、各３秒間の安定圧をかける。

ツボ36・委中《いちゅう》

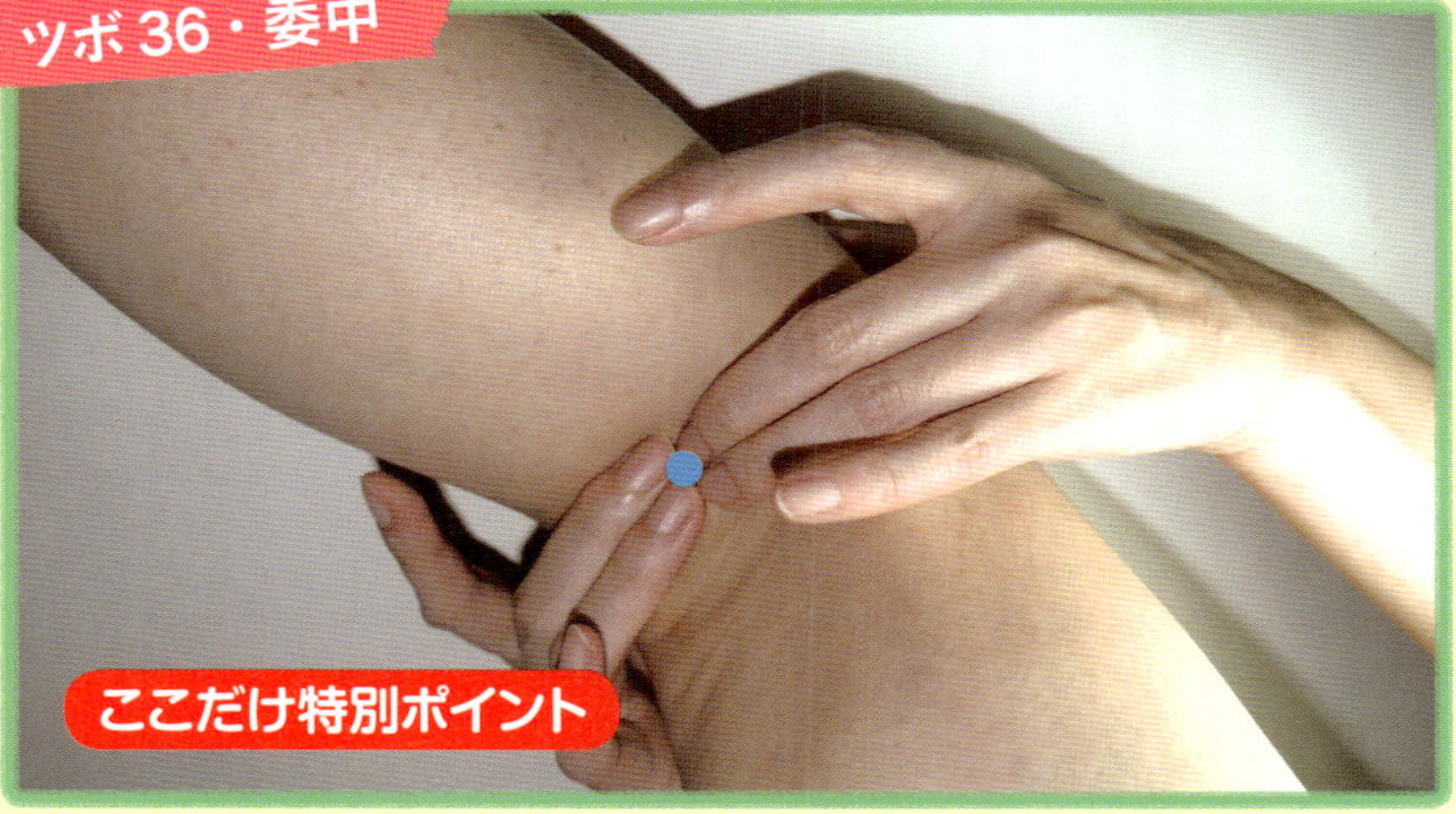

腰痛に効果があるツボ。ひざ裏の真ん中を、中指と薬指の腹を使ってトン、トン、トンとひざを持ち上げるようにして３回刺激する。これを２セット繰り返す。

12

難聴（耳が遠くなってきた）

2カ月で聴力が戻ったケースも！

難聴とは聴覚が低下した状態をいい、原因や症状によって、感音性、伝音性、混合性、老人性、先天性など、数多くの種類に分類されます。難聴が聴力を失うことにまで発展する場合もあるので、耳鳴りがしたり聞こえにくいと感じたりしたら、すぐに医療機関で受診されることをおすすめします。難聴は一度進行してしまうと、現代医学では完治が難しい病気の1つです。**ただ、東洋医学をはじめとする民間療法では、難聴が劇的に改善した例が少なからずあり、「足健道」でも完治した例は多数あります。**今ある聴力を低下させないことが大切で、そのカギとなるのが「アブミ骨筋」です。これはアブミ骨という骨についている筋肉で、**リラックスするとよく動く**という特性があります。反対に、怒ったり緊張したりすると動きが止まります。アブミ骨筋活性化のためにも、心を快適な状態に保つよう心がけましょう。さらに、外耳筋《がいじきん》という耳の筋肉は顔の表情筋とつながっています。一日中無表情でいると、この外耳筋の動きも少なくなりますが、笑顔を作れば逆にこの筋肉のいいトレーニングになります。

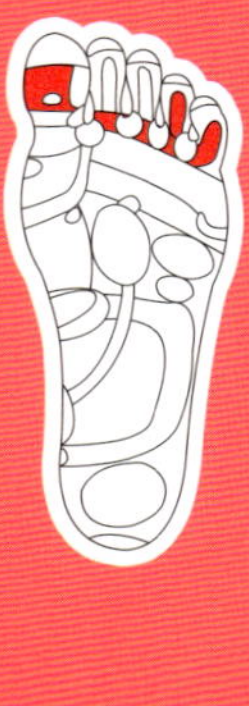

大脳／小脳の反射区

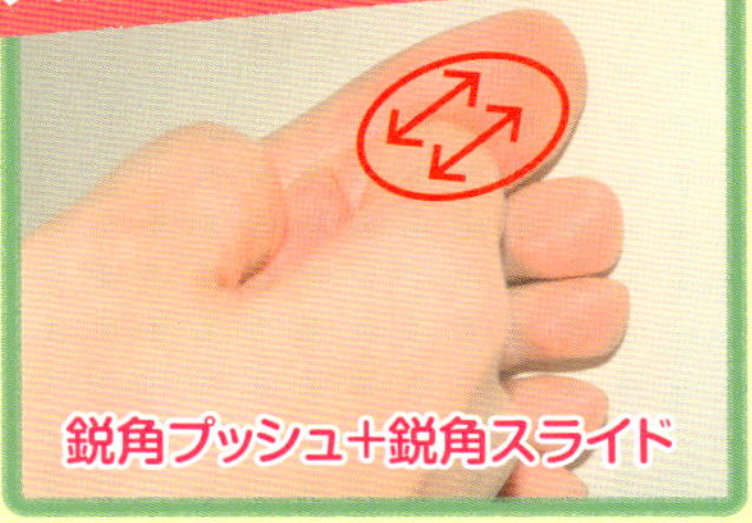

親指全体をしごき、痛みやしこりのある場所を探して３秒間の安定圧をかける。

ツボ22・地五会《ちごえ》

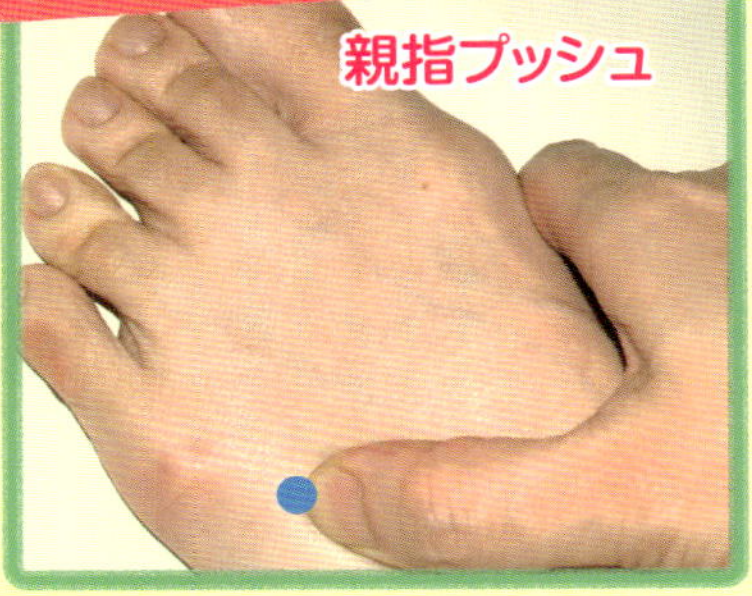

耳鳴りに効果があるツボ。手の親指をツボにねじりこむようにして、３秒間の安定圧をかける。

耳の反射区

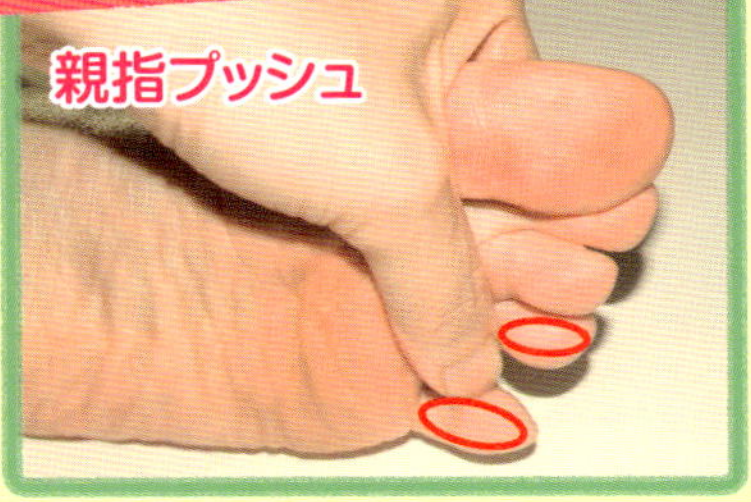

足の薬指と小指の腹側にある。縦に長いので、３秒間の安定圧を２、３回繰り返しかける。

耳管《じかん》の反射区

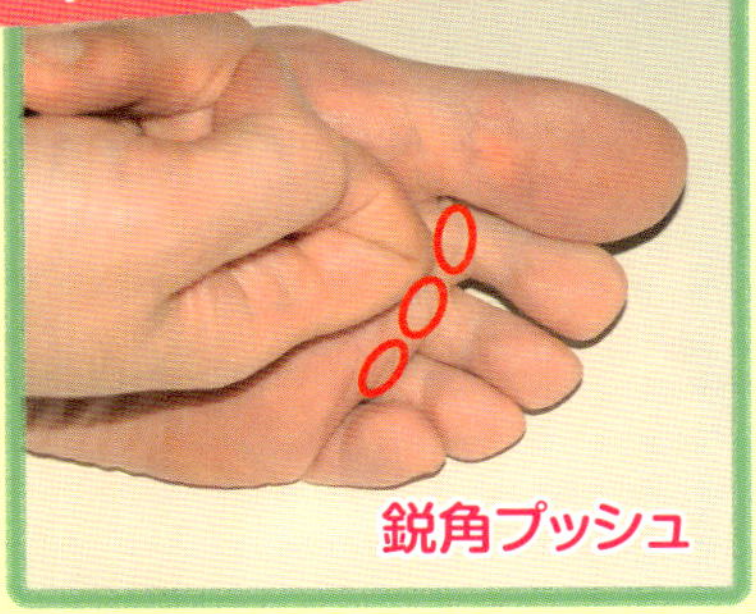

耳管とは鼓膜内外の気圧のバランスをとる器官。人差し指、中指、薬指のつけ根にその反射区がある。３カ所それぞれに３秒間の安定圧をかける。

鼻の反射区

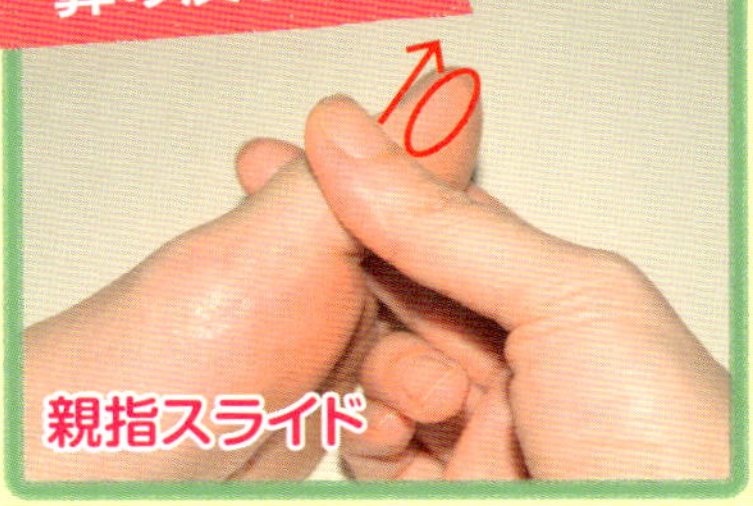

親指の側面外側を刺激する。指先に向かって圧をかけながら、チューブをしぼるようにすべらせていく。

13

歯痛・歯槽膿漏予防

痛みを止め、歯槽膿漏の予防にも役立つ

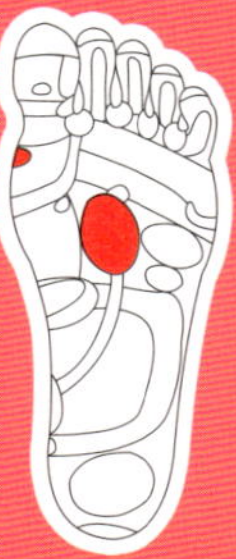

虫歯の原因は、歯の表面についた細菌です。細菌が酸をだし、歯のエナメル質表面のカルシウムを溶かし、むきだしになった神経が刺激されて痛みが生じます。**ここまで進行してしまった虫歯の場合、再石灰化（エナメル質が再生すること）は期待できませんので、速やかに歯科医の治療を受けることが必要です。**

ただ、歯医者さんで治療を受けるまでの間、虫歯の痛みを一時的におさえることは「足健道」の足もみで可能です。

また、**歯根《しこん》の血流をよくして、歯槽膿漏《しそうのうろう》を予防することも可能**です。すでに歯槽膿漏を気にして、歯磨き粉や食生活に気を使っている人であれば、これから紹介する足もみは大きな助力になりますので、ぜひ実践してみてください。歯根の血流をよくすれば、加齢による歯根のトラブルのほとんどを改善・防止できます。

虫歯が悪化すればするほど、痛みをやわらげることは難しくなります。すでに大きく進行してしまった虫歯や、治療した部分が壊れてしまった場合は、痛みが大きすぎて対処できませんので歯科医での治療が必要です。

副甲状腺《ふくこうじょうせん》の反射区

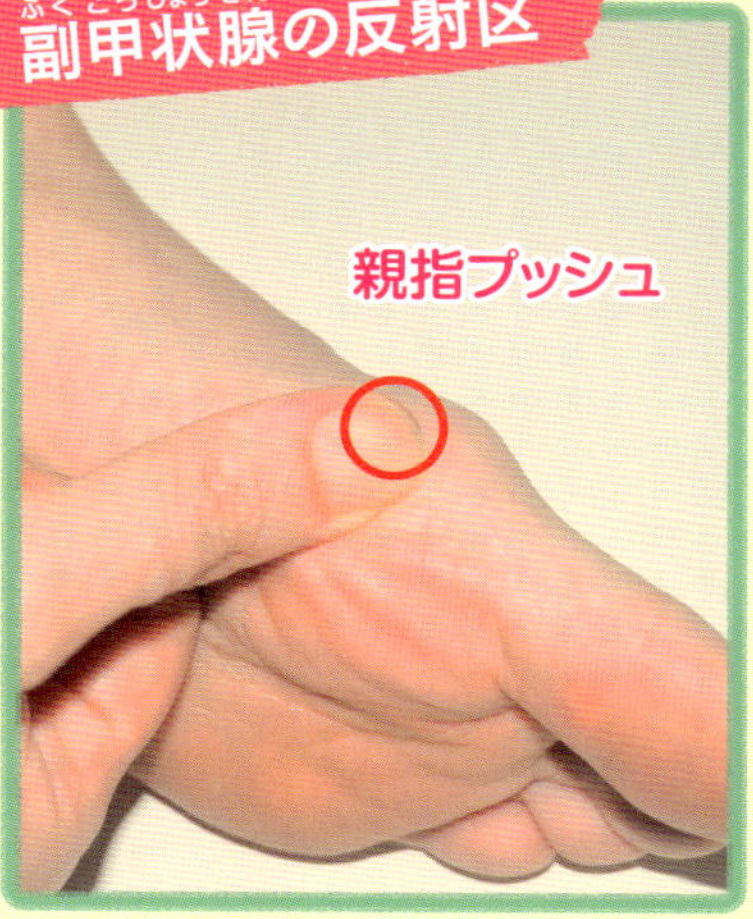

骨が少し凹んでいる場所に、手の親指を埋めこむようにして、３秒間の安定圧をかける。

歯の反射区

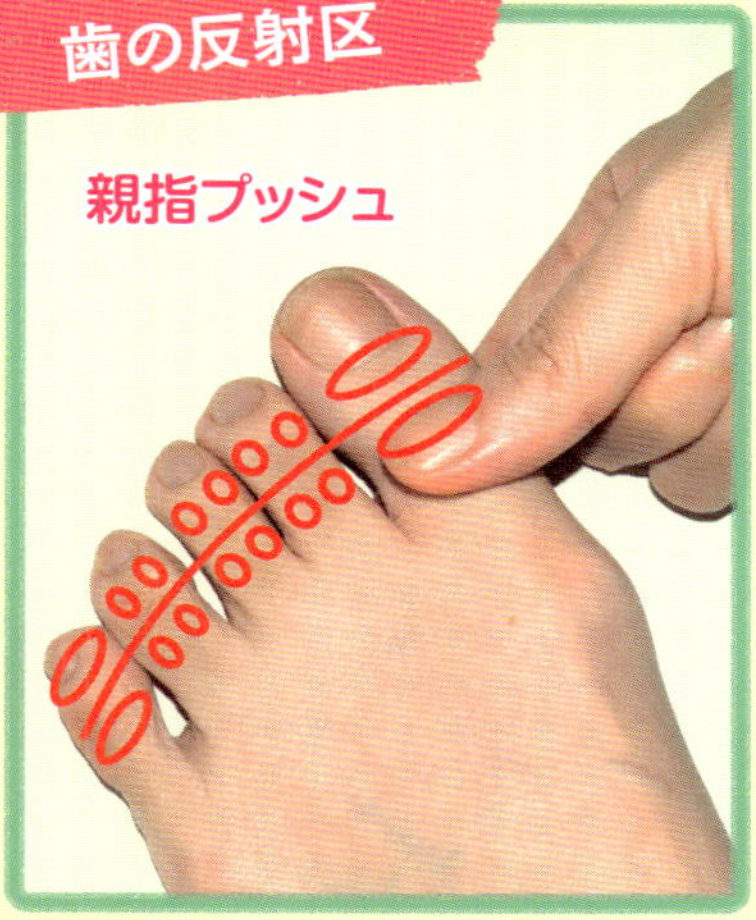

虫歯が上の歯であれば、写真のラインより上、下の歯であればラインの下に３秒間の安定圧をかける。歯痛がとれない場合は10秒以上の安定圧を繰り返しかける。

腎臓《じんぞう》の反射区

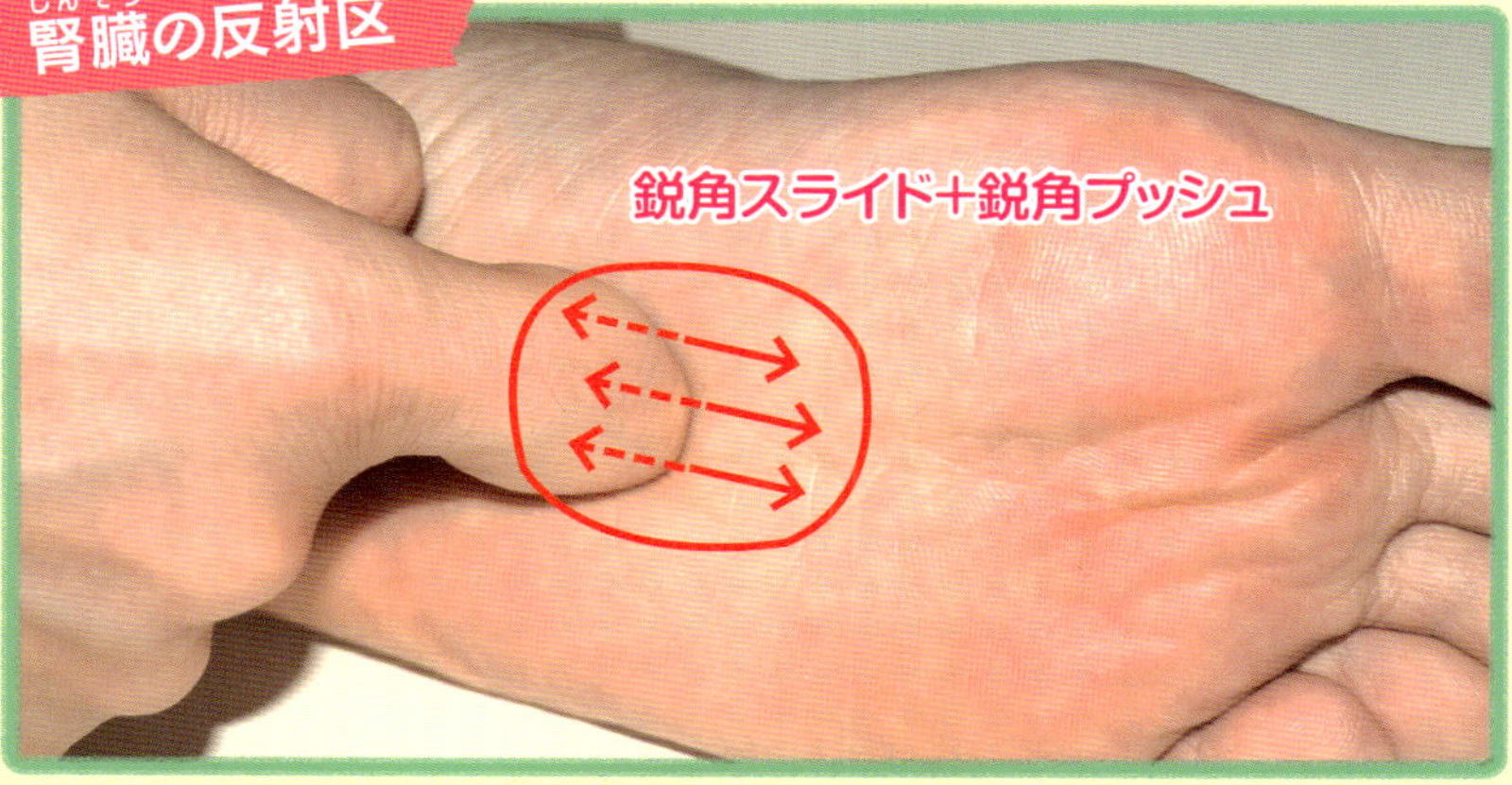

歯根の血流がアップし、歯槽膿漏の改善・予防に効果がある。反射区全体をしごいて、痛みを感じる場所を探し、３秒間の安定圧をかける。

14

頭痛

頭痛薬の服用回数が激減！

あまりの痛さに医療機関にいっても、9割以上の人が「異状なし」と診断されているのが頭痛の実情。ですから、頭痛が起きたとしても、ほとんどの人は痛みが引くのをジッと時間の経過に任せていると思います。慢性的な頭痛や偏頭痛に悩まされている人のほとんどは、こうした異常なしと診断された人たちなのです。

頭痛の原因は、脳そのものにあることはまずなく、頭蓋骨の外側にある筋肉や筋膜、神経、脳を包む膜や血管などに原因があることがほとんどです。原因としては、冷えや肩コリ、精神的ストレス、睡眠のリズムなどが挙げられます。「頭痛がするのは体質だから」とあきらめ、カバンの中に鎮痛剤を常備している人たちがたくさんいますが、鎮痛剤は身体を冷やすため、長期では服用しないほうが望ましいでしょう。**「足健道」の足もみを行うことによって、薬を服用する回数が激減することをお約束します。**

頭痛に効果がある反射区が集中している左右の足の親指を毎日刺激して、つらい痛みとさよならしましょう。

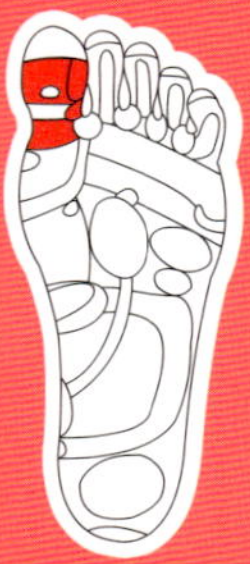

大脳／小脳／頭《ず》蓋《がい》底《てい》の反射区

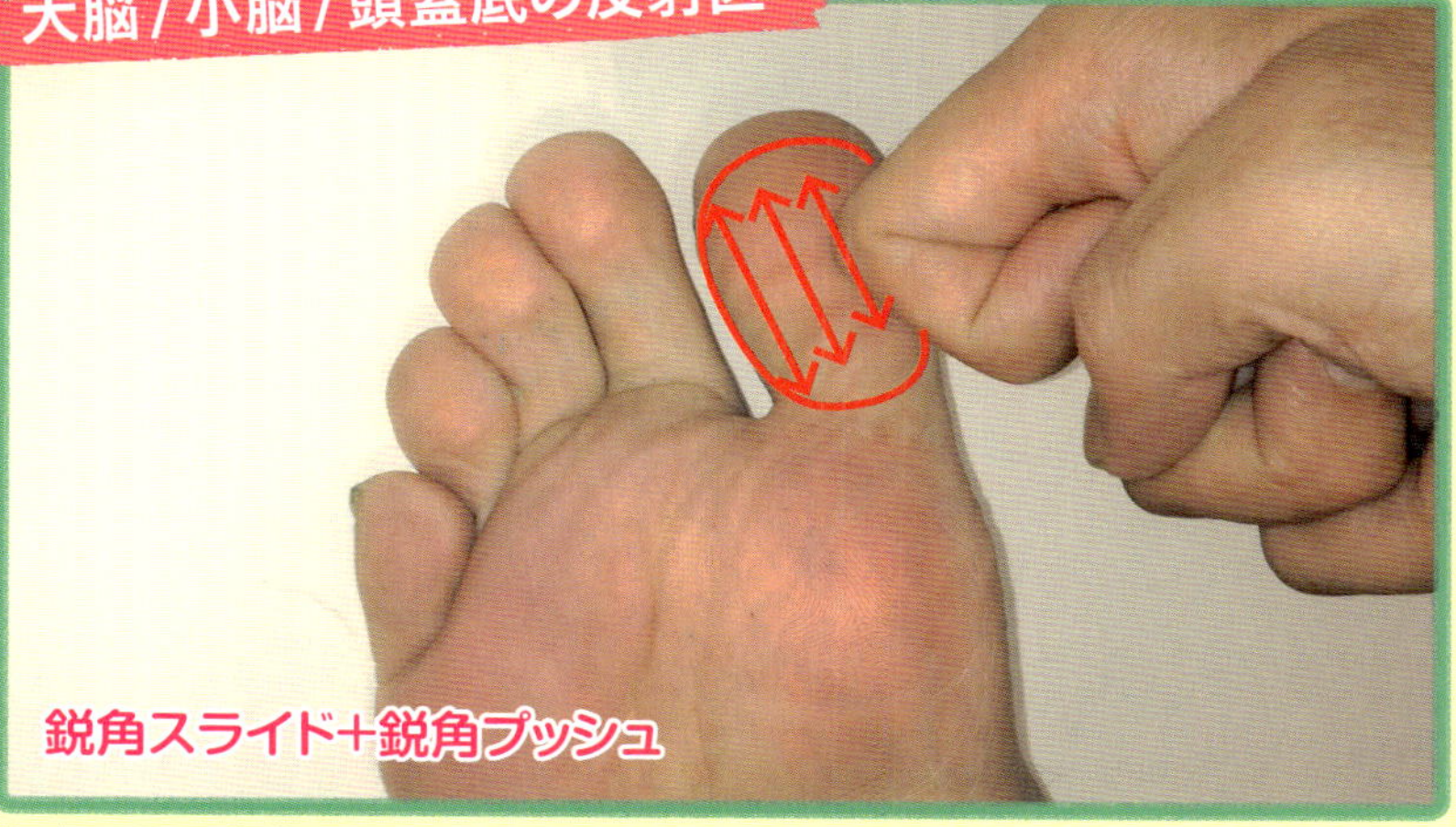

左右の足の親指には頭痛に効く反射区が集中している。親指全体を鋭角プッシュでしごき、痛いところやブチブチした老廃物を探して、それを押しつぶすように3秒間の強い安定圧をかける。

首の反射区

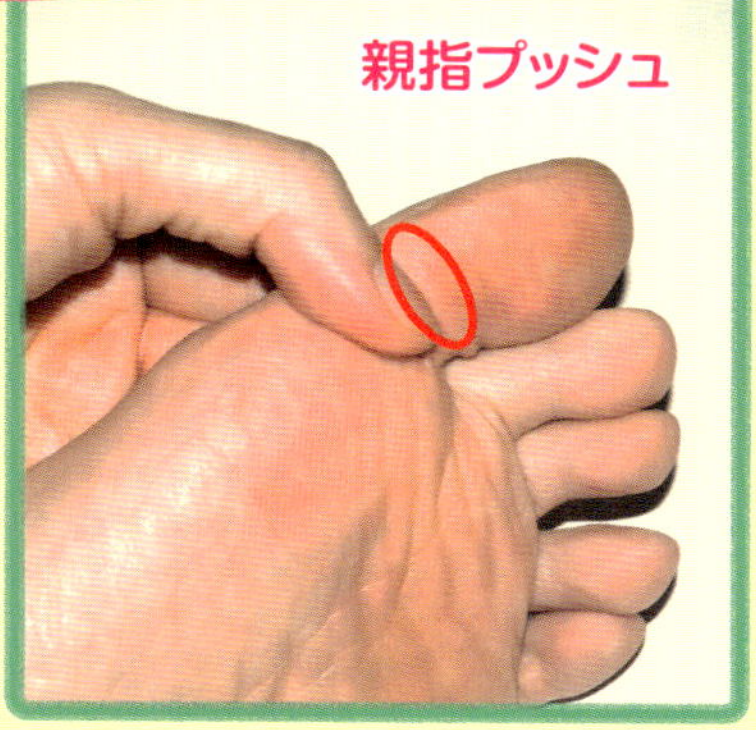

首周辺の不調を整える。痛みを感じるまで押し、そのまま3秒間の安定圧をかける。

三《さん》叉《さ》神経《しんけい》の反射区

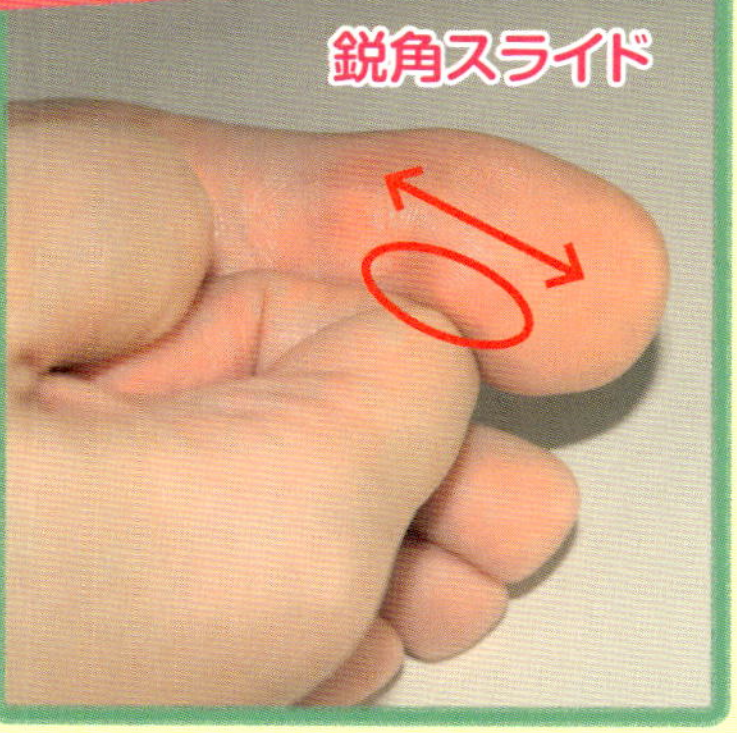

三叉神経とは脳内でもっとも太い神経のこと。上下にすべらせてしごくように刺激する。ピリピリする痛みがあれば効いている証拠。

CHAPTER 2

15

頻尿

加齢だけが原因ではない

1日当たりの排尿の回数は個人差もありますが、**1日に4～7回くらいであれば正常な範囲**です。水分を多くとれば回数はふえますし、夏場は汗をかきますので回数が減るのは当然です。もし、普段と変わらない生活をしているにもかかわらず、急に排尿の回数がふえた場合は、腎臓や膀胱《ぼうこう》、糖尿病、婦人科、前立腺などの病気が潜んでいることも考えられますので、医療機関で検査しましょう。

緊張やストレスが原因で尿の回数がふえている場合は、排泄機能や腎臓の機能を刺激する足もみで改善できます。

また、夜中に何度もトイレに起きるという方は、身体が冷えていて眠りが浅くなっています。30ページで紹介している「基本のコース」だけでも毎日もめば、非常に高い効果が得られます。

また、東洋医学では、**膀胱の機能は日中の15～17時の時間帯に、もっとも機能が活性化する**といわれています。さらに早い改善を期待するのであれば、この時間帯に「足もみ」の時間をとるように工夫してみましょう。

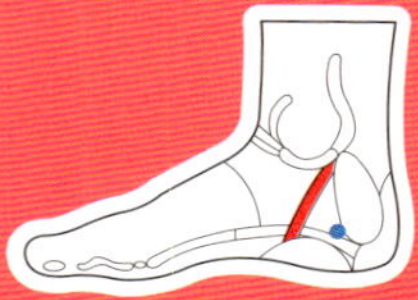

尿道の反射区

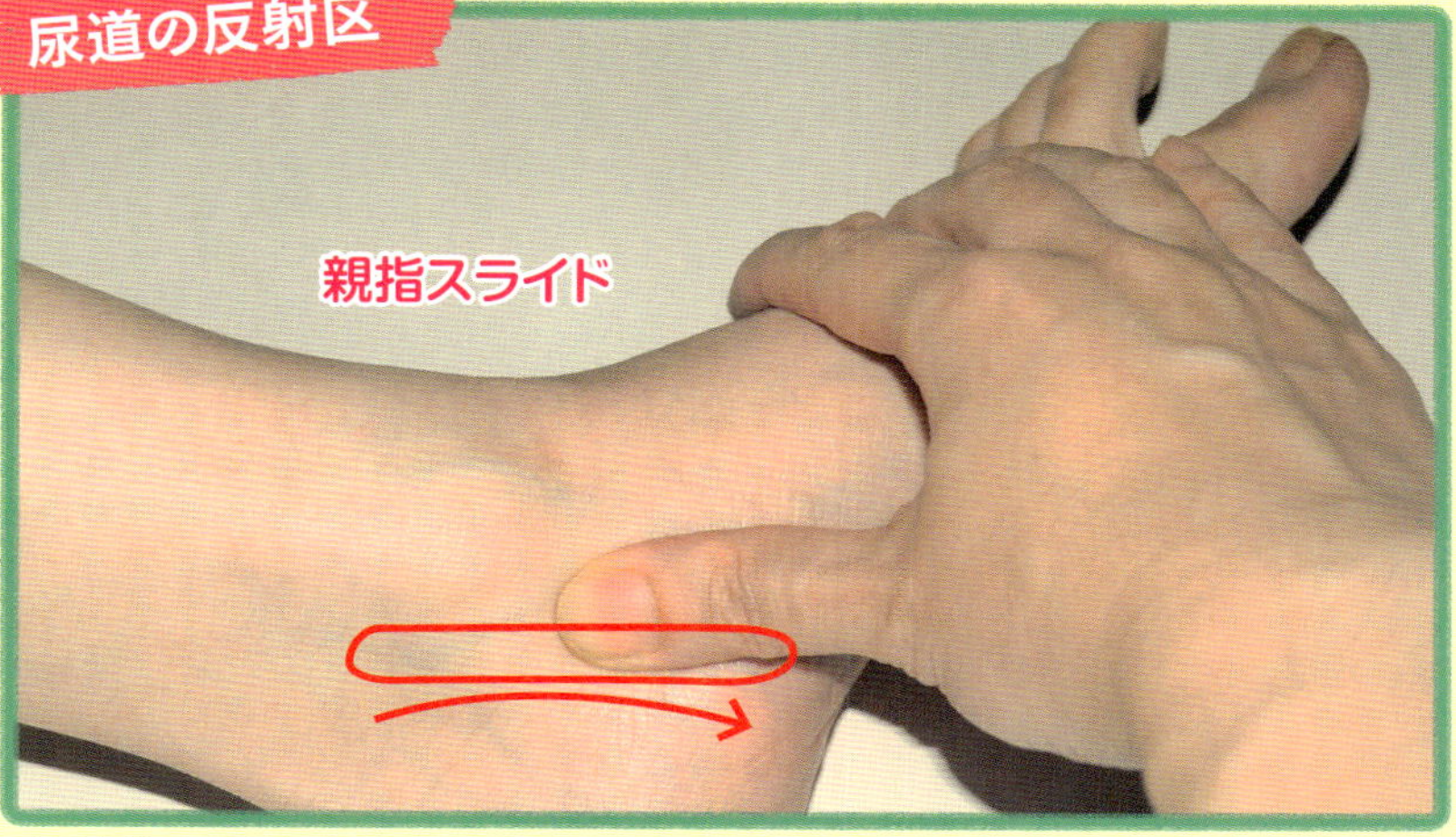

くるぶしのきわから、つちふまず（膀胱の反射区）の方向へ、親指の腹でチューブのクリームをしぼりだすようにすべらせる。

ツボ30・水泉《すいせん》

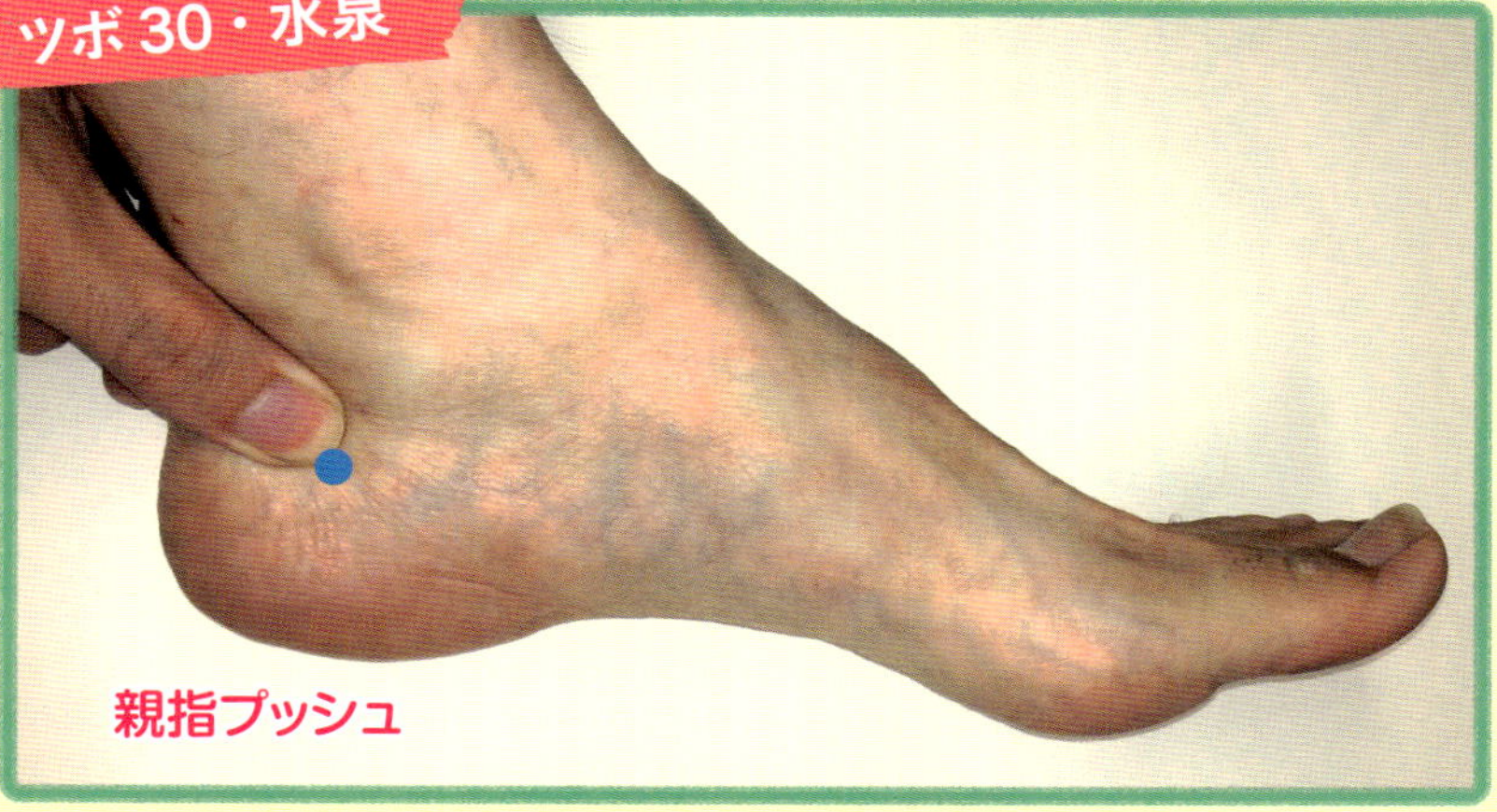

かかとと内くるぶしの中間にあり、排尿障害に効果がある。かかとの骨が凹んでいるところに親指で３秒間の安定圧をかける。

CHAPTER 2

16

不眠症

入眠のきっかけを足もみでつかむ

不眠症の原因は、不規則な生活や乱れた食生活、過剰なストレスが原因であることがほとんどです。眠りのスイッチ（副交感神経が優位な状態）が、自然に切り替わらなくなってしまっているのが、不眠症の正体といえるでしょう。

一番つらいのは、いったん目が覚めてからまったく眠れなくなってしまうことではないでしょうか。そんな時は、いっそのこと寝ないと決めてしまい、足もみを一心不乱に行うのもいい方法です。**わずかな時間しか眠れなくても、不思議と疲れは残りませんし、真剣にもめば、ほかの部分の不調もスッキリし、目覚めも爽快です。**

また、就寝後の極端な頻尿《ひんにょう》は、身体が冷えていて眠りが浅くなっているサインです。30ページで紹介している「基本のコース」といっしょに、次ページのもみ方を実践すること強くおすすめします。

当院では、頻尿はもちろん、それに伴う寝つきの悪さ、浅い眠りなどの悩みは、ほぼ全員解消されていますので、自信を持ってとりくんでください。

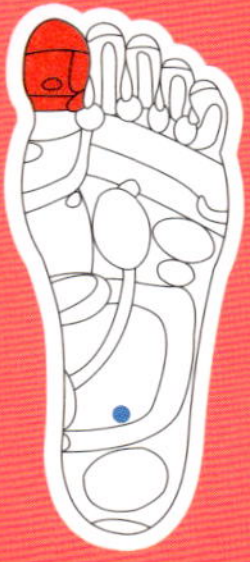

大脳の反射区

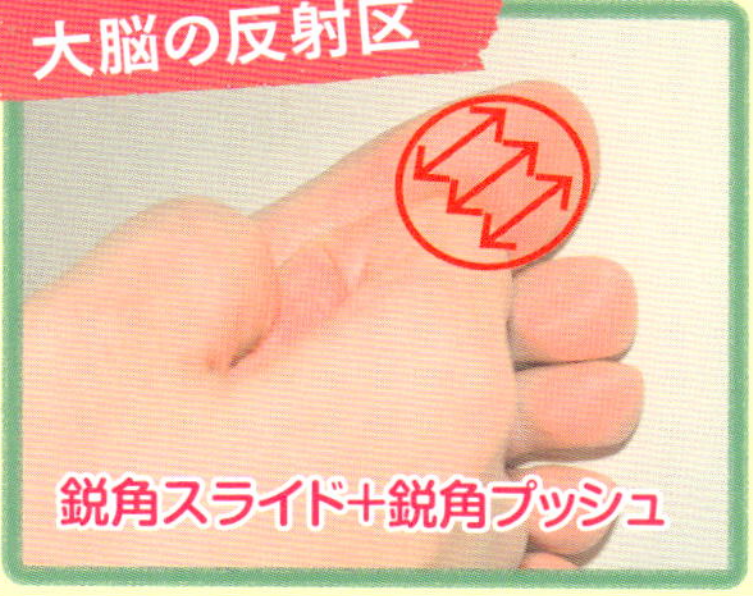

親指全体を鋭角でしごき、痛いところやブチブチした老廃物を探して、３秒間の安定圧をかける。

ツボ４・失眠《しつみん》

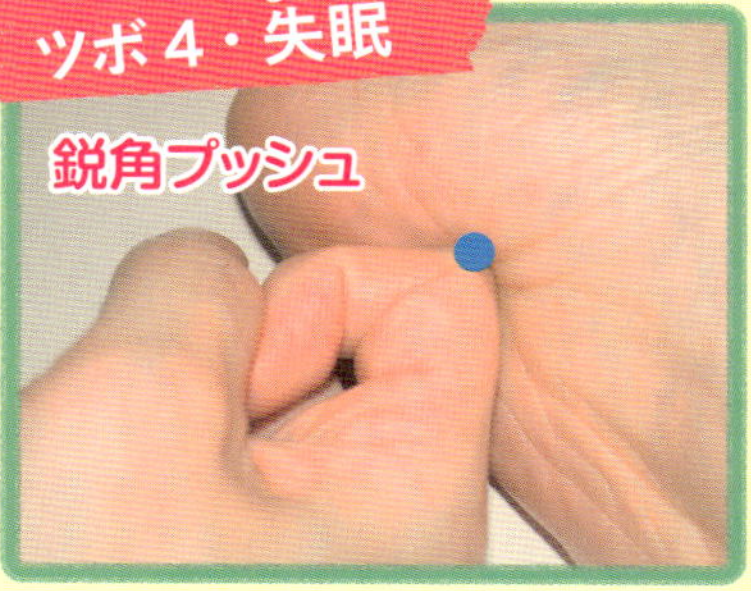

アキレス腱まで突き上げるように強く押し、痛みを感じたらそのまま３秒間の安定圧をかける。

ツボ５・隠白《いんぱく》

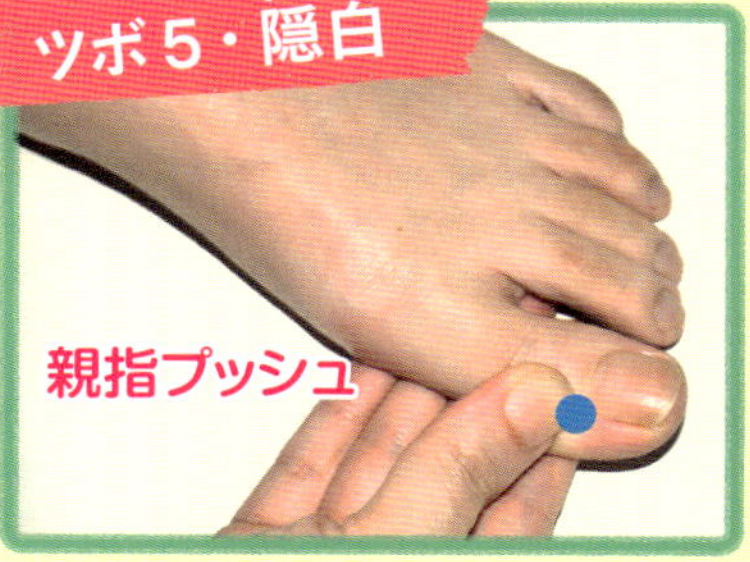

親指の爪のつけ根から少し内足側へずれたところにあり、精神を安定させる効果がある。親指で３秒間の安定圧をかける。

ツボ12・行間《こうかん》

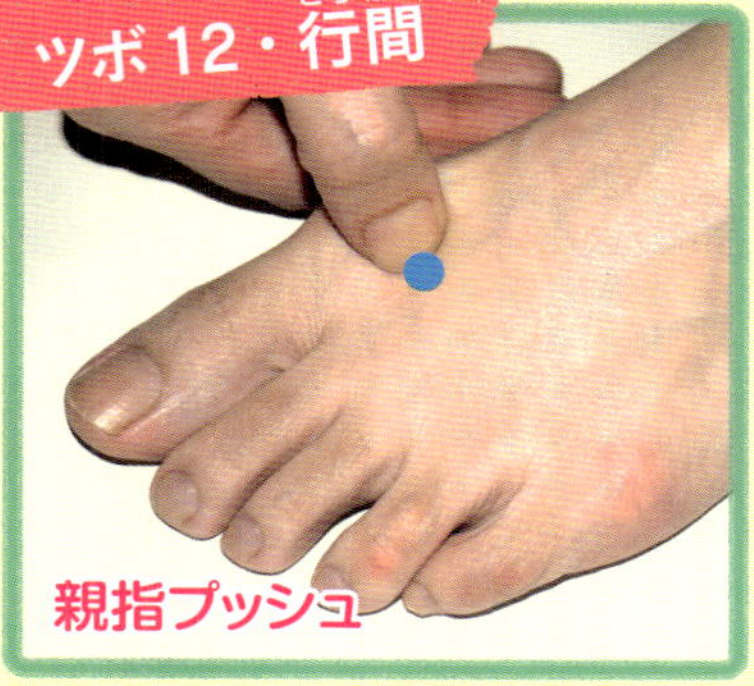

親指の骨と人差し指の骨の間（親指側）にある。３秒間の安定圧をかけてしばらくすると、徐々に気持ちが落ち着いてくる。

小脳の反射区

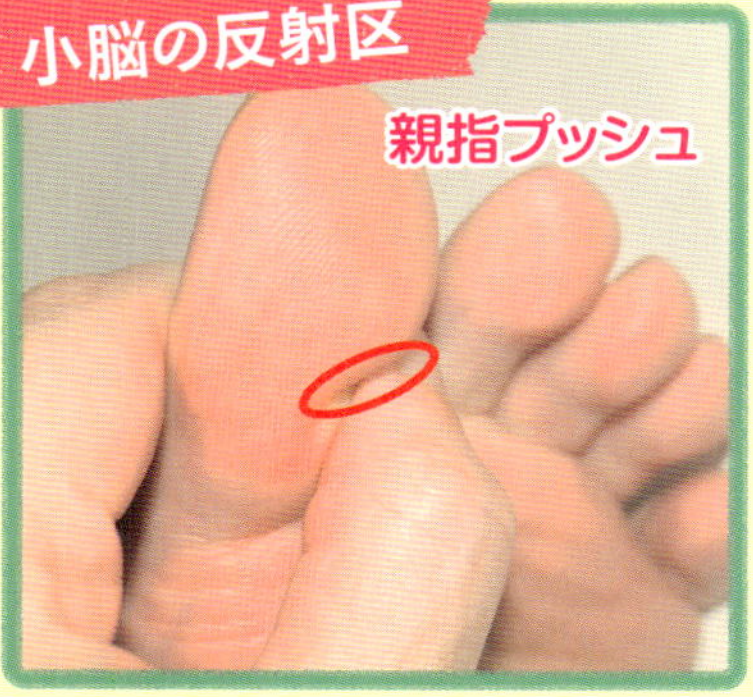

手の親指と人差し指ではさみこんで、親指側に向けて３秒間の安定圧をかける。

CHAPTER 2

17

花粉症

鼻のつまりがとれて、頭もスッキリ

現在、日本人の約25％、４人に１人が花粉症だといわれます。花粉症とは、スギやヒノキなどの植物の花粉が原因となって、目のかゆみ、涙目、くしゃみ、鼻水、のどの痛みなどを引き起こすアレルギー症状をいいます。症状は個人差が非常に大きいのですが、免疫機能が花粉に対して過剰に反応した結果ですので、足もみによって免疫機能が正しく働くようにしてやれば、症状は驚くほど軽くなります。

　私の治療院にも、春先になると花粉症に悩む人たちが大勢いらっしゃいます。鼻水、鼻づまりがひどい状態でも、つまった鼻が気持ちよく通ります。代謝機能が高まるため、鼻水は一時的に大量にでるケースが多いです。

　なお、免疫機能も向上するため、一時的にかゆみと炎症を強く感じることがありますが、継続してもむと、徐々に軽減していきます。1年間、毎日足もみを続けた結果、翌年の春には花粉症が気にならなくなった、というケースもあります。少なくとも**花粉の季節の3カ月ほど前から**足もみにとりくみ、症状が出る前に体質改善を狙ってみましょう。

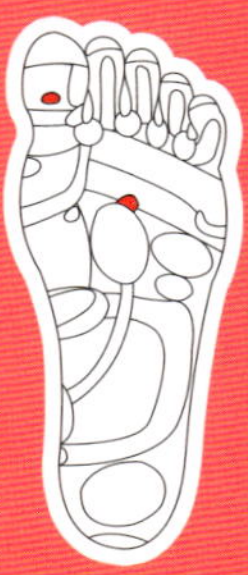

副腎《ふくじん》の反射区

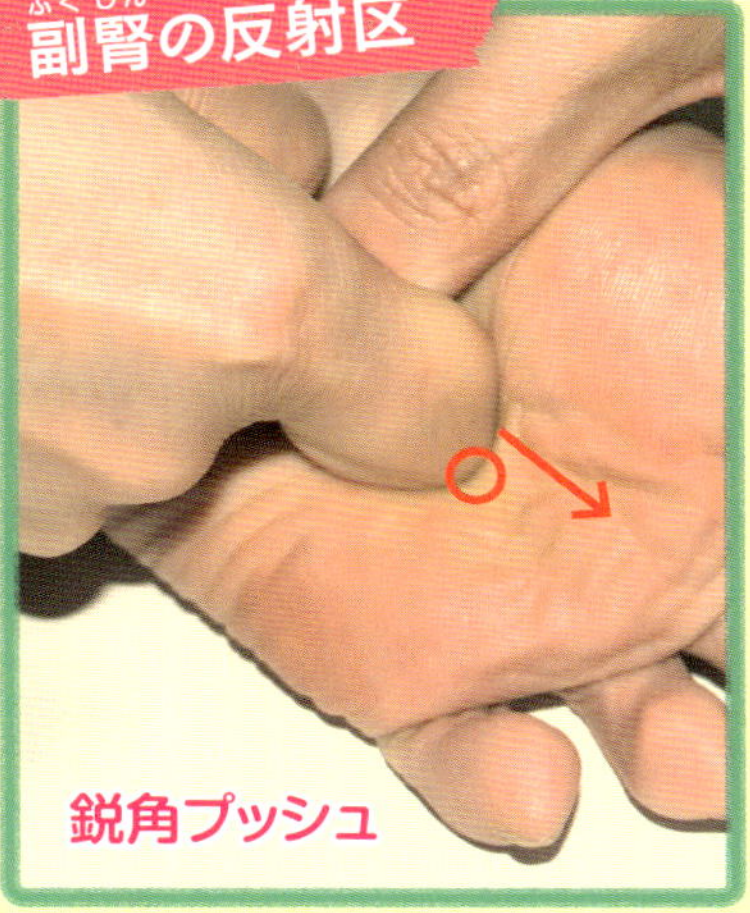

足の指先の方向へ突き上げるようにして強く押し、そのまま３秒間の安定圧をかける。

脳《のう》下《か》垂体《すいたい》の反射区

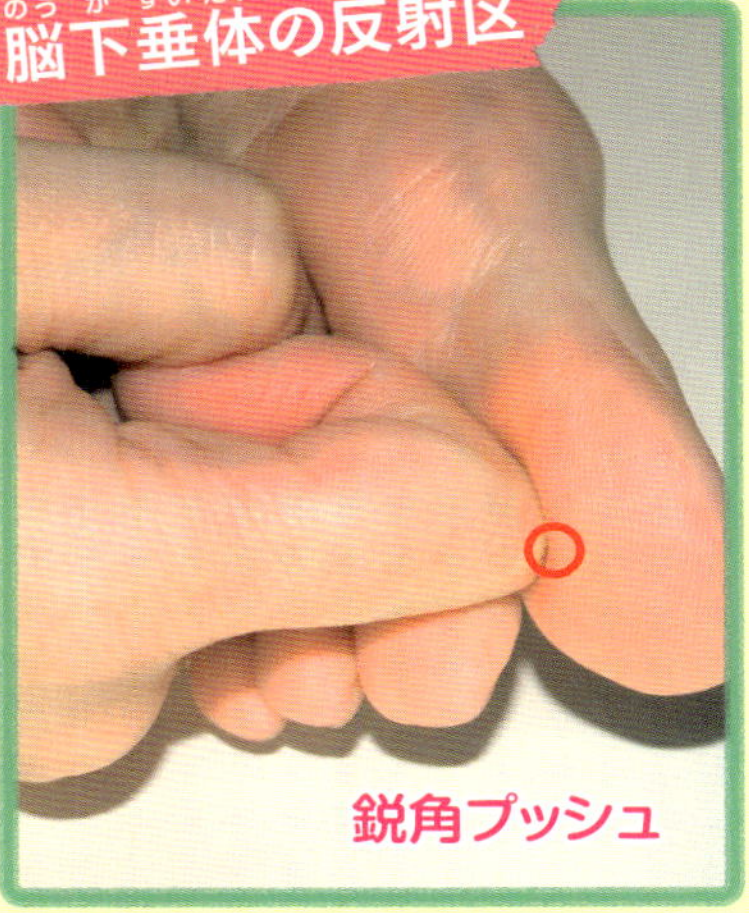

親指の指紋のほぼ中心にある小さな反射区。動かないようにしっかりささえ、３秒間の安定圧をかける。

ツボ 10・照海《しょうかい》

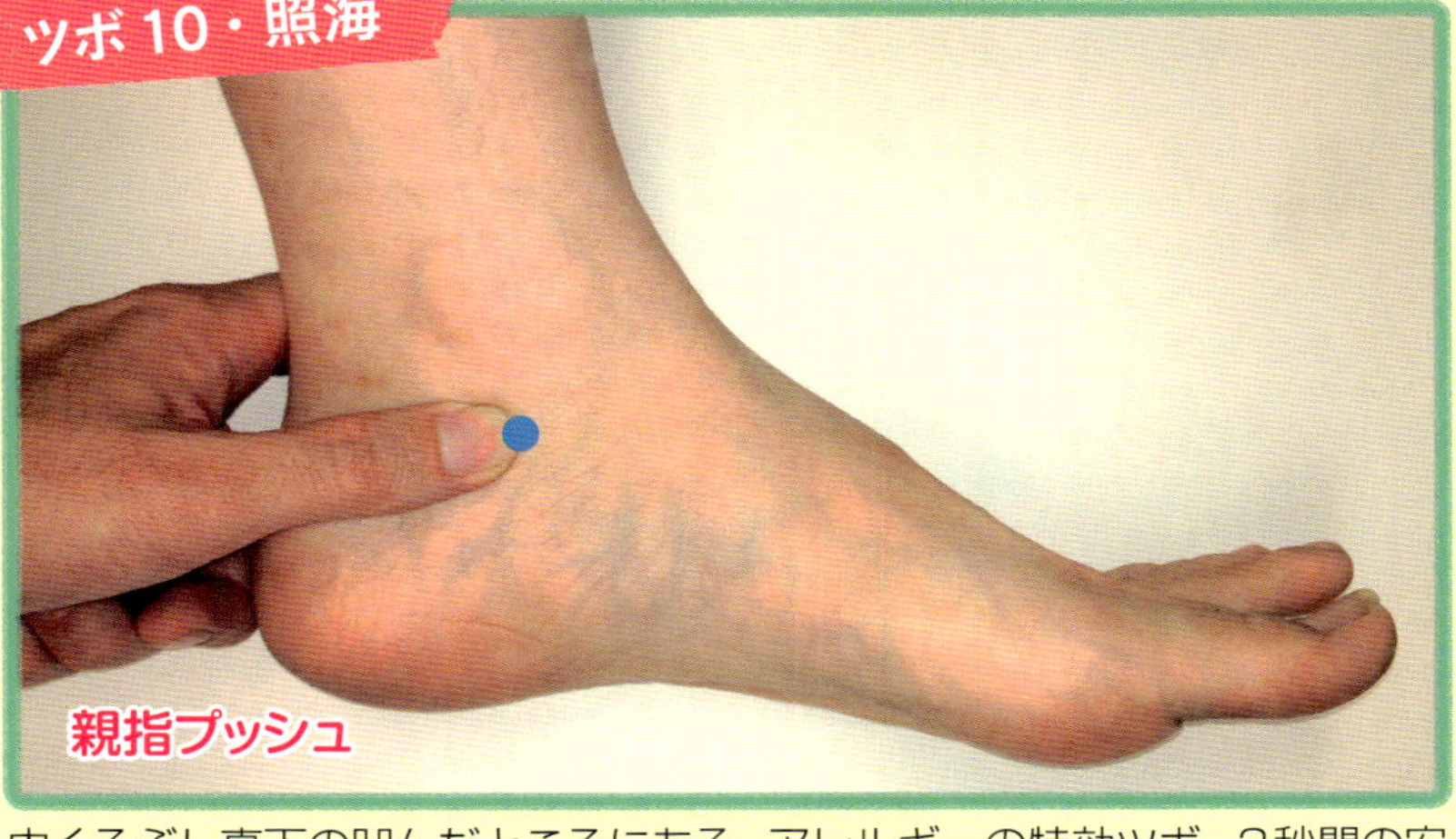

内くるぶし真下の凹んだところにある、アレルギーの特効ツボ。３秒間の安定圧をかける。

18

インポテンツ（勃起不全・ED）

毎日もめば、人知れず治せます

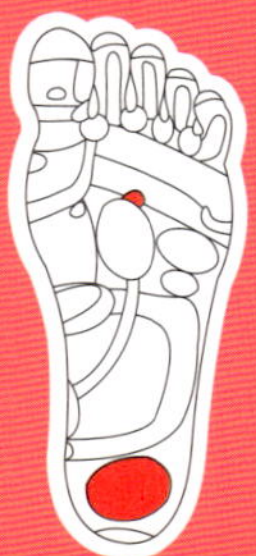

インポテンツ（勃起不全《ぼっきふぜん》・ED《イーディー》）には2つのタイプがあります。1つは身体的原因のもの、もう1つは主にストレスによる精神的原因のものです。身体的な障害とは、糖尿病や病気治療のための薬の副作用などが考えられます。これらについては、病気が治れば自然と回復していくでしょう。

即効的な効果が期待できるのは、心因性ストレスが原因で起こるインポテンツで、「足健道」では多くの改善実績があります。 完治した本人は口にださなくても、奥様からこっそり教えていただいた例も数多くあります。それほど繊細なことですので、医者にかかるのが恥ずかしいという方は、人知れず自分で足もみしてみてはいかがでしょうか？

また、多くの男性は、子供のころから強くたくましくあるべきと教育されていますが、本質的には繊細です。心を許しているパートナーのちょっとした言葉に深く傷つくこともあるのです。女性から積極的に彼の足をもんであげ、スキンシップをとりながらリードするとよいでしょう。

子宮《しきゅう》・前立腺《ぜんりつせん》の反射区

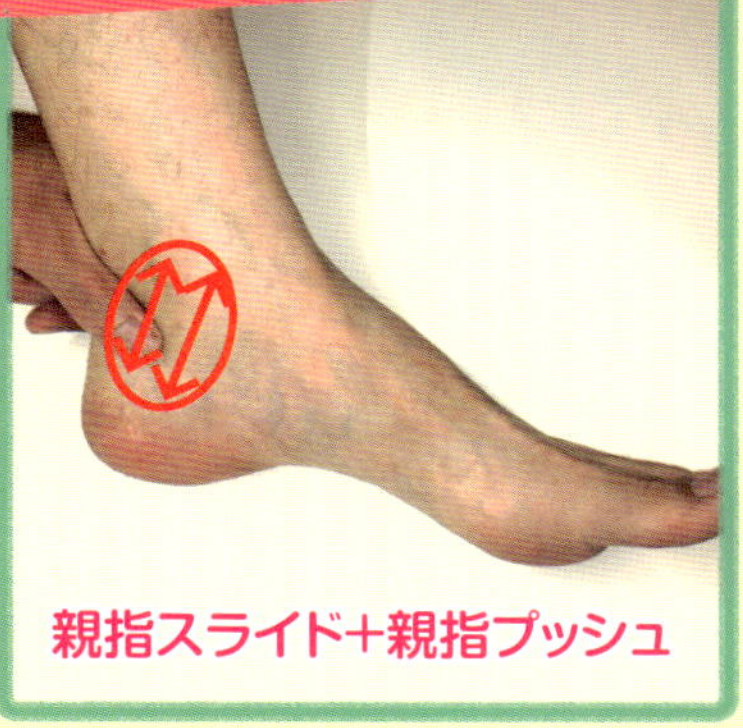

内くるぶしの下にある反射区。親指をすべらせながら反射区全体を刺激し、痛みを感じたところには、3秒間の安定圧をかける。

生殖腺《せいしょくせん》の反射区

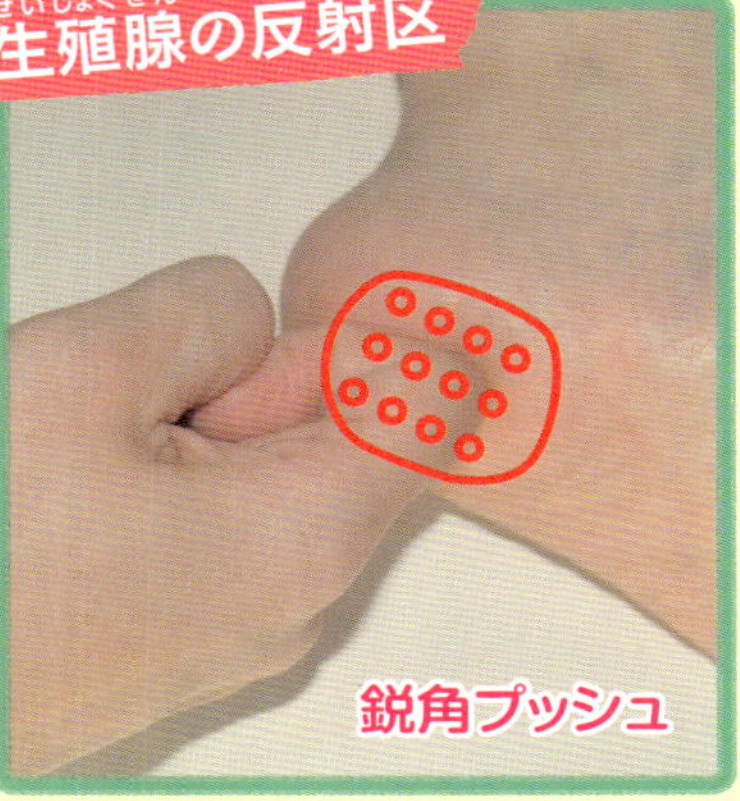

冷えを除去し、血流を促進させる反射区。反射区全体を埋めつくすように、3秒間の安定圧を繰り返しかける。

副腎《ふくじん》の反射区

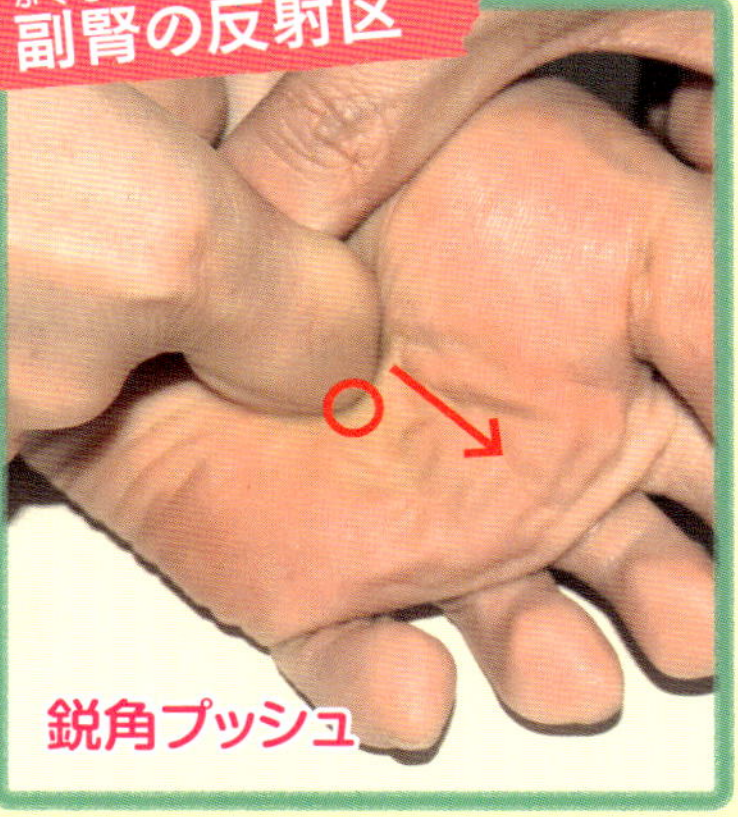

指先の方向へ突き上げるように強く押し、そのまま3秒間の安定圧をかける。

卵巣《らんそう》・睾丸《こうがん》の反射区

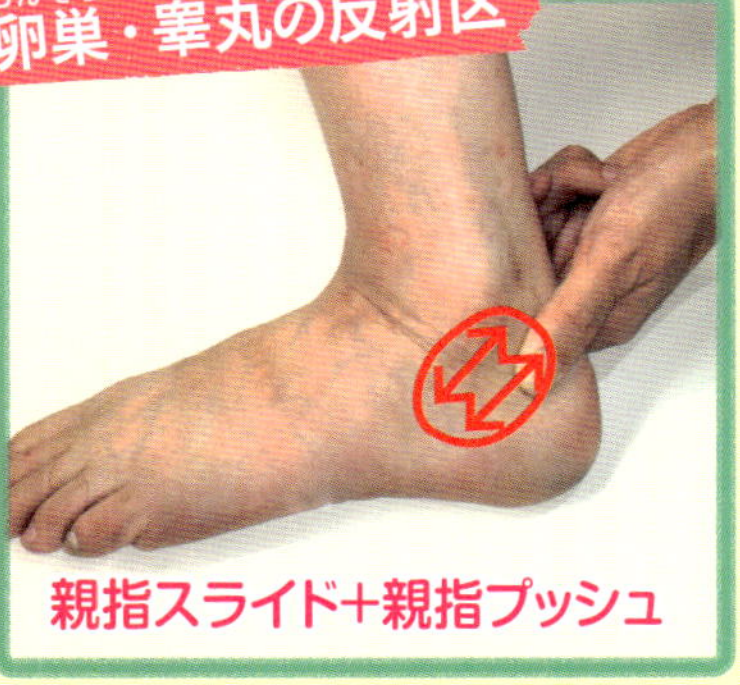

ホルモンの分泌を高める反射区。子宮・前立腺の反射区と対になる反射区で、こちらは外くるぶし側にある。親指をスライドさせながら刺激し、痛みを感じたところには、3秒間の安定圧をかける。

CHAPTER 2

19 不妊症・生理痛

現在まで100%オメデタのすごい実績!

現代日本では、健全な性生活を2年間続けた結果、妊娠しない状態が続くと、「不妊症」と診断されます。男性に原因があるケースも少なくありません。

不妊の診断や治療は、個人や夫婦のデリケートなプライベート部分にまでチェックがおよぶことも多く、男女問わず、あまり触れられたくない話題でしょう。実際に病院での検査を敬遠し続け、子宝を授かる機会を得られないままのご夫婦も多いようです。

私は、不妊に悩んでいるご夫婦に対し、「足健道」の足もみを自信を持っておすすめしています。なんと、当院にいらした不妊治療をしても妊娠できなかった女性、妊娠の可能性は低いと医療機関で宣言された女性が続々と懐妊《かいにん》しています。定期的に「足健道」の施術を受け、自宅でも毎日の足もみを実践された結果です。

また、「足もみ」を始めると、**つらい生理痛も大幅に緩和**できます。**血流がよくなって女性ホルモンが活性化し、身体そのものが若返ります。閉経したはずの生理が復活したという報告をよくいただきます。**

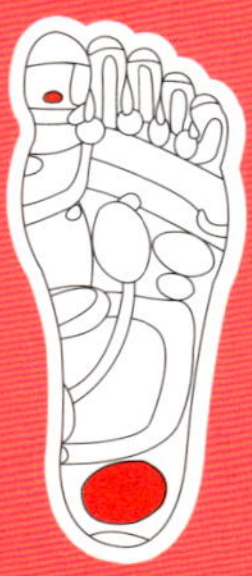

実践！基本のコース
疲れを消して体調改善
病気を遠ざける
腹が凹んで、心が強くなる
ケガの治りが早くなる

生殖腺《せいしょくせん》の反射区

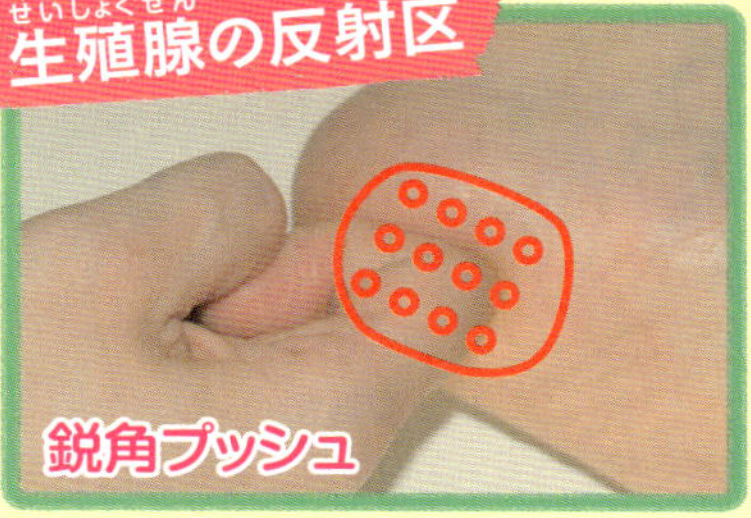

冷えを除去し、血流を促進させる反射区。反射区全体を埋めつくすように、３秒間の安定圧を繰り返しかける。

脳下垂体《のうかすいたい》の反射区

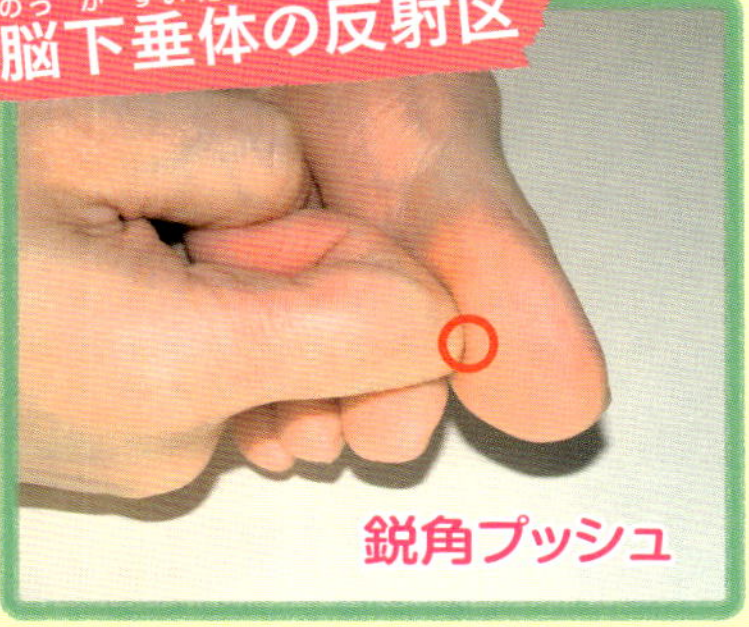

足の親指の腹のほぼ中心にある小さな反射区。動かないように親指をしっかりささえ、３秒間の安定圧をかける。

卵巣《らんそう》・睾丸《こうがん》の反射区

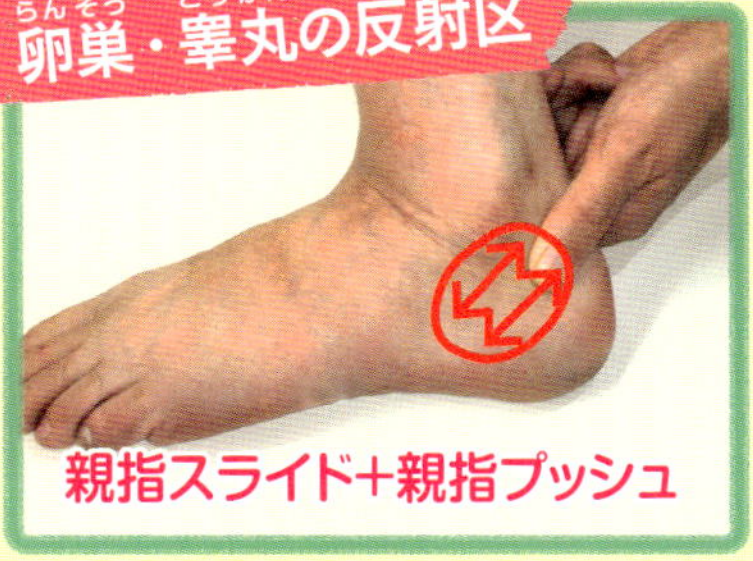

子宮・前立腺の反射区と対になる反射区で、こちらは外くるぶし側にある。親指をスライドさせながら刺激し、痛みを感じたところには３秒間の安定圧をかける。

子宮《しきゅう》・前立腺《ぜんりつせん》の反射区

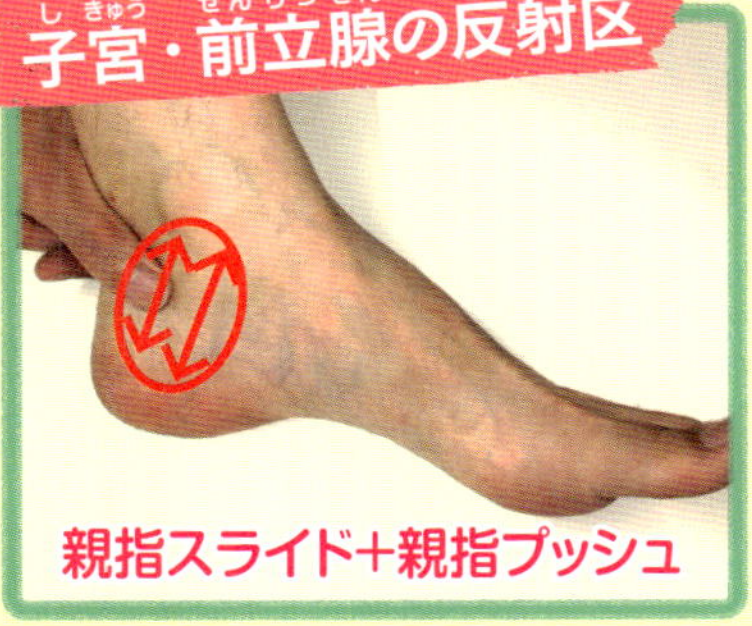

内くるぶしの下にある反射区。親指をすべらせながら反射区全体を刺激し、痛みを感じたところには、３秒間の安定圧をかける。

卵管《らんかん》・精管《せいかん》の反射区

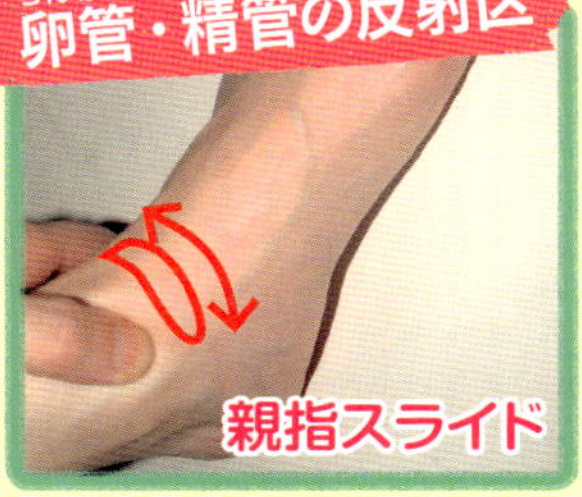

内くるぶしから外くるぶしを結ぶラインを、痛みを感じない強さで２、３回すべらせる。

COLUMN

足もみの効果が10倍高まる「鼻だけでする逆腹式呼吸法」

「足健法」では、「鼻だけでする逆腹式呼吸法」という呼吸法をおすすめしています。

足をもむ時はもちろん、日常生活にとり入れるとさらに免疫がアップします。これはその名の通り、吸うのも吐くのも、すべて鼻からします。

鼻だけで呼吸すると、雑菌やウイルスは鼻毛や鼻の粘液にからめとられ、体内に入ってきにくくなるうえ、適度な温度と湿気のある空気を入れることができます。つまり鼻は、空気清浄機と加湿器の2役をはたしてくれるのです。

細胞がイキイキするのをイメージしながら吐きだせば、腹腔《ふくくう》内の内分泌腺《ないぶんぴつせん》機能が整い、老化が防げ、抗酸化作用も高まるのです。

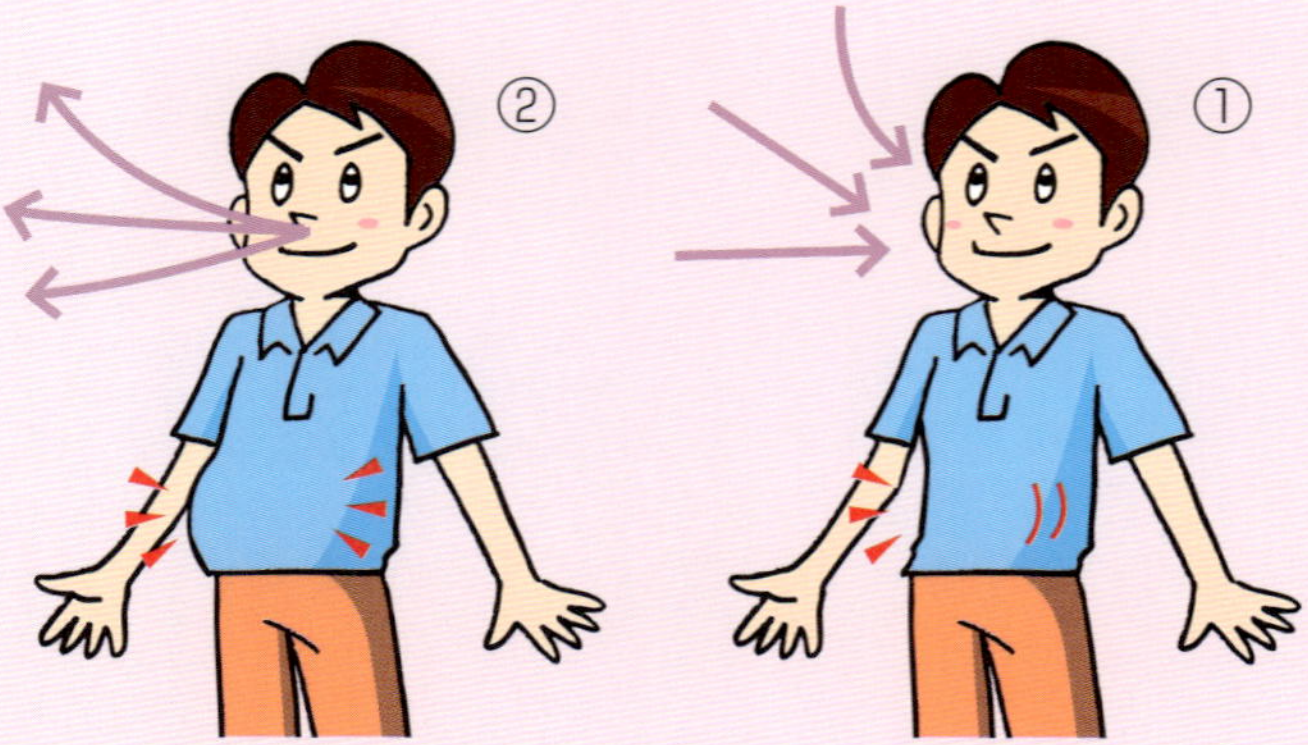

①鼻からゆっくり息を吸います。吸いながらお腹を限界まで凹ませ、そのまま3秒間息を止めます。これで全身のすみずみまで血液がいきわたります。

②肩の力を抜いてお腹をふくらませながら、鼻から息をだしきります。

CHAPTER

3

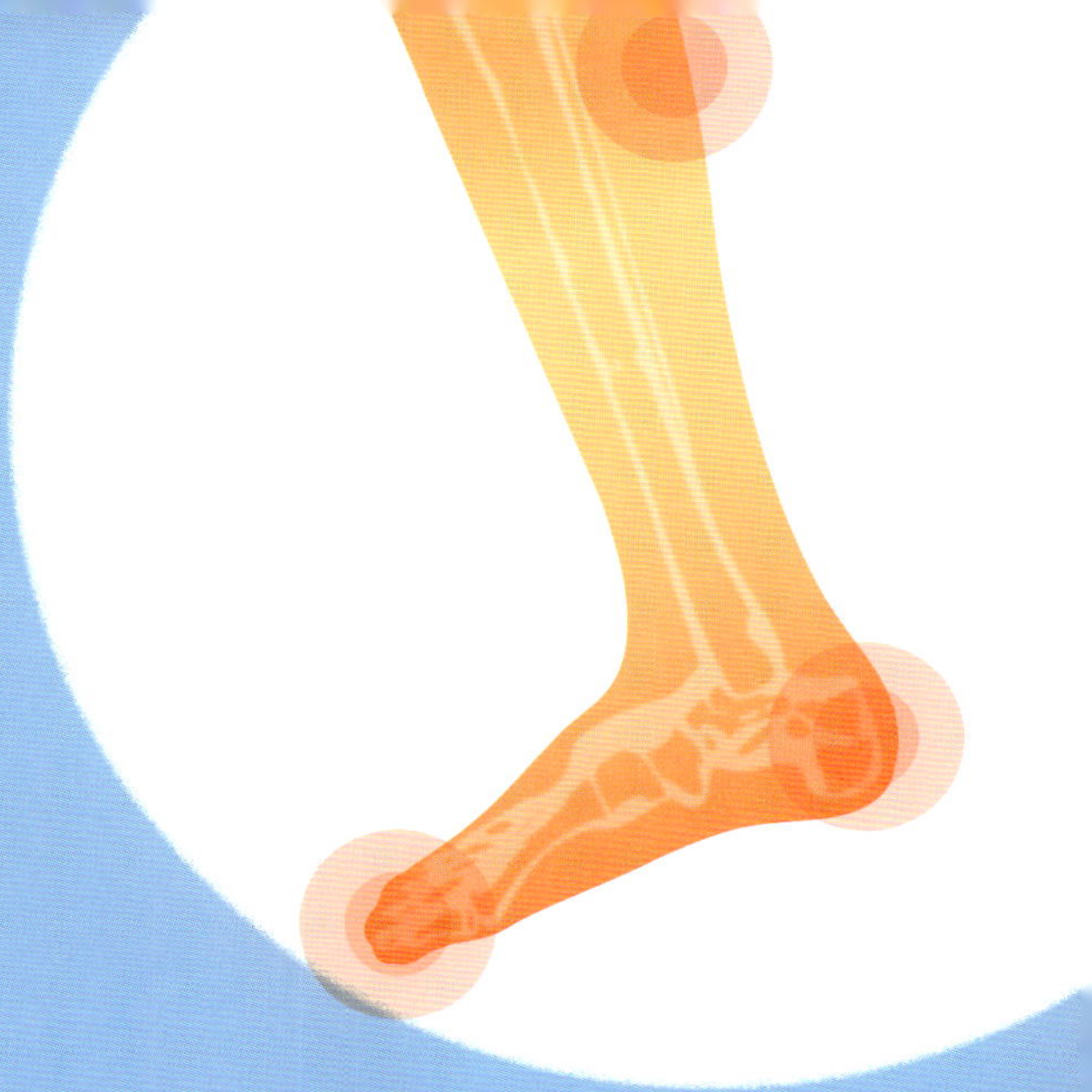

医者や薬には極力たよらない！

病気や難病を遠ざける「足もみ」の極意

ちょっと風邪を引いただけで、
身体がだるくなったり、集中力がなくなったり。
病気になって初めて、健康のありがたみがわかります。
ここでは、病気の治療の効果を加速させる、
特効薬であるツボと反射区を紹介します。
難病も、治る可能性はゼロではありません。
１日３回、「基本のコース」のあとにじっくりもんでください。
勇気が湧いてきて、奇跡が起きる確率を
何倍にも高める可能性があります。

20

高血圧

たった10分で20下がることもザラ！

高血圧は、血液が粘性《ねんせい》を帯びてドロドロになり、血管に大変な負担をかけている状態です。ほうっておくと血管に負担がかかり、動脈がかたくなり、血管の内壁がもろくなります。一般的に最高血圧（収縮期血圧）が１４０ｍｍＨｇ《ミリエイチジー》以上、最低血圧（拡張期血圧）が90ｍｍＨｇ以上で高血圧と診断されます。「万病の元」といっていいほど身体への悪影響が大きく、脳梗塞《のうこうそく》、脳卒中、心筋梗塞《しんきんこうそく》などは、高血圧が遠因となって発症するケースも多いのです。どれも突然死の代名詞のように恐れられている病気ばかりですね。おまけに、高血圧の自覚症状はほとんどないのもやっかいな点です。特に生活のリズムが不規則な方は、健康診断以外でもこまめに血圧をチェックしておきたいものです。

高血圧は、「基本のコース」をもむだけでも効果があります。そのほか、次のページでは、血圧とあまり関係なさそうな肝臓と胆嚢《たんのう》に関係する親指と薬指を回すことをすすめていますが、これは東洋医学の「肝《かん》は筋膜《きんまく》をつかさどる」という考え方に基づいたもの。効果は抜群です。ぜひお試しください。

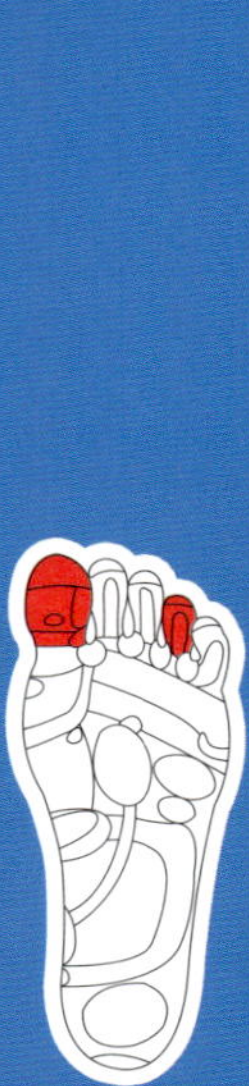

小脳の反射区

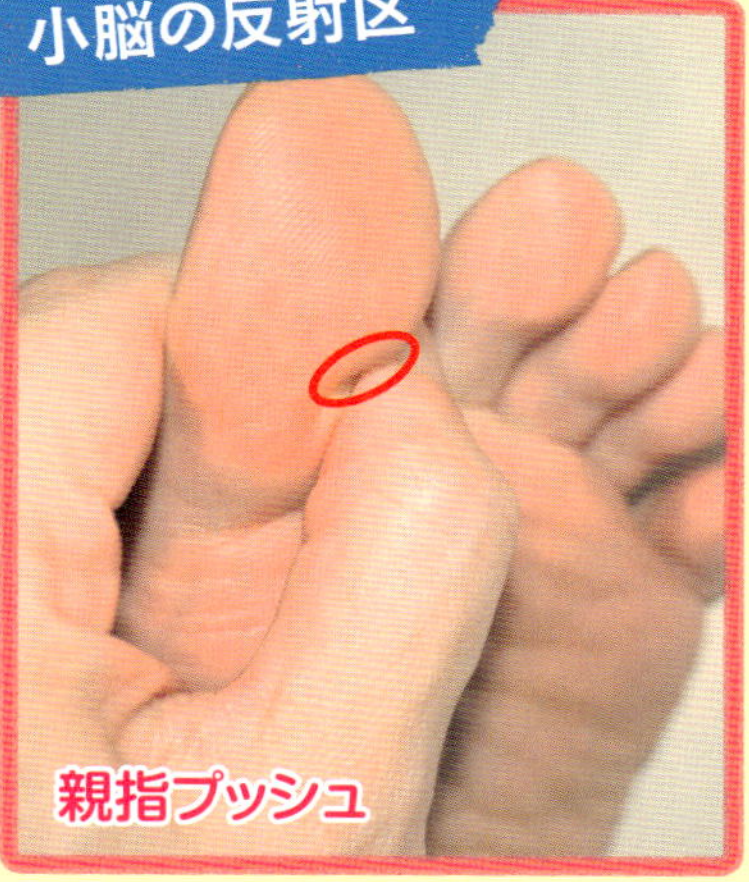

親指のつけ根の周辺に、強く力をこめて３秒間の安定圧をかける。

ツボ 39・崑崙《こんろん》

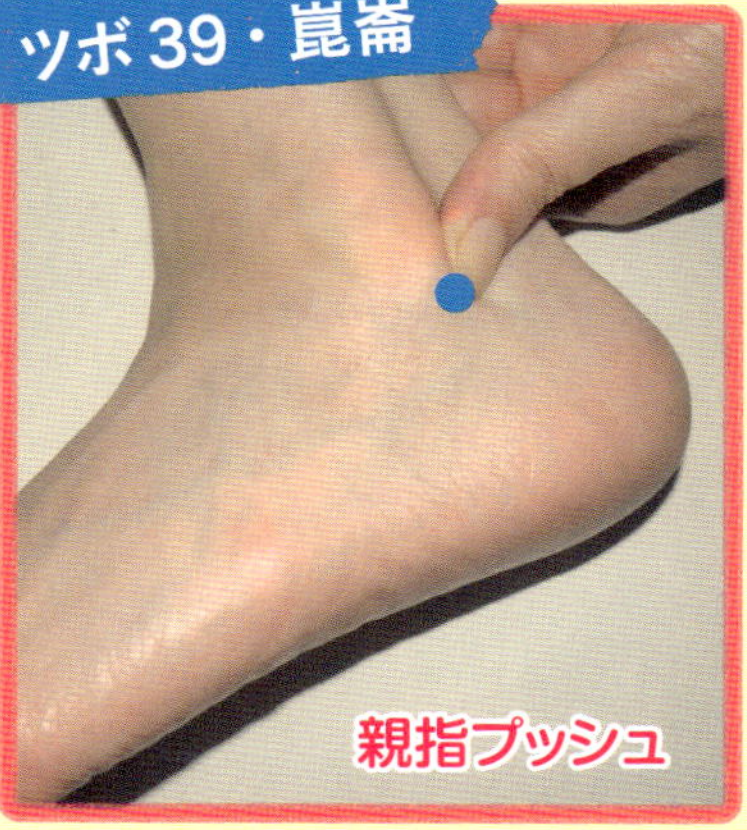

足の外側のくるぶしとアキレス腱の間を触ると凹みがある。この凹みに３秒間の安定圧をかける。

こんな事例も！

最高：194 ↓ 最低：125
最高：172 　 最低：98

最高：180 ↓ 最低：107
最高：144 　 最低：88

足もみを行った結果、血圧が一気に正常値に近づくことはよくありますが、これは一時的なものです。根本的な改善のためには、毎日の継続が必要です。

高血圧患者の足

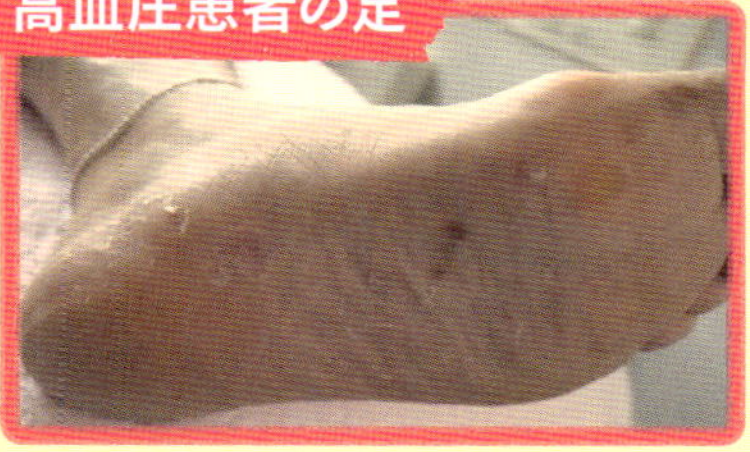

足裏の角質が全体的に肥厚してくる。足もみを始めると老廃物が皮膚のめくれとしてあらわれてくる。

親指と薬指を回す

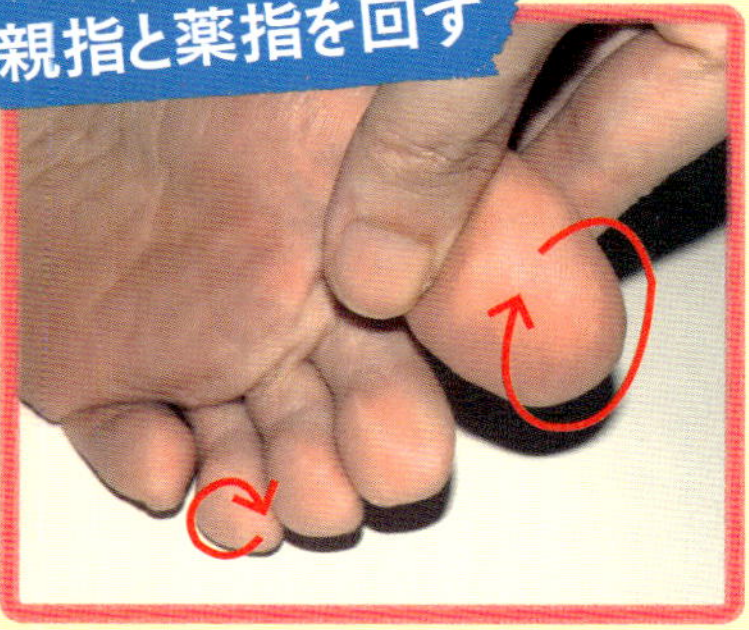

肝の経絡である親指と、胆の経絡である薬指を、つけ根からしぼり上げるようにもみこむ。

21

糖尿病

ふくらはぎのしこりが消えれば血糖値も下がる！

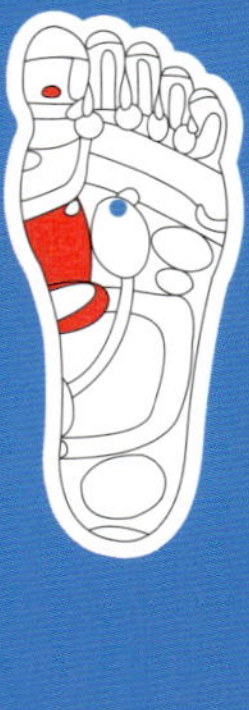

糖尿病は、悪化すると失明や死にいたる恐れもある、危険な病気です。すい臓から分泌されるインスリンというホルモンが不足し、ブドウ糖をエネルギー源として吸収できなくなって糖代謝の異常が起こります。糖分を栄養として吸収しきれなくなると血液中のブドウ糖がふえ、腎臓で処理できなくなり、やがて尿といっしょにブドウ糖が排出されるのです。

自覚症状がほとんどなく、ある程度進行すると、体重が急激に減る、だるい、のどが渇く、多尿、性欲減退などの症状があらわれます。空腹時と満腹時では血糖値にかなりの差がでますので、セルフチェックをする際は、なるべく同じ時間帯の同じ条件下で行いましょう。日常生活に大して差し障りがないからといって放置してしまうと、様々な合併症を起こす怖い病気です。**糖尿病予備軍として、足の指先や、かかとが黄色くなって角質が肥厚している人などは要注意です。**足裏の黄色い角質は、足もみを継続していけば自然となくなります。かなり即効的に血糖値が下がるので、継続して足もみしてみましょう。

糖尿病患者の皮膚

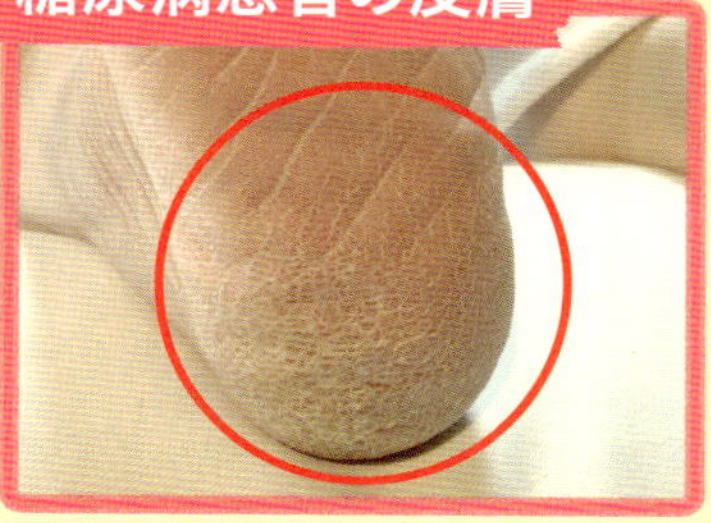

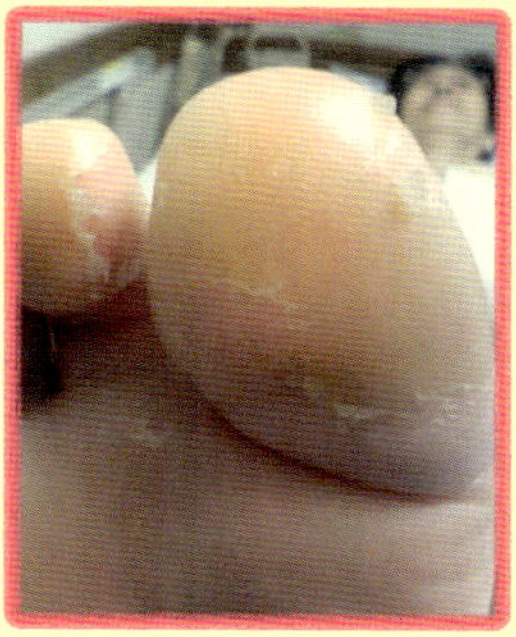

足の親指、かかと周辺の皮膚が厚く、黄色っぽくなっていたら注意が必要。

ツボ2・湧泉《ゆうせん》

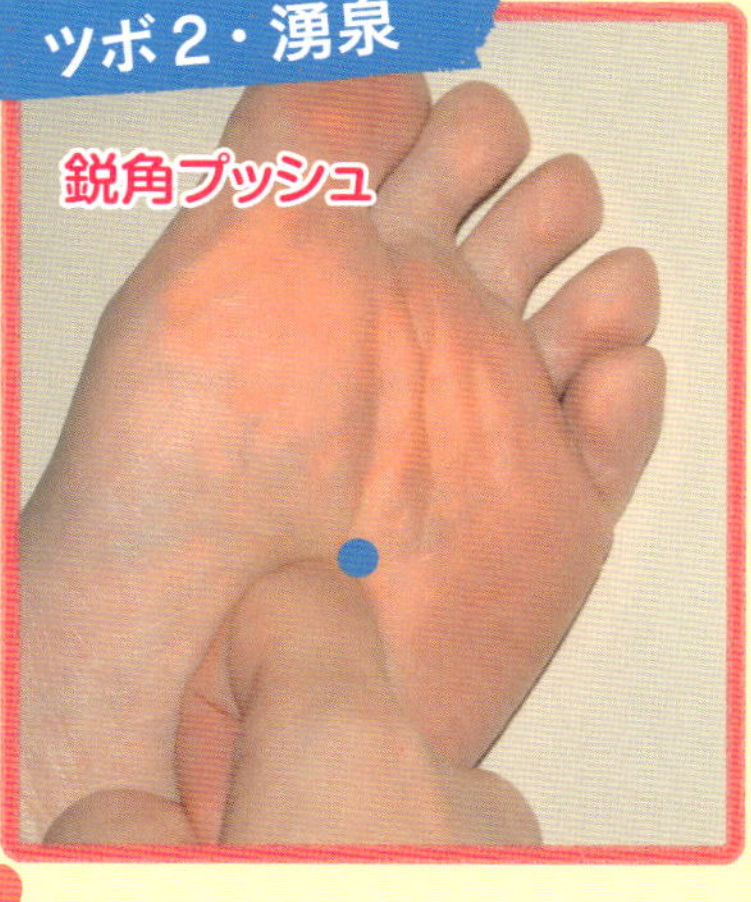

足裏に穴を開けるような気持ちで、まっすぐ深く強く押し、3秒間の安定圧をかける。

胃/すい臓/十《じゅう》二《に》指《し》腸《ちょう》の反射区

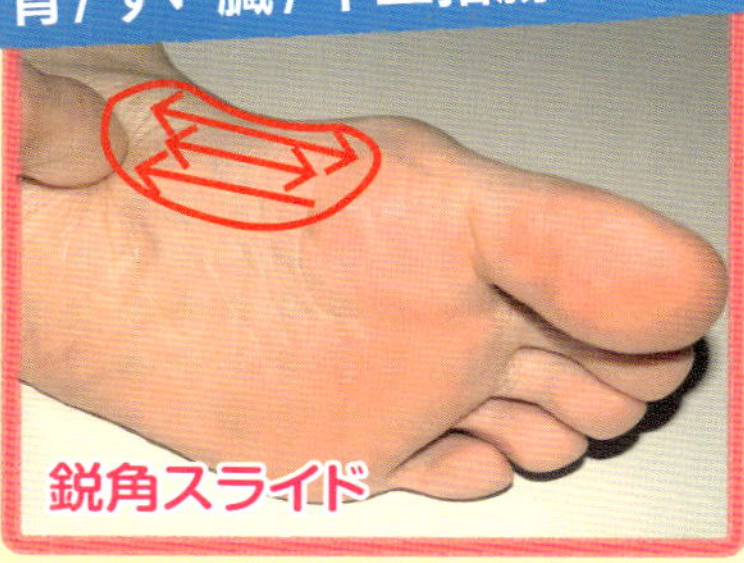

胃の反射区とすい臓の反射区、十二指腸の反射区は隣接している。鋭角スライドで反射区全体をしごき、ブチブチした老廃物をつぶしていく。

脳《のう》下《か》垂体《すいたい》の反射区

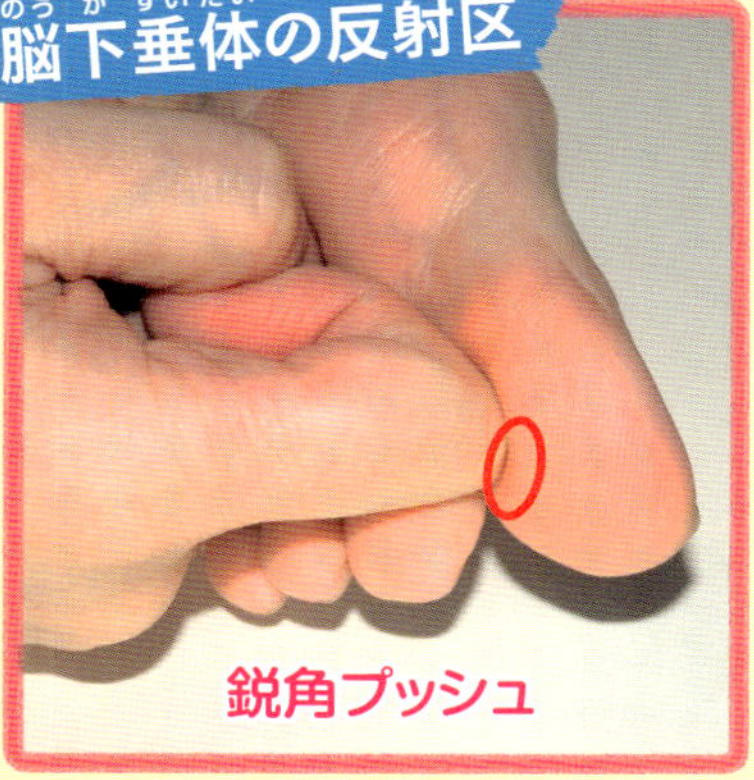

親指の指紋のほぼ中心にある小さな反射区。動かないようにしっかりささえ、3秒間の安定圧をかける。

22

気管支炎

免疫機能をアップして気管支を細菌から守る

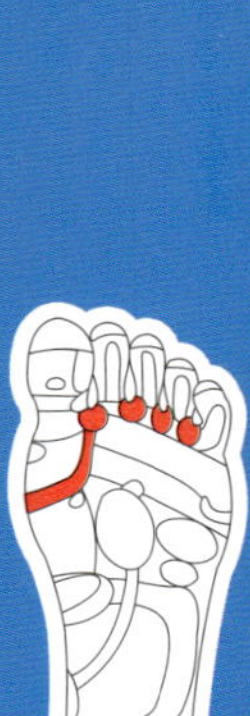

これまで、気管支炎といえば細菌やウイルス感染によるものがほとんどでしたが、最近では大気汚染によるものもふえてきました。アレルギーや喫煙のほか、喫煙者の副流煙を吸いこむ「受動喫煙」でも気管支炎になるケースがあるようです。

いずれの場合も、気管支にまとわりついた病原菌や煙などの異物を、免疫機能が体外に排除しようとするため、しつこい咳《せき》や痰《たん》がでます。こうした症状が3カ月以上続いた場合、医療機関で慢性気管支炎と診断されます。

気管が弱い人は、足の甲側の、親指と人差し指の骨の間を触ってみると、モッコリとした老廃物でできたしこりを発見するはずです。押すと強い痛みがありますが、それを指で丁寧に押しつぶしていきます。

なお、突発的に気管支炎になってしまった場合は、リンパ腺を活性化させる反射区を入念にもみほぐすと効果的です。さらに、気管支の反射区もいっしょにもめば炎症が治まるスピードも速まり、咳も沈静化するので早くラクになります。

気道・食道・気管支の反射区

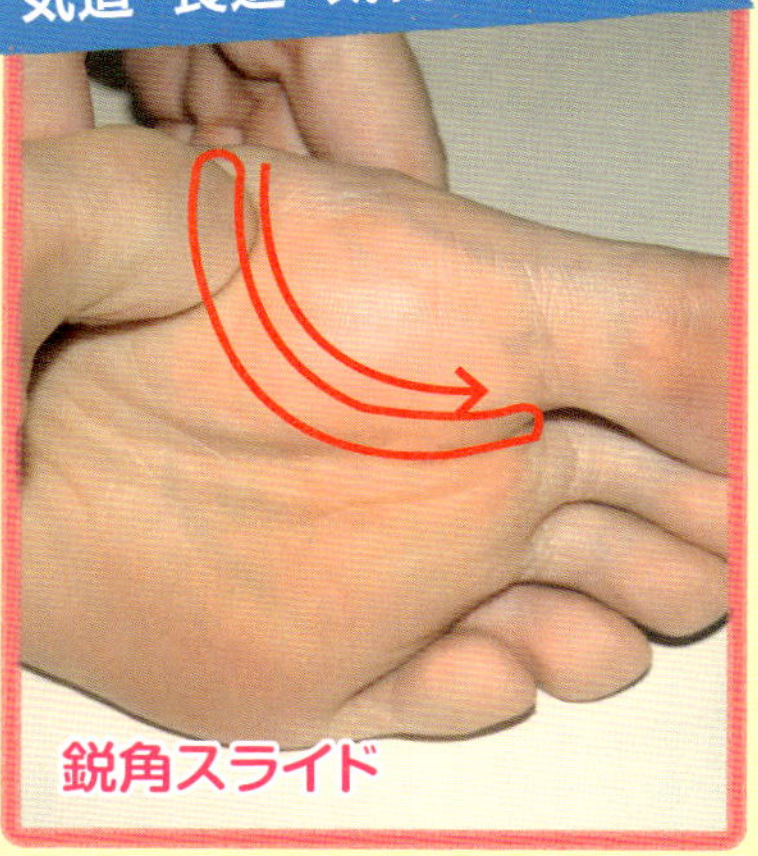

力を入れ、骨のきわに手の指をこすりつけるようにすべらせる。

上部リンパ腺《せん》の反射区

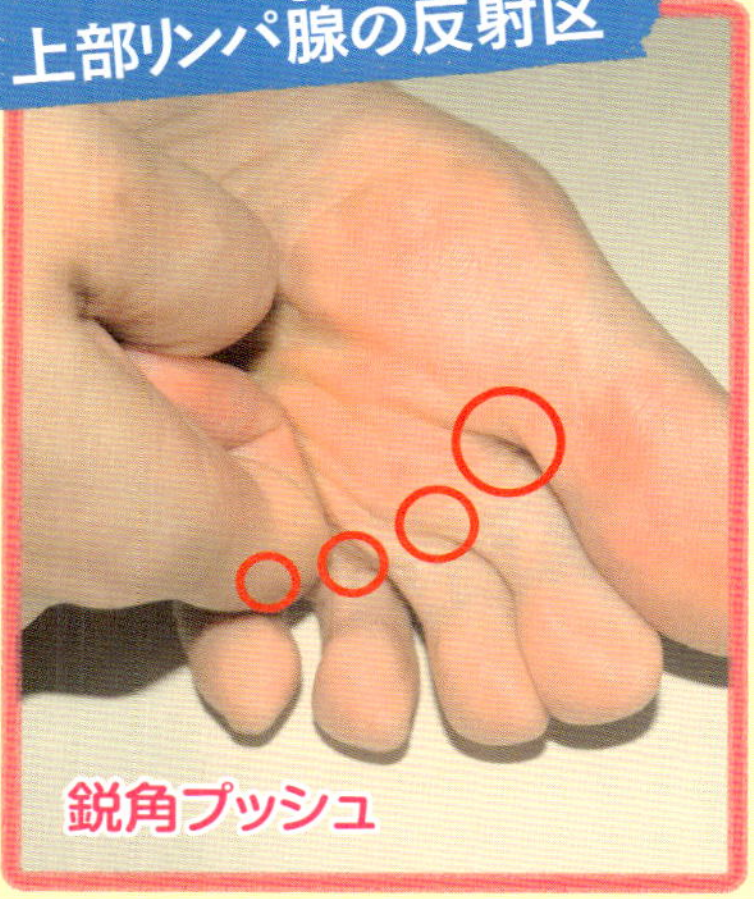

足の指と指の間のつけ根４カ所に、それぞれ３秒間の安定圧をかける。

胸部リンパ腺の反射区

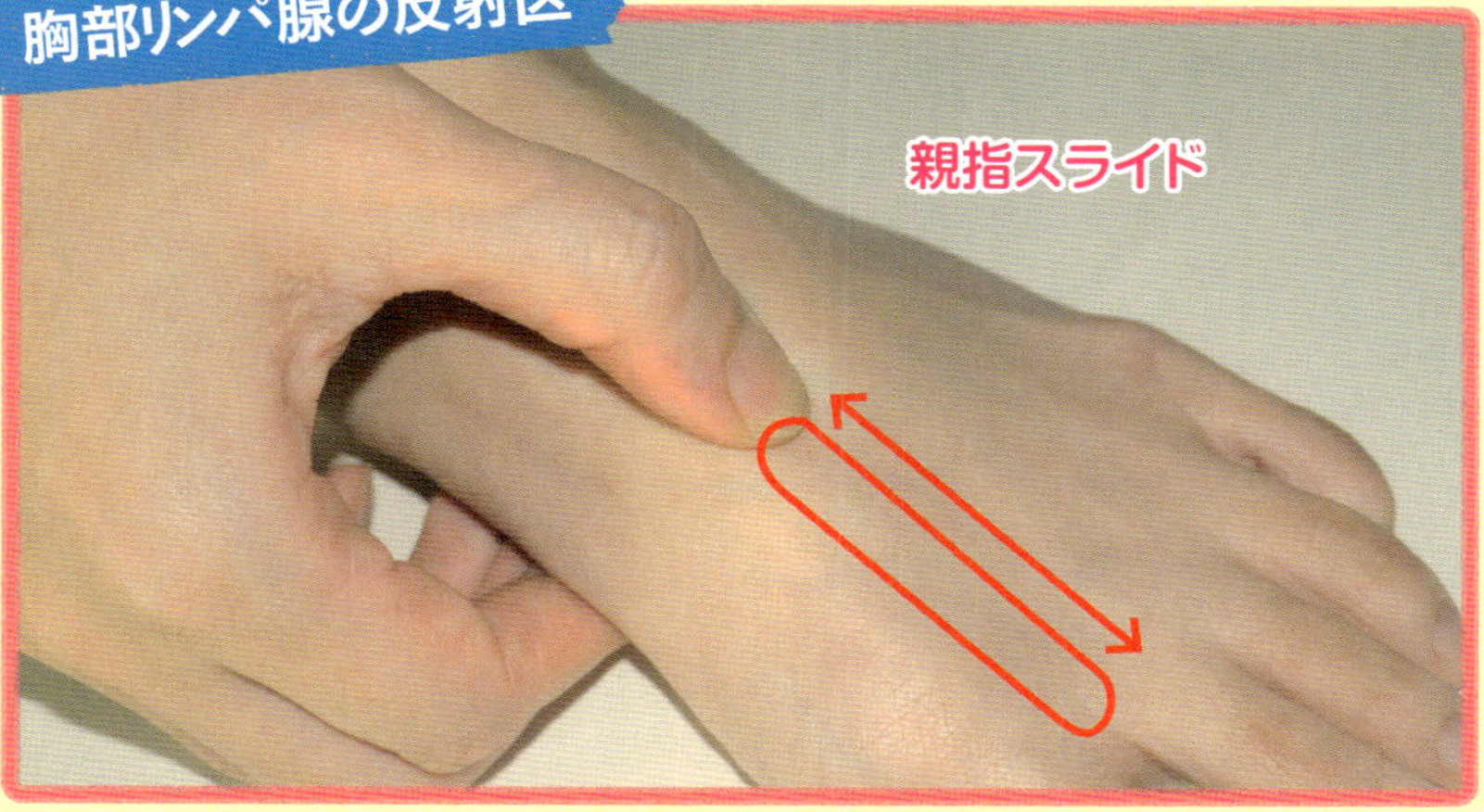

足の甲の親指と人差し指の間を刺激する。骨と骨の間にモッコリとしたしこりがあった場合は強い痛みを感じるので、力を加減しながらつぶしていく。

23 心筋梗塞

手術をせずに進行をストップさせたケースもある

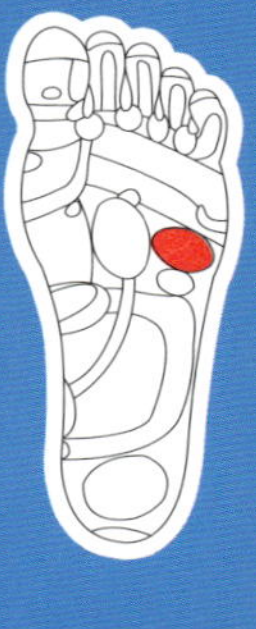

心筋梗塞《しんきんこうそく》とは、心臓の表面を通っている冠動《かんどう》脈《みゃく》が動脈硬化などの原因により閉塞《へいそく》してしまう、突然死の代名詞的な病気です。また、心筋梗塞までいたらなくても、冠動脈が一時的に閉じたり狭くなったりすることもあり、この症状を狭心症《きょうしんしょう》と呼んでいます。

実は、心筋梗塞や狭心症には前兆のような症状がでることがあります。**胸や背中に締めつけられるような痛みや、虫歯ではない歯痛、心臓の位置からはなれたところにある左手の小指にズキズキとした痛みを感じる**ことがあります。

こうした特徴的な症状は覚えておくといいでしょう。

私の実母は心筋梗塞と診断されたことがありますが、医師の診断を受ける以前、**背中が痛くて目が覚めた**とよく話していたのを覚えています。なお、母は手術が必要な状態でしたが、「足健道」の足もみを毎日実行すると、みるみる体調がよくなり、その後のカテーテル検査ではギュッと細くなってしまっていた冠動脈がプックリふくらみました。結局、手術をすることなく、心筋梗塞の進行をストップできたのです。

心臓の反射区

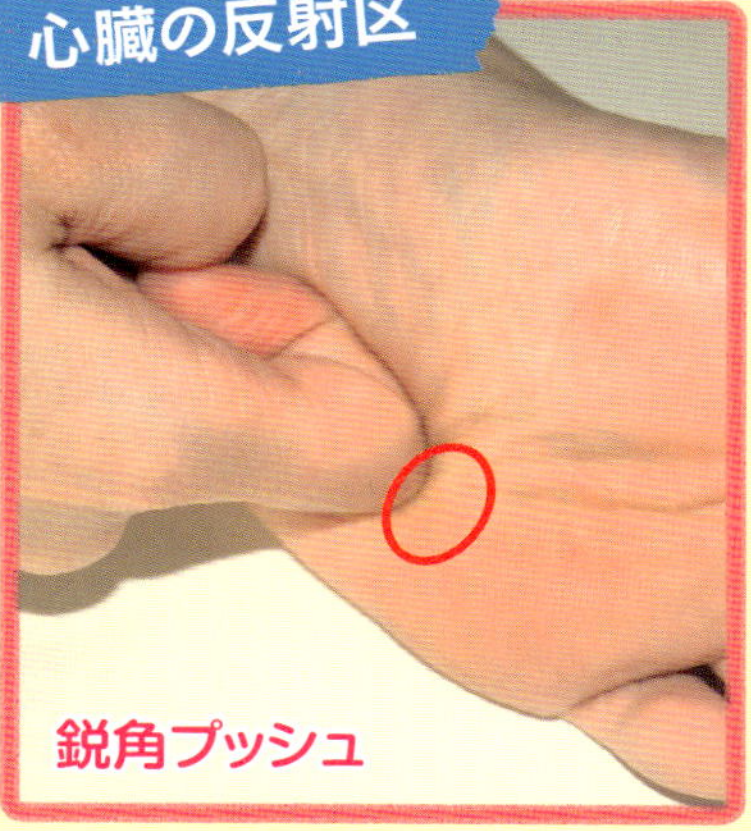

心臓の反射区は「左足」の裏側、小指と薬指の下にある。右足にはないので注意。強めの力で３秒間の安定圧をかける。

ふくらはぎをもみほぐす

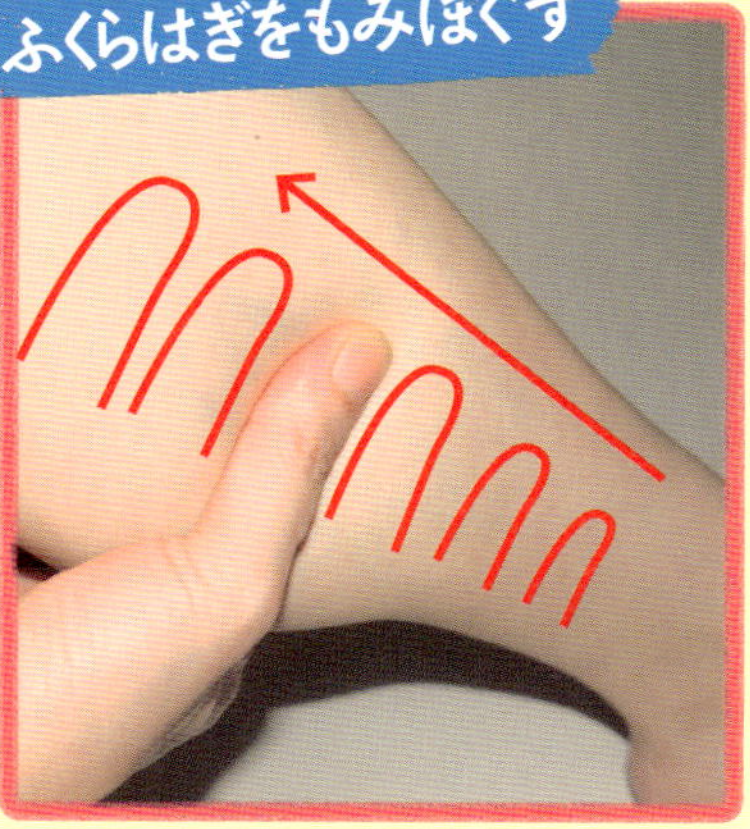

「第２の心臓」と呼ばれるふくらはぎを下から上にしぼり上げるようにもむ。痛みを感じるくらい、しっかりもみほぐす。

心臓病患者の足

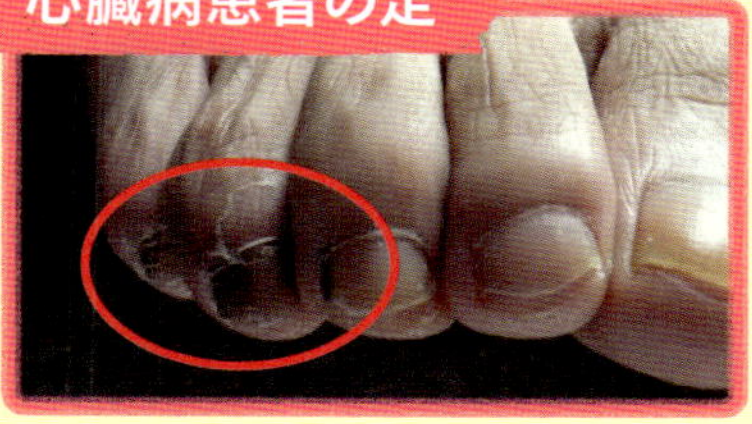

爪が黒くなり、足の色が全体的に茶色に変色すると、心肺機能が低下している可能性がある。くるぶしの腫れにも注意したい。

ツボ11・大敦《だいとん》

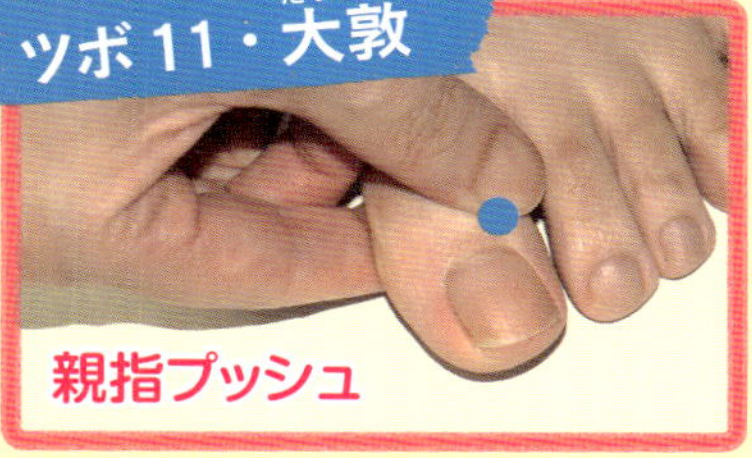

親指の爪の生えぎわにある、心臓機能に効果のあるツボ。足の親指を裏からささえながら３秒間の安定圧をかける。

肩胛骨《けんこうこつ》の反射区

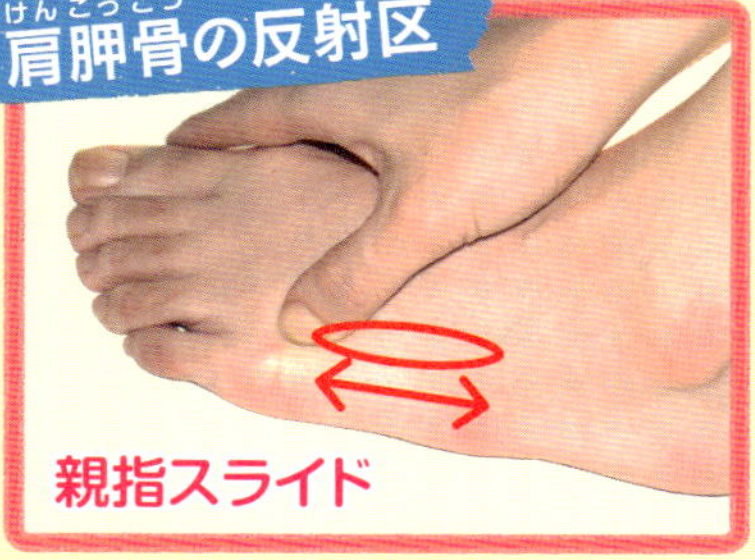

小指と薬指のつけ根の間に親指をねじりこませるようにして圧をかけ、前後に指をすべらせながら刺激する。

24 腎臓病

自覚症状がでる前に、日々ケアしたい

「がんばり屋さんの臓器」とも呼ばれる腎臓《じんぞう》は、老廃物や水分を排泄して尿を作るほか、血液の浄化や血圧の調整、ホルモンを調整する重要な役割があり、過酷な働きを日々黙々としています。そんなに多くの重要な役目を担っているにもかかわらず、腎臓の不調は自覚しにくいという特徴があります。**腎臓病の早期発見には、たんぱく尿の数値を検診でチェックする以外にありません。**また腎臓の働きが弱ってくると、むくみがでて高血圧になりやすくなります。**スネの骨周辺を10秒指で強く押圧し、はっきりわかるほど凹むようなら、腎臓の働きの低下が考えられます。**早期発見に役立ちますので、気になる人は日常的にチェックし、じっくりと足もみを続けていきましょう。ただし、すでに透析《とうせき》をしている人は、1日5分程度から始め、医師と相談しながら継続していってください。

スネでむくみをチェック

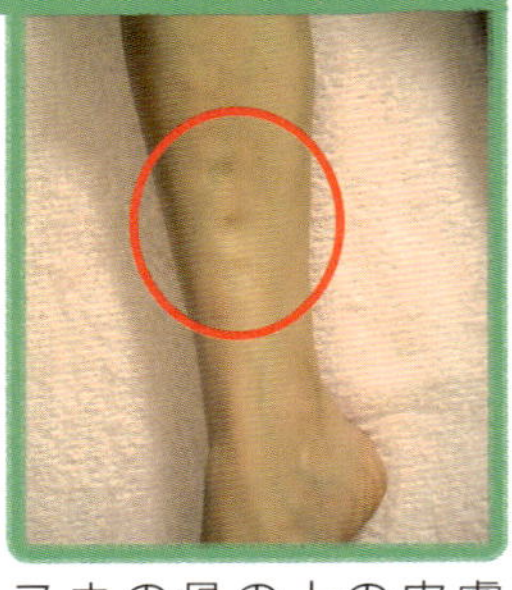

スネの骨の上の皮膚は薄く、皮下の筋肉と脂肪も少ないので、老廃物がたまるとすぐにわかる。定期的に指で10秒押してみて、むくみをチェックしましょう。

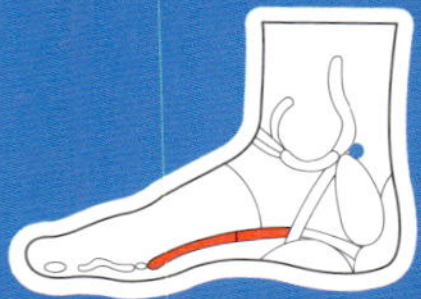

腎臓《じんぞう》→輸《ゆ》尿管《にょうかん》→膀胱《ぼうこう》→尿道《にょうどう》の反射区

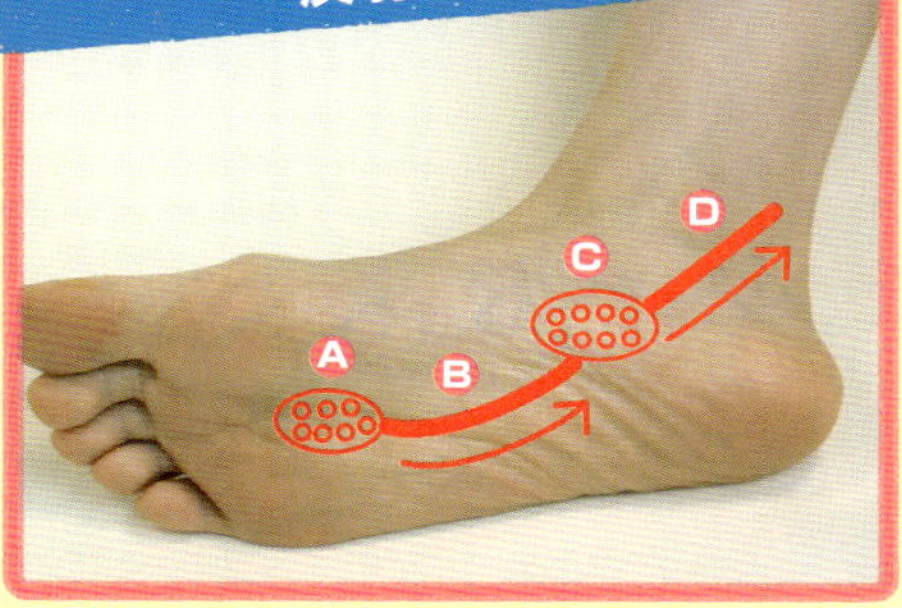

Ⓐ 腎臓の反射区を鋭角プッシュする
手の人差し指を鋭角にして、イタ気持ちいい強さで深く押す。その後３秒間安定圧をかける。

Ⓑ 輸尿管の反射区を鋭角スライドで流す
腎臓と膀胱の反射区を斜めにつなぐラインを、鋭角ですべらせる。

Ⓒ 膀胱の反射区を鋭角プッシュする
イタ気持ちいいと感じるところまで深く押し、３秒間安定圧をかける。

Ⓓ 尿道の反射区を親指スライドで流す
くるぶしの下からアキレス腱に向かって親指の腹をすべらせる。

Ⓐ〜Ⓓを１セットとして、２〜３回繰り返します。

胸椎《きょうつい》／腰椎《ようつい》の反射区

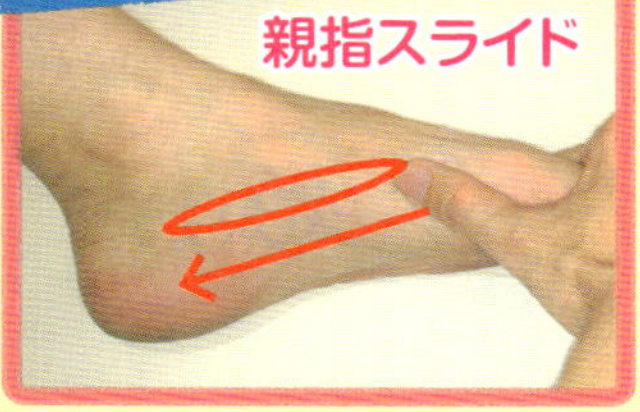

足の内側の側面を、親指をすべらせながら刺激する。

ツボ 32・太谿《たいけい》

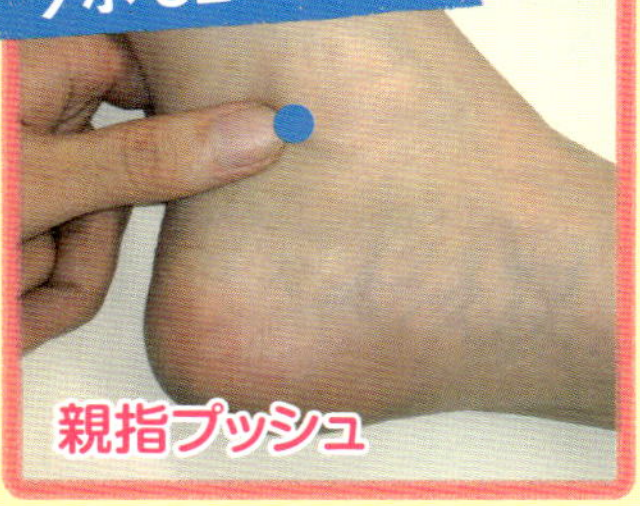

腎臓疾患に効く。内くるぶしの後ろぎわとアキレス腱の間の凹んだところに親指で３秒間の安定圧をかける。

ツボ 25・至陰《しいん》

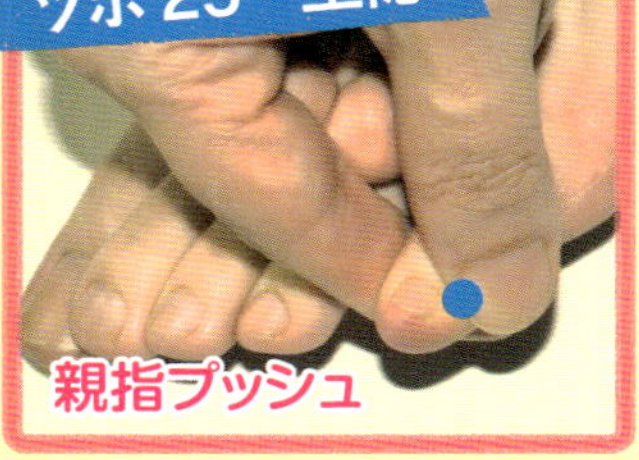

小指の爪の生えぎわにあるツボ。手の指でつまんだ状態で３秒間の安定圧をかける。

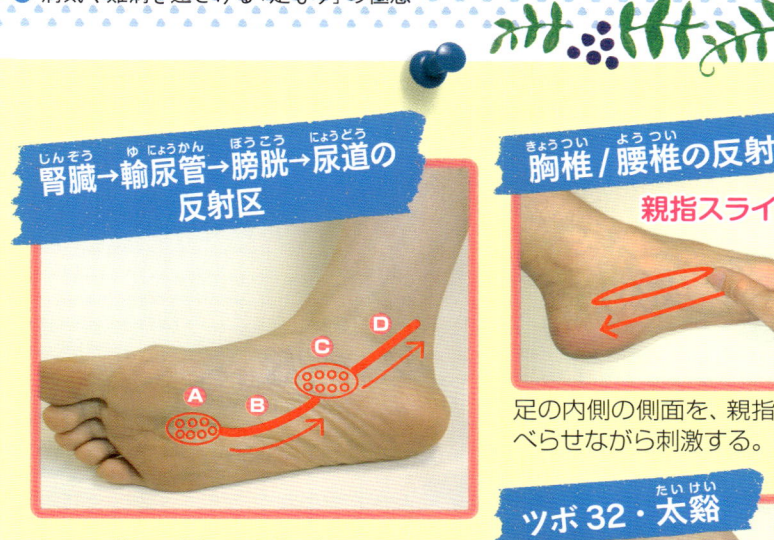

25

胃炎

しこりの位置で、おおよその原因がわかる

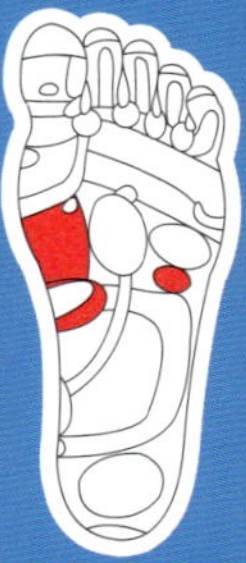

脂っこいものや、消化の悪いものを食べすぎると、たとえ健康な人でも胸焼けや胃もたれを起こします。社会人としてのお付き合いで、仕方なく胃に負担をかけてしまうこともあるでしょう。

胃炎には大きく分けて「急性胃炎」と「慢性胃炎」の2種類があります。一般的な胃炎はほとんどが急性胃炎ですが、いつも胃の調子がおかしい場合は慢性胃炎です。足もみでの改善といっしょに、食生活やストレスの原因などを振り返って、生活を改めましょう。牛乳、チーズ、ヨーグルトなどの乳製品は胃粘膜を保護してくれます。また痛みのある時は、無理に食事をとらないことも大切です。

胃の反射区をもむ際、**左足にしこりがある場合は、暴飲暴食が主な原因と考えられます。反対に右足の反射区にしこりがある場合は、ストレスによる胃炎。**いずれのしこりももむと痛みますが、しっかりもみほぐしましょう。胸焼け程度の症状なら、足三里のツボを刺激しましょう。胃のトラブルに大変な即効性がある「特効ツボ」です。

胃／十二指腸《じゅうにしちょう》の反射区

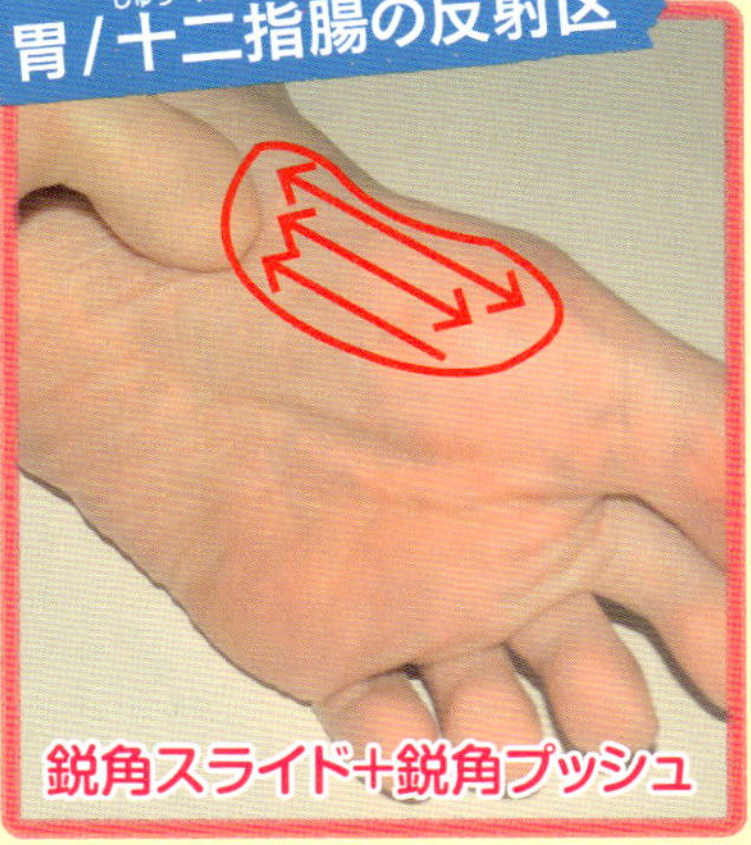

胃の反射区と十二指腸の反射区は隣接している。鋭角スライドで反射区全体をしごき、ブチブチした老廃物をつぶしていく。

胸椎《きょうつい》の反射区

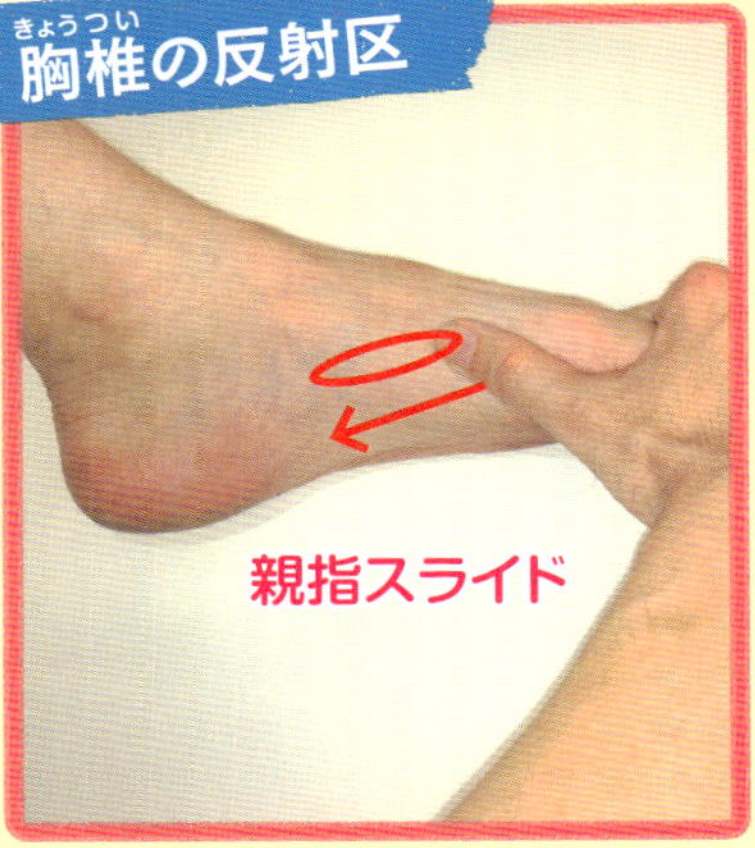

骨のきわに親指をねじりこませるようにして圧をかけ、そのままの圧を維持してすべらせる。

脾臓《ひぞう》の反射区

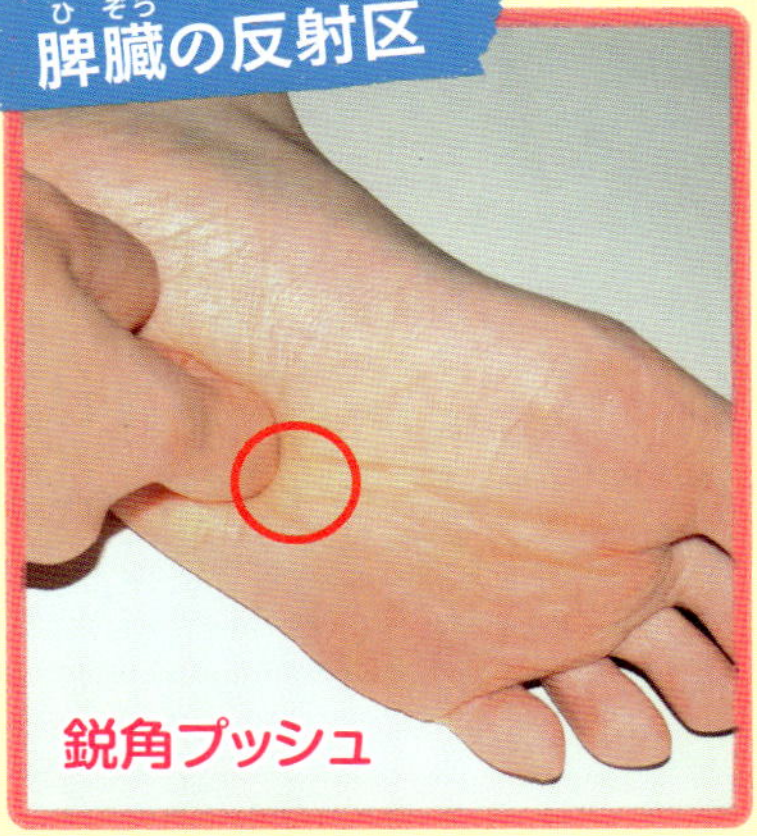

左足裏の中央より、やや右側にある。イタ気持ちいい安定圧を３秒間かける。

ツボ 42・足三里《あしさんり》

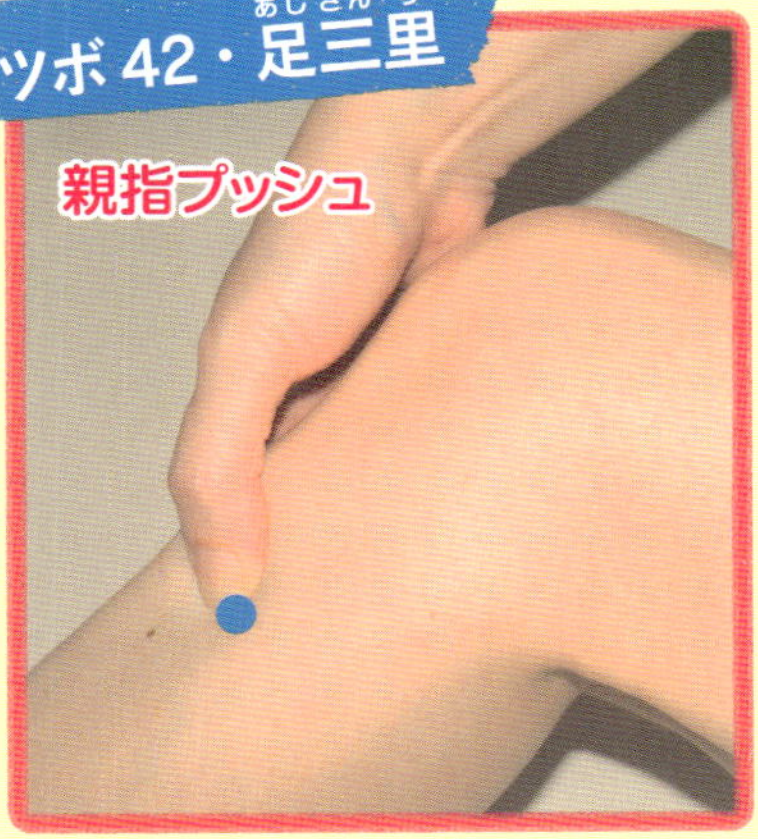

足の外側にある、胃のトラブルによく効くツボ。しっかり押せばゲップがでてすぐに爽快になる。

CHAPTER 3

26

更年期障害・老化予防

ホルモンバランスを整え、いつまでも若々しく

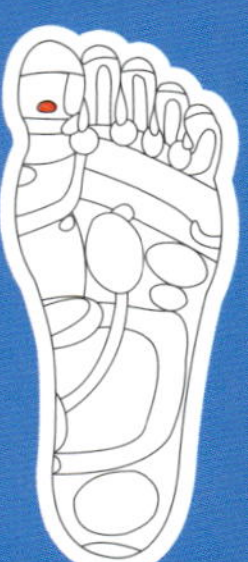

更年期障害《こうねんきしょうがい》は40代以降、加齢とともに訪れるホルモンバランスの乱れによって引き起こされる不快な症状です。一般に女性の更年期障害がよく知られていますが、女性だけでなく、男性にも起こります。

ホルモン分泌の司令塔である脳下垂体は、卵巣や睾丸、子宮、前立腺などへホルモンを分泌するよう指示しますが、老化した各臓器がこの指示に対処できないと、更年期障害の症状（動《どう》悸《き》、めまい、のぼせ、イライラしやすくなる、気持ちが沈み、不安定になるなど）がでてきます。女性ホルモンの低下は、更年期障害のほか、骨粗《こつそ》しょう症にもつながりますので、女性ホルモンが作られやすい身体にしていきましょう。

更年期障害は、なにもしなくても数年たてば落ち着きますが、その後一気に老けこんでしまうのがつらいところ。それを避けるためにも**「足もみ」の継続で長期的にホルモンのバランスを整え、若さを保ちましょう。人間の性ホルモンは完全に分泌されなくなることはありません。「足もみ」で促すことができるのです。**

子宮《しきゅう》・前立腺《ぜんりつせん》の反射区

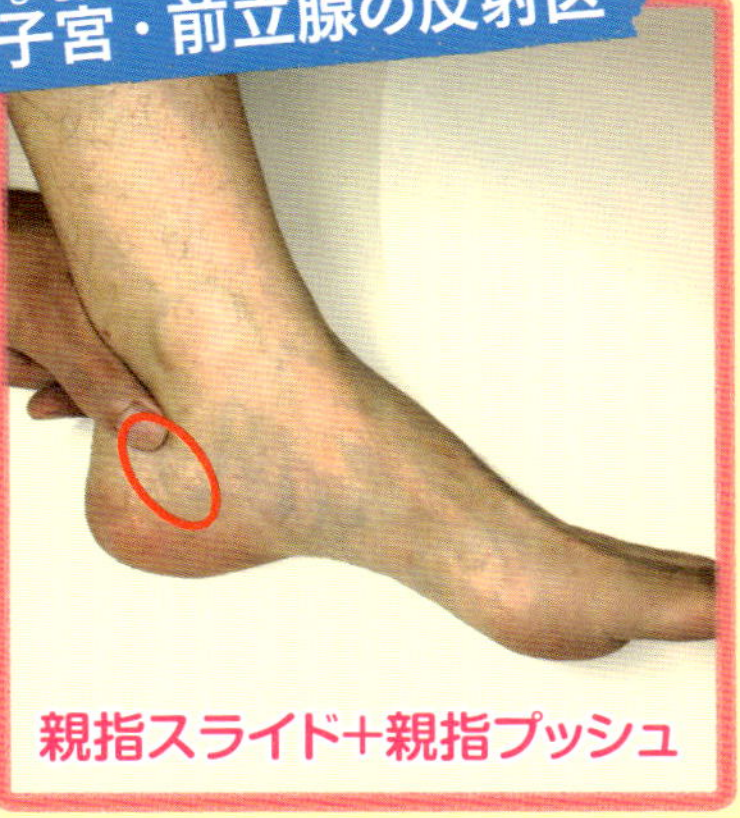

内くるぶしの下にある反射区。親指をすべらせながら反射区全体を刺激し、痛みを感じたところには、3秒間の安定圧をかける。

脳《のう》下《か》垂体《すいたい》の反射区

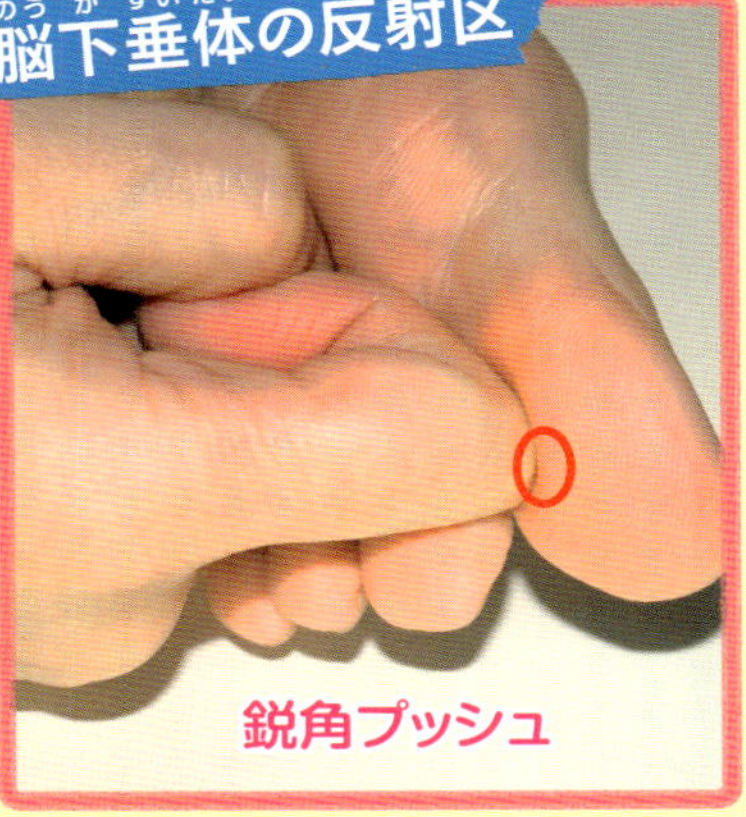

親指の指紋のほぼ中心にある小さな反射区。足の指が動かないようにしっかりささえ、3秒間の安定圧をかける。

ツボ33・三陰交《さんいんこう》

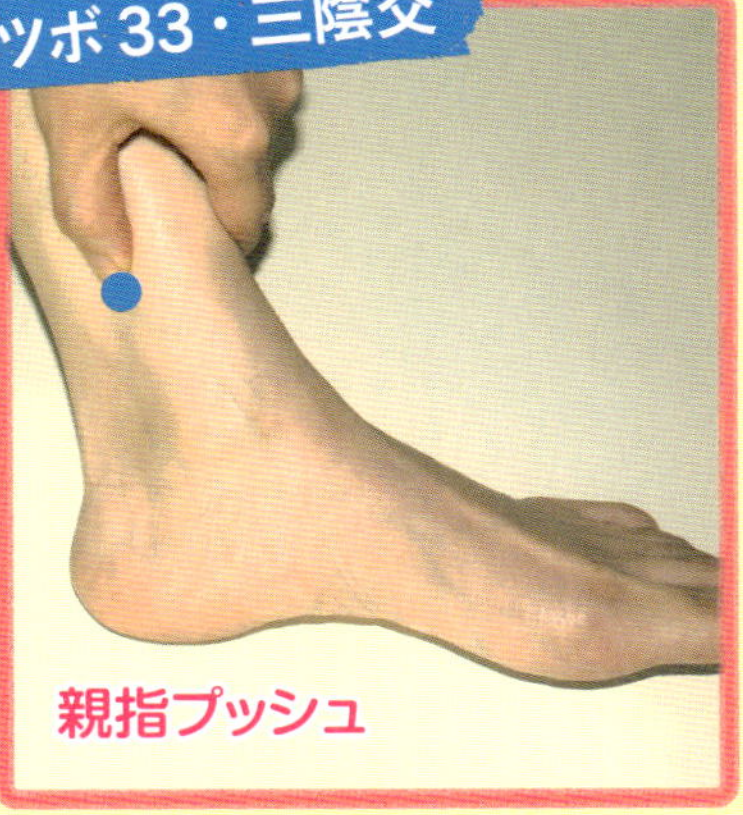

ホルモンバランスを整えるツボで、内くるぶしから指幅４本分ほど上の骨のきわにある。3秒間の安定圧をかける。

卵巣《らんそう》・睾丸《こうがん》の反射区

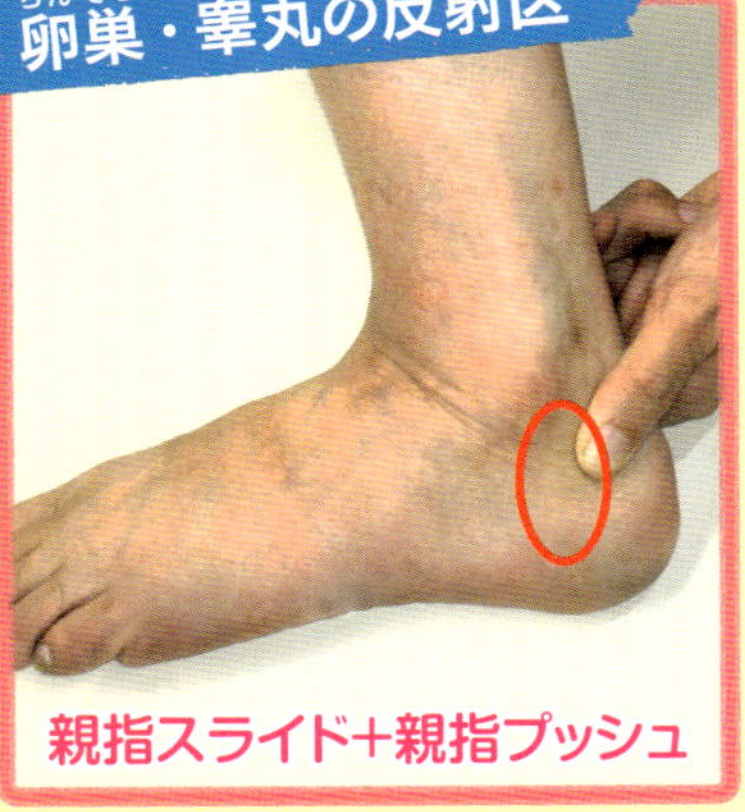

子宮・前立腺の反射区と対になる反射区で、こちらは外くるぶし側にある。親指をスライドさせながら刺激し、痛みを感じたところには、3秒間の安定圧をかける。

27

認知症

脳を活性化してパワフルに老後をとことん楽しむ!

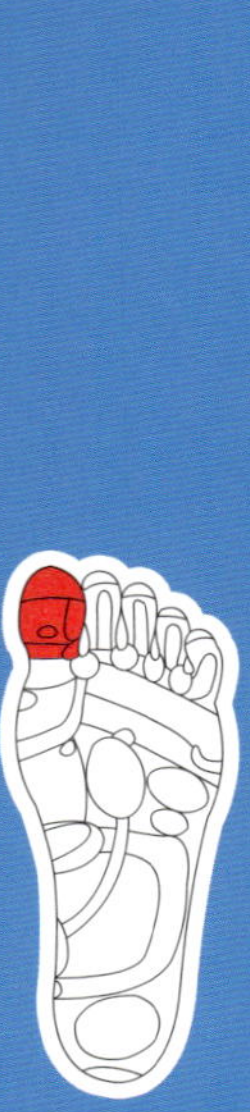

認知症は、たんなる老化現象とも、物忘れとも違います。脳が萎縮《いしゅく》してしまうのが最大の特徴で、この萎縮が進むほど、完治は難しくなるようです。

認知症の症状がではじめた方は、うつろな目をしているものです。ところが足の裏をもんで刺激すると、カッと目を見開き、目に力が宿り、シャキッとした顔つきに変わります。料理ができなくなっていた方が、できるようにまでなった事例もあります。**興味深いことに、本人も、足をもむと意識がハッキリすることがわかるようで、足をもまれることを非常に喜びます。**

近年は、認知症の研究が進み、食生活や運動、読書やコミュニケーションを充分に楽しむことで、認知症になる確率はかなり低下することがはっきりしています。たとえ発症しても、適切な処置さえできれば、進行を遅らせることができるとも考えられています。

また、**大脳、小脳の反射区を中心に足もみを行うと、脳の活性化を大いに助けます。**毎日刺激して、楽しい老後をすごす準備を整えておきましょう。

大脳の反射区

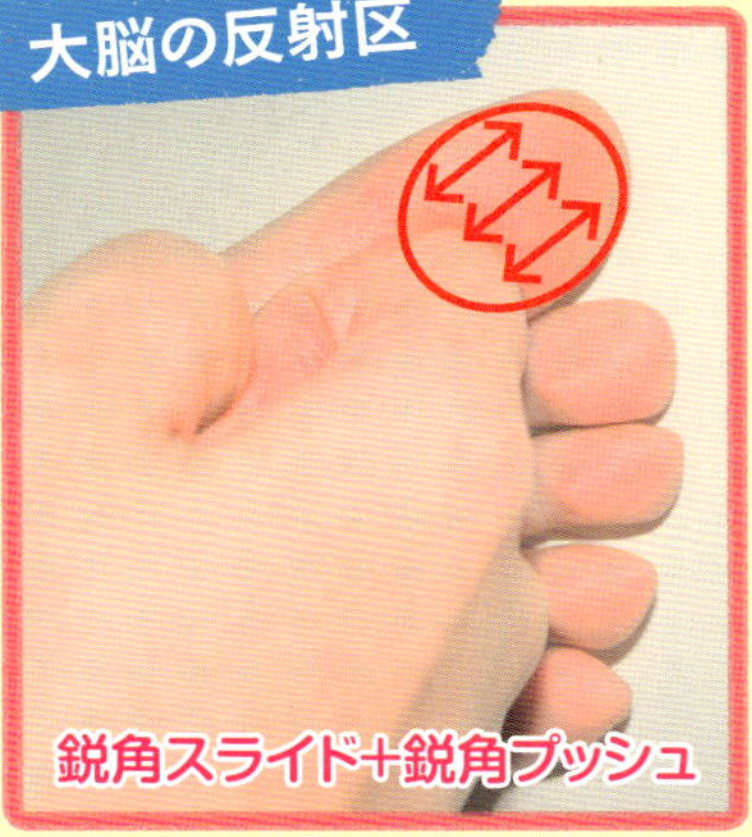

親指の腹全体をしごき、しこりがあった場合はそれを押しつぶすように3秒間の安定圧をかける。

小脳の反射区

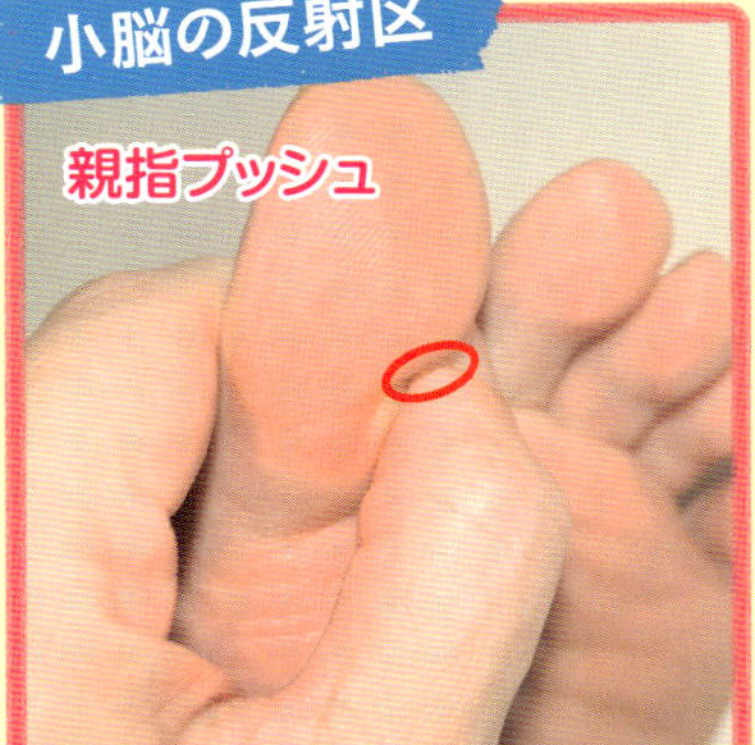

親指のつけ根付近を、手の親指と人差し指ではさみこんで、親指側に向けて3秒間の安定圧をかける。そのまま親指をつけ根からぐるぐる回すと、頭部の血流もよくなる。

頭《ず》蓋《がい》底《てい》の反射区

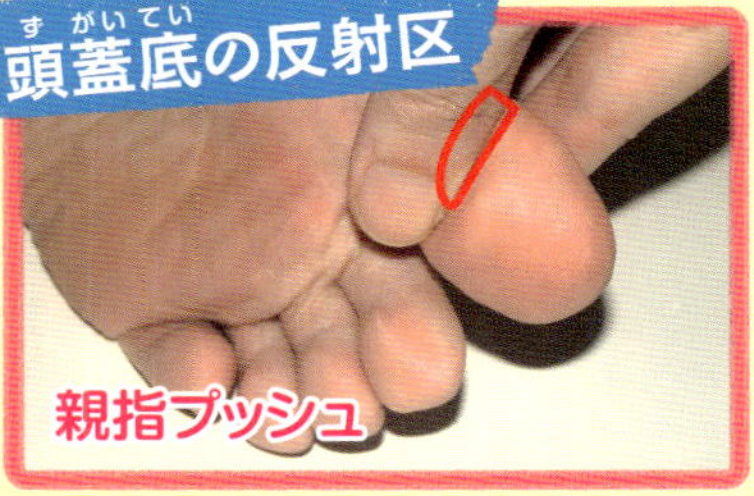

第一関節のきわにイタ気持ちいいところまで圧を加え、そのまま3秒間の安定圧をかける。

脳《のう》下《か》垂体《すいたい》の反射区

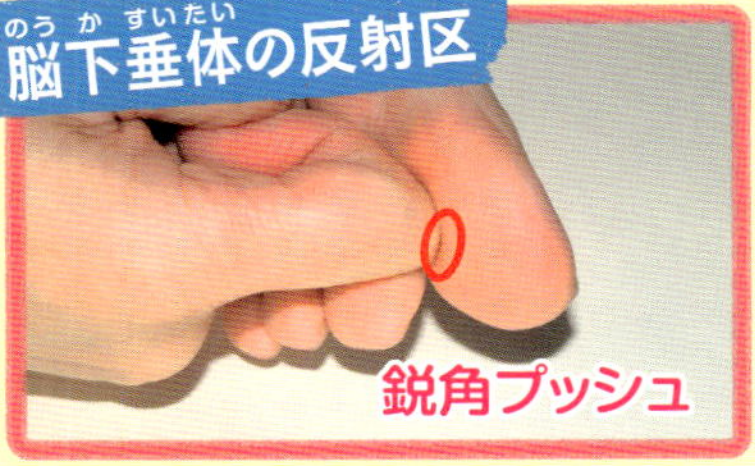

親指の腹の中心に3秒間の安定圧をかける。ピリッとした痛みを感じるまで行う。

三《さん》叉《さ》神経《しんけい》の反射区

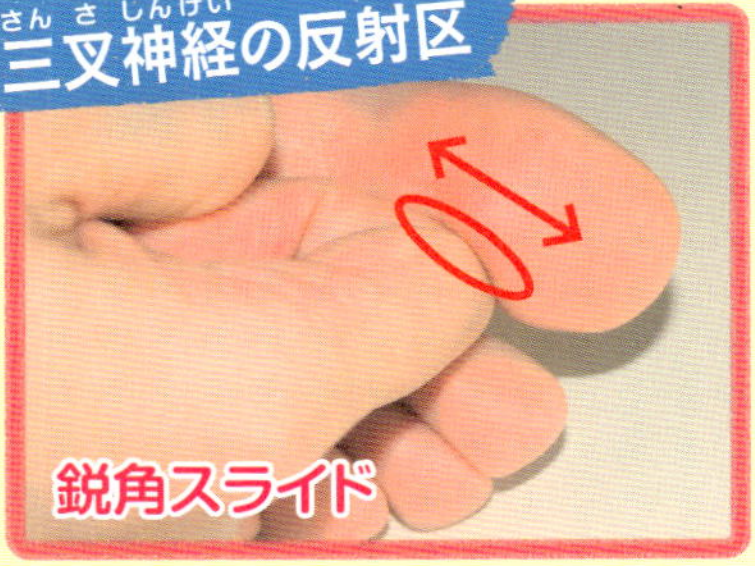

三叉神経とは脳内でもっとも太い神経のこと。上下にすべらせてしごくように刺激する。ピリピリする痛みがあれば効いている証拠。

28

ストレス

気持ちがカラッと晴れて感情コントロールにも有効

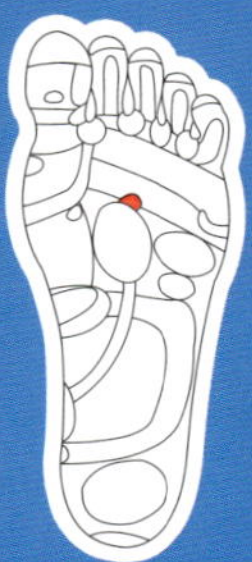

嫌なことやストレスが蓄積すれば、誰でも心がモヤモヤしたり、イライラしたり、不安に襲われたりするものです。この状態が長く強く続くと、神経症、ノイローゼとなります。ただし更年期障害などでホルモンバランスが崩れたり、うつ病や自律神経失調症の場合も似た症状があらわれますので、2カ月以上つらい症状が続く場合は、病院での検査をおすすめします。

ストレスの解消のコツは「心地いい」と感じることを行うことです。例えば香り。コーヒーやアロマオイルなど、**「いい匂い～♪」と思う香りは、どんどん嗅《か》いでみてください。**脳が喜び、いい刺激になります。**食べたいものを食べるのも、いいことです。**食べたいと感じるものは、自分の身体が必要としている栄養素を含むものだからです。

モヤモヤした感情を上手に切り替えられない人は、ぜひ「足もみ」の力を頼ってみてください。その場合、もむポイントは特に考えなくてもOKです。心と身体はつながっていますので、足裏全体を手で軽くなでるだけでも不思議と気分が晴れていきます。

ツボ13・太衝《たいしょう》

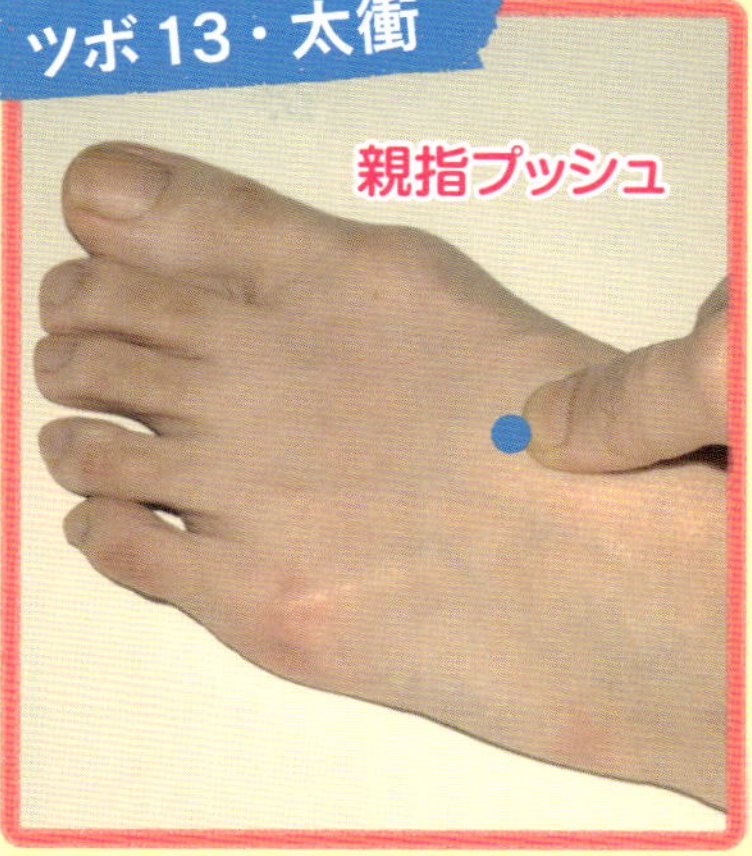

肝臓のツボだが、怒りを抑える効果があると考えられている。親指を埋めこむようにして3秒間の安定圧をかける。

副腎《ふくじん》の反射区

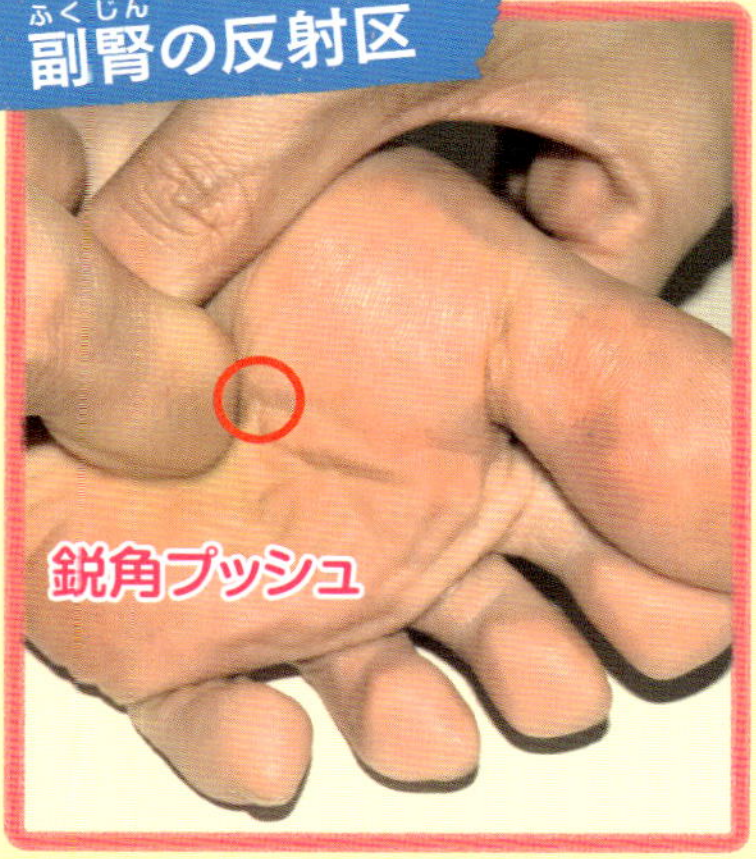

足の指先の方向へ突き上げるようにして強く押し、そのまま3秒間の安定圧をかける。

ツボ12・行間《こうかん》

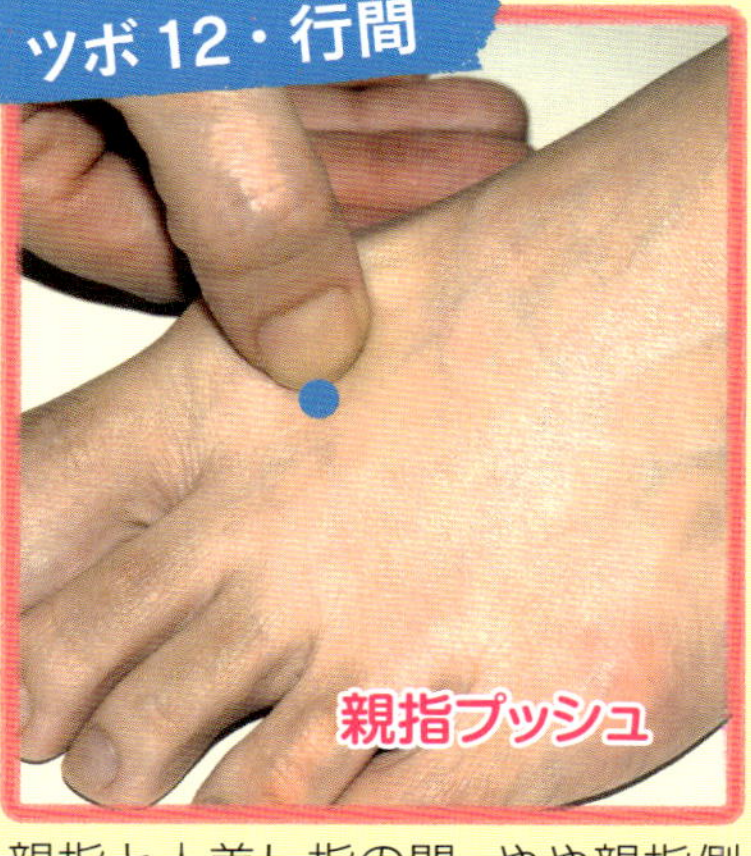

親指と人差し指の間、やや親指側にあり、気持ちを静める効果がある。骨を圧迫するように3秒間の安定圧をかける。

ツボ5・隠白《いんぱく》

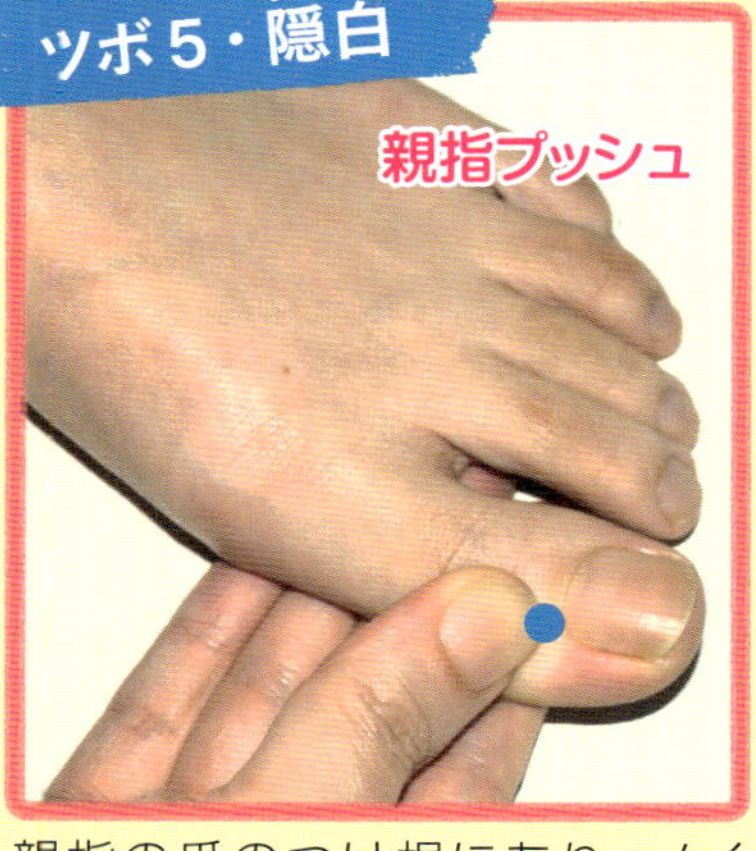

親指の爪のつけ根にあり、ノイローゼや精神不安に効果がある。3秒間の安定圧をかける。

29

膠原病（リウマチ・ベーチェット病）

免疫機能の正常化を目指すのがポイント

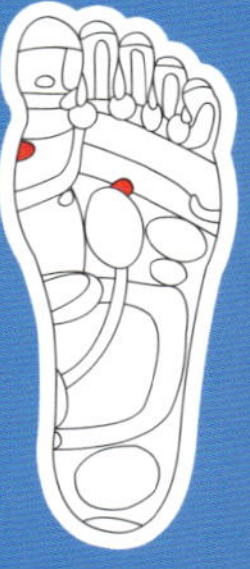

膠原病《こうげんびょう》とは、1つの症状を指す病名ではありません。免疫システムが正常に働かなくなった結果、身体のいろいろな部分で発生する炎症を総称して、膠原病と呼んでいます。リウマチもベーチェット病も、膠原病の一種です。

発生の原因から進行のメカニズムまで、詳しい原因は解明されていません。現段階で症状をやわらげるには、免疫力を上げることが一番だと考えられています。

「足健道」の足もみは、膠原病の症状の軽減に効果があります。リウマチなどは、施術後すぐに**腫れが引くことがよくありますし、翌朝の関節の痛みが軽くなると喜ばれます。**それは炎症がやわらぐツボを刺激し、腎臓や膀胱の排泄機能を活性化させているため。ポイントは、炎症を緩和するツボを刺激すると同時に、腎臓や膀胱などの排泄機能を活性化させることです。**次ページのツボと反射区をもむ前に「基本のコース」（30ページ参照）をしっかりもんでおきましょう。**リウマチという病名がカルテから消えなくても、小康状態を保てれば、毎日の生活がラクになります。

ツボ15・商丘《しょうきゅう》

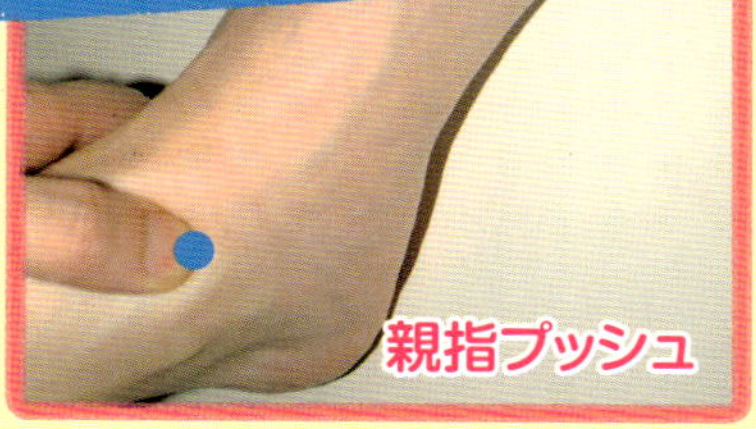

リウマチに効果がある。内くるぶしに沿って前側の凹んだところに親指で３秒間の安定圧をかける。

ツボ19・解谿《かいけい》

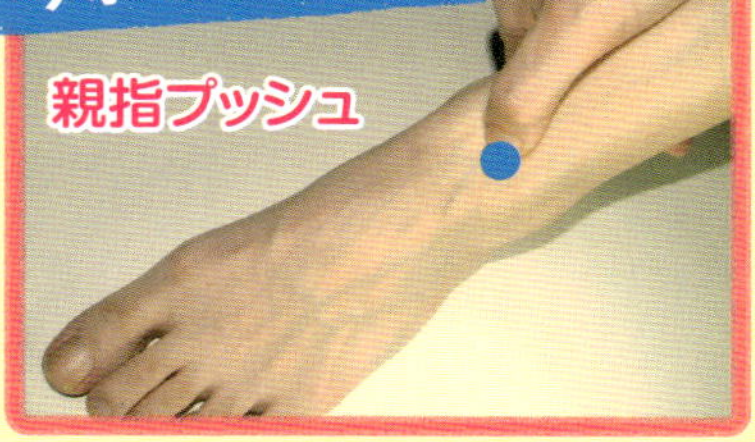

足の甲の根元付近にあるツボで、関節炎に効果がある。３秒間の安定圧をかける。

ツボ30・水泉《すいせん》

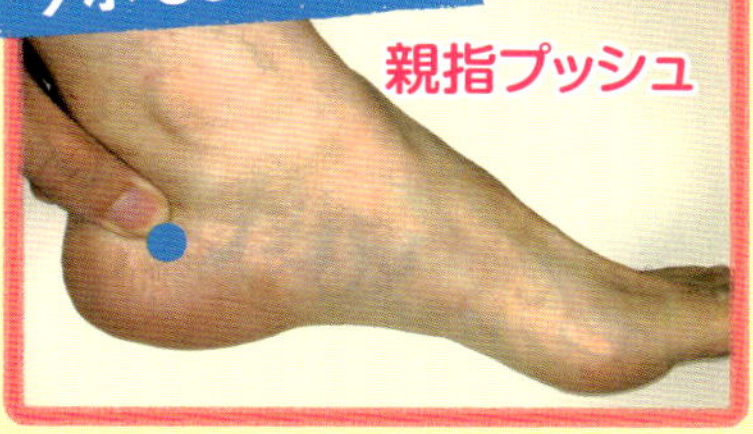

かかとと内くるぶしの中間にあり、排尿障害に効果がある。かかとの骨が凹んでいるところに親指で３秒間の安定圧をかける。

副腎《ふくじん》の反射区

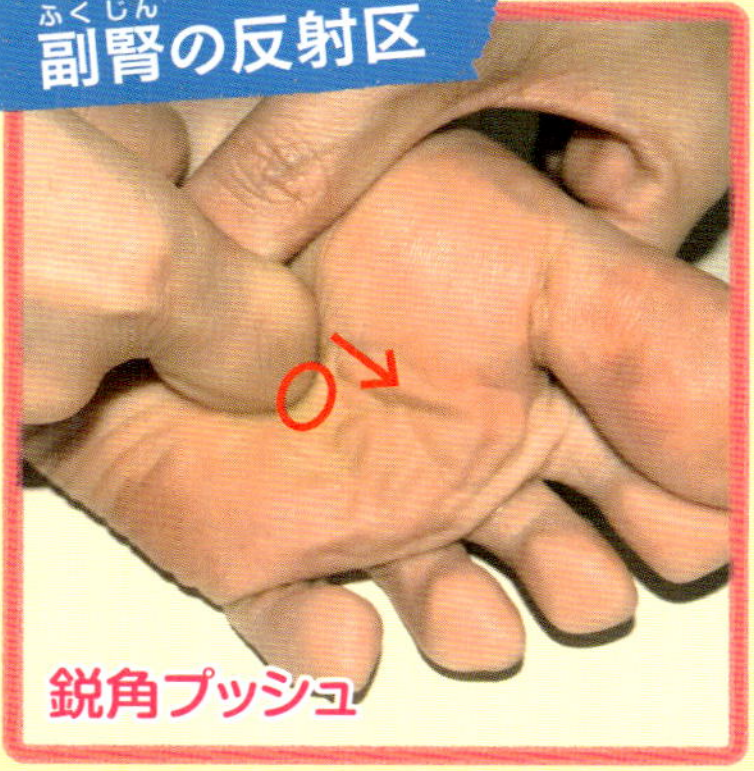

人差し指と中指の骨の間に鋭角部分をくいこませ、足の指の方向に突き上げるようにして３秒間の安定圧をかける。

副甲状腺《ふくこうじょうせん》の反射区

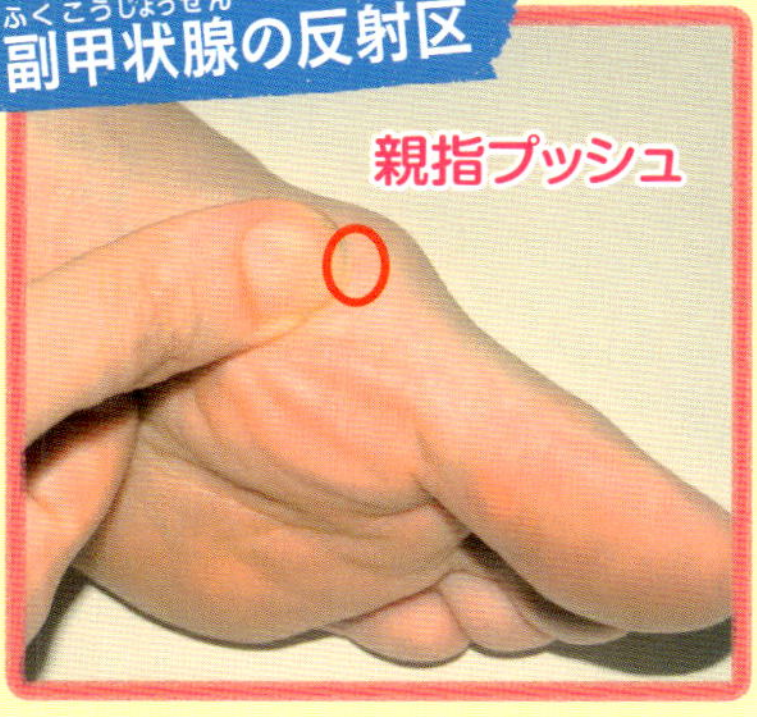

骨が少し凹んでいる場所に、手の親指を埋めこむようにして、３秒間の安定圧をかける。

30

脳梗塞

後遺症のマヒも「足もみ」の継続で改善する

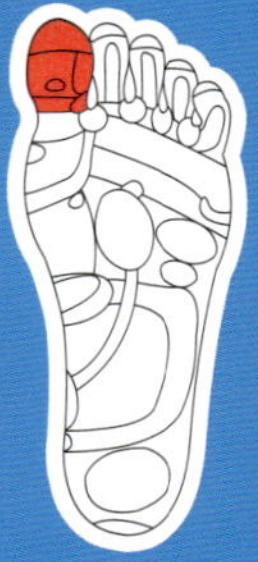

脳梗塞《のうこうそく》は、脳内の血管がつまった結果、酸素不足や栄養不足で脳の細胞が壊れてしまう病気です。原因のほとんどは動脈硬化で、高血圧や糖尿病などの病気が原因になりやすいほか、肥満や喫煙なども脳梗塞の遠因となります。

脳梗塞が起こる前兆として、「ろれつが回らない」「激しいめまいがする」「一時的に記憶がなくなる」「靴ひもがうまく結べない」など、特徴的な症状があらわれます。この段階で素早く病院に行くことができれば、深刻な後遺症が残る確率を格段に下げられるようです。

医師に脳梗塞を宣告された場合、程度の差はありますが、ほとんどのケースで運動障害、言語障害、視力障害などの後遺症が残ります。後遺症は医療機関の指導によるリハビリが非常に大切で、リハビリと並行して足をもめば回復は確実に早くなります。「足健道」では、重篤《じゅうとく》な脳梗塞の後遺症を改善した事例があります。右半身が完全にマヒしてしまった方に数回の施術を行ったあと、まったく動かなかった右手が少しずつ動くようになりました。現在では自力歩行ができるまでに回復しています。

大脳の反射区

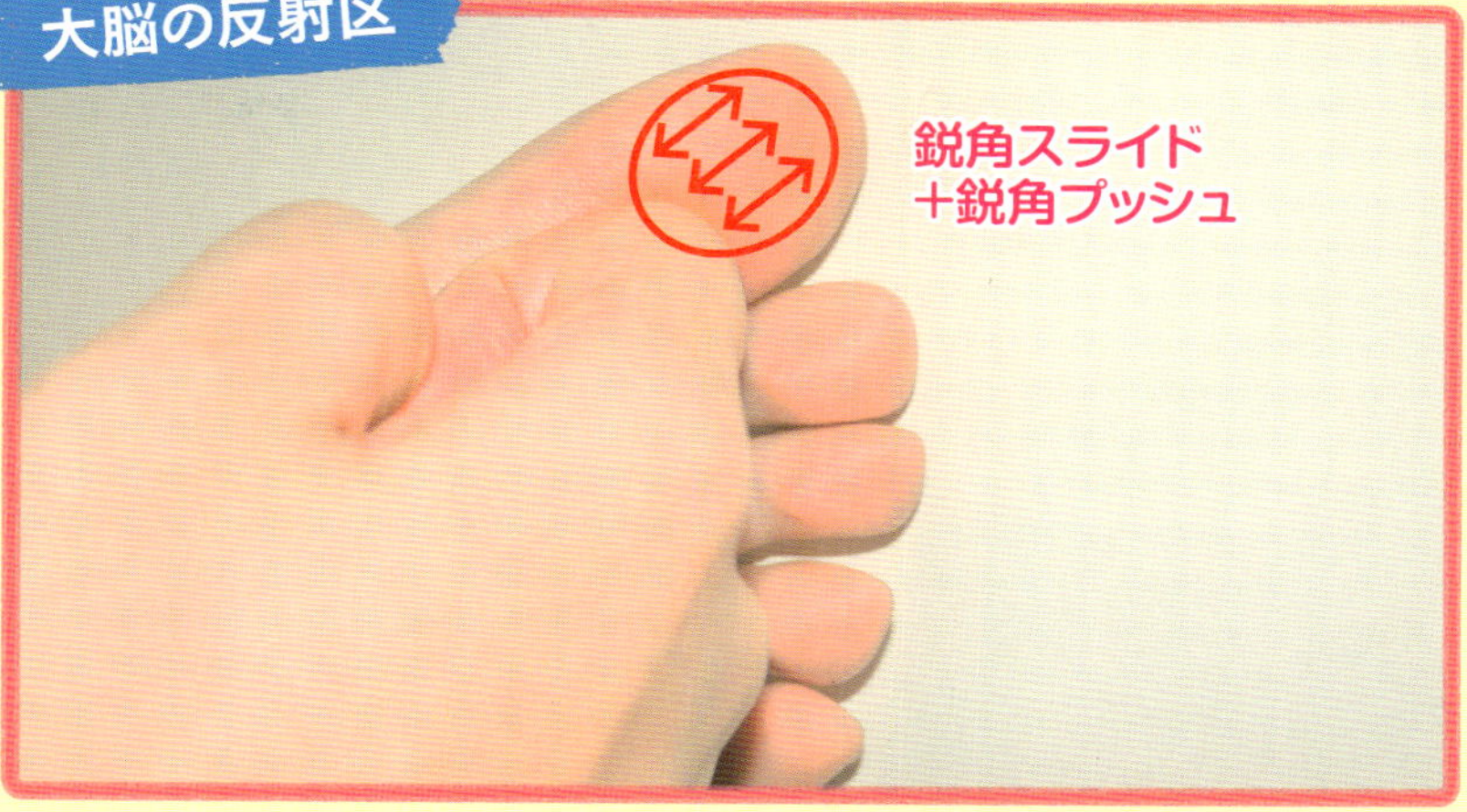

足の親指には脳に効く反射区が密集している。親指の腹全体をしごき、痛いところやブチブチしたしこりがあった場合はそれを押しつぶすように3秒間の安定圧をかける。

ツボ43・陽陵泉《ようりょうせん》

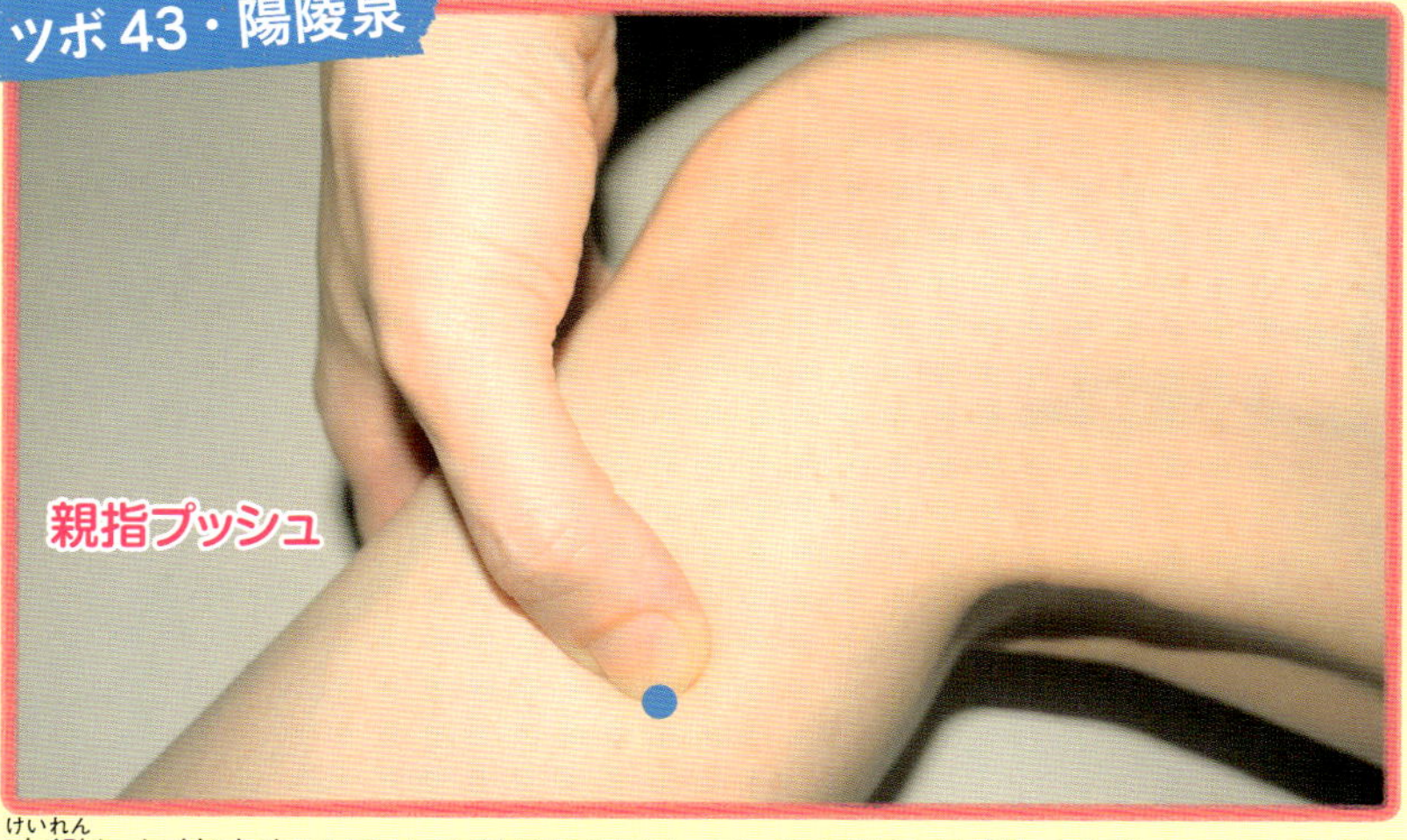

痙攣《けいれん》した筋肉をゆるめる効果がある。ひざの横の外側に飛びでている骨から2センチほど下がった場所に、3秒間の安定圧をかける。

CHAPTER 3

31

脳腫瘍
家族の手助けが奇跡を起こす

脳腫瘍とは、頭蓋内《ずがい》にできる腫瘍の総称です。脳腫瘍は手術で摘出するか、レーザーで焼切るという処置が一般的なのですが、やはり脳にダメージを一切与えずに施術することは難しく、ほとんどの場合、なんらかの後遺症が残るようです。

私は、「足もみ」で脳腫瘍の後遺症を劇的に回復させた事例を、目の当たりにしています。手術の後遺症で左半身がマヒしてしまい、車椅子生活となり、腫瘍をとりきれず、抗がん剤の服用を続けていた方がいましたが、身体が不自由な本人のかわりに、家族が愛情をこめて足をもみ続けた結果、腫瘍の肥大化がストップして抗がん剤の服用をしなくてよくなったという事例です。

足もみを丹念に行うのはもちろん、**「回復してほしい！」と心をこめてもむことが、とても大切**だと考えさせられた事例でした。

「足もみ」をすることで後遺症の回復を目指す場合は、「脳」とその周辺に効果のあるツボや反射区、さらに「神経系」のツボや反射区を徹底的にもみほぐしましょう。

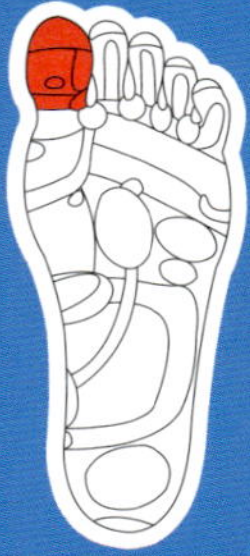

大脳の反射区

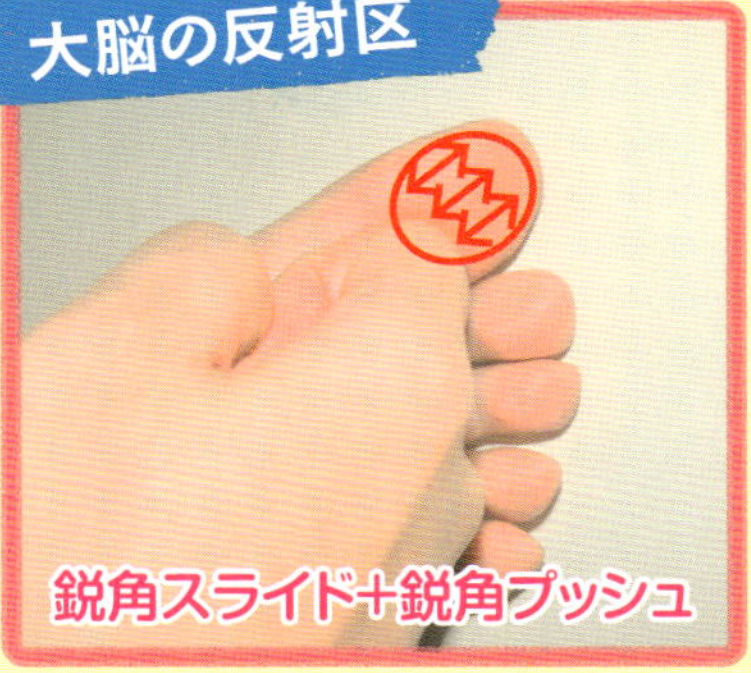

親指には大脳の反射区のほか、脳に効く反射区が密集している。親指の腹全体をしごき、しこりがあれば、それを押しつぶすように3秒間の安定圧をかける。

ここに注意

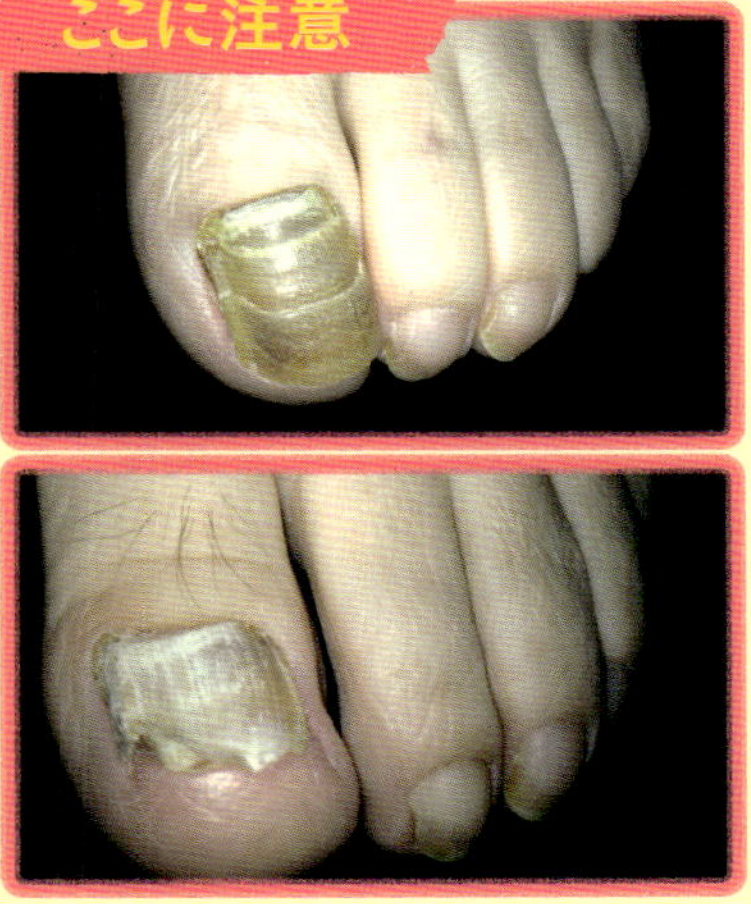

爪の生え方が極端に乱れ、指がむくんできたら脳の異常に注意。

頸椎《けいつい》の反射区

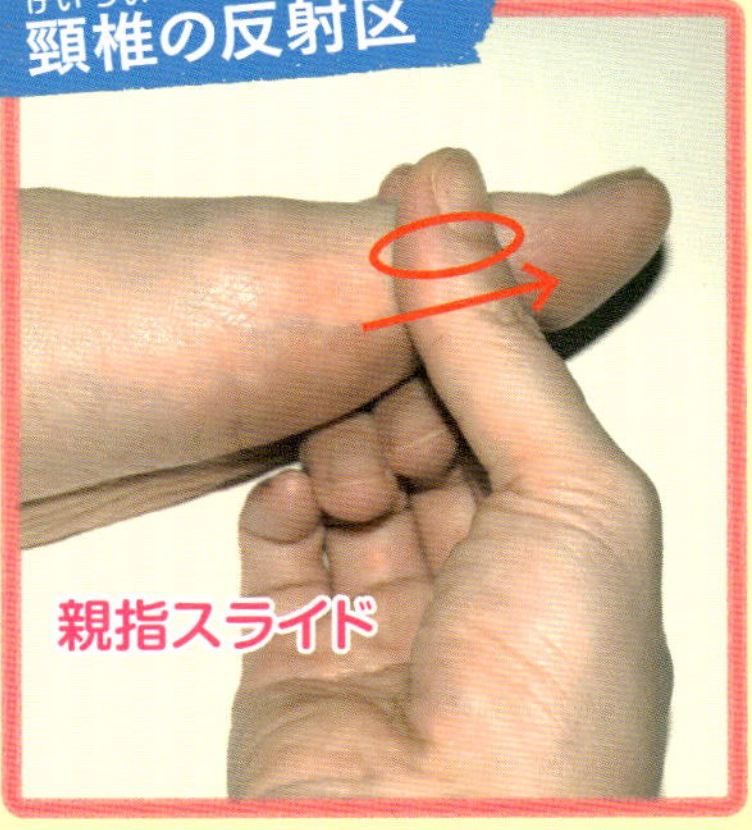

足の親指をはさみ、手の親指の腹で圧をかける。チューブのクリームをしぼりだすようにつま先の方向へすべらせる。

ツボ26・通谷《つうこく》

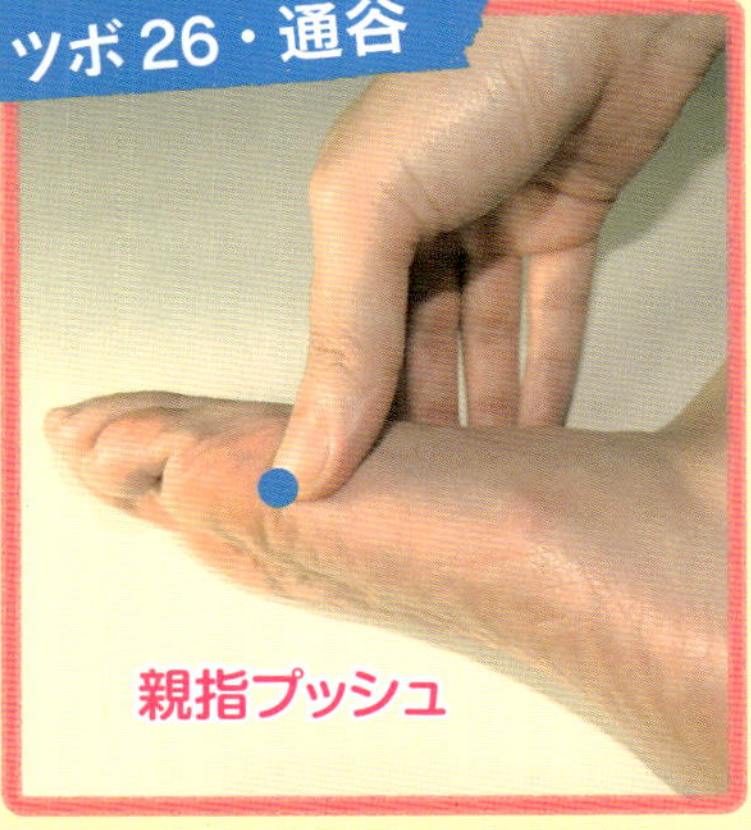

頭痛に効果があるツボ。小指のつけ根、関節部分にある凹みに、3秒間の安定圧をかける。

CHAPTER 3

32

がん

免疫機能の活性化で予防と再発防止がダブルで可能

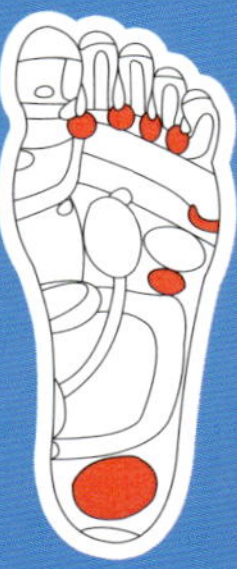

人間の体内では、毎日、数百～数千個ものがん細胞が自然発生していますが、リンパ球に代表される免疫機能が、それを日々とりのぞいています。つまり、免疫機能を常に正常に活性化させておけば、とても有効な予防策になると同時に、進行や転移、再発をくいとめることも可能となるのです。

「足健道」でも初期がんの完治例がいくつもありますが、それよりも目立つのは「再発防止」の事例です。**がんは再発率が高いのですが、「足健道」で熱心に足をもむ方たちの再発率は、現在まで0%です。**初期がんは不治の病ではなくなりつつあります。

抗がん剤を投与されている患者さんは、副作用で大変につらい思いをします。可能であればすべてのツボと反射区を時間が許す限りもんで完治を目指しましょう。

食道がん患者の足

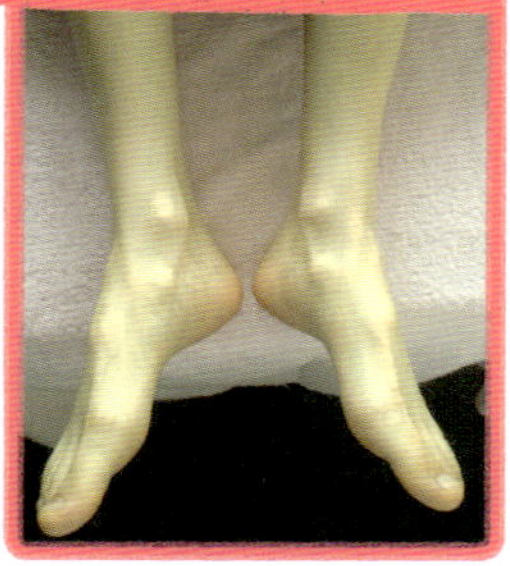

がん患者の足は、総じて血の気がなく、白くなる。

腋窩《えきか》リンパ腺の反射区

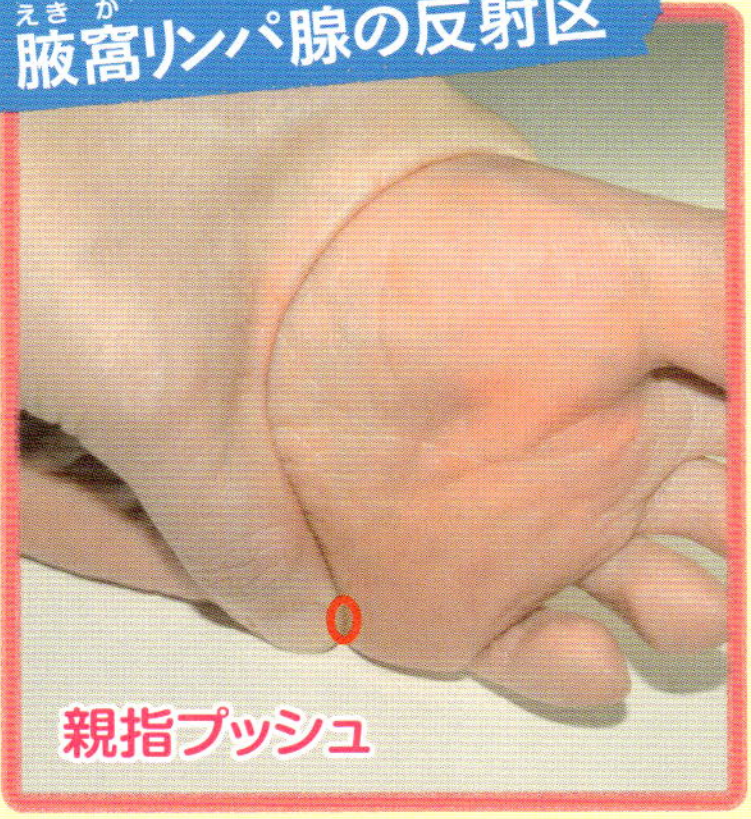

小指の下にある小さな反射区。親指で３秒間の安定圧をかける。

上部リンパ腺《せん》の反射区

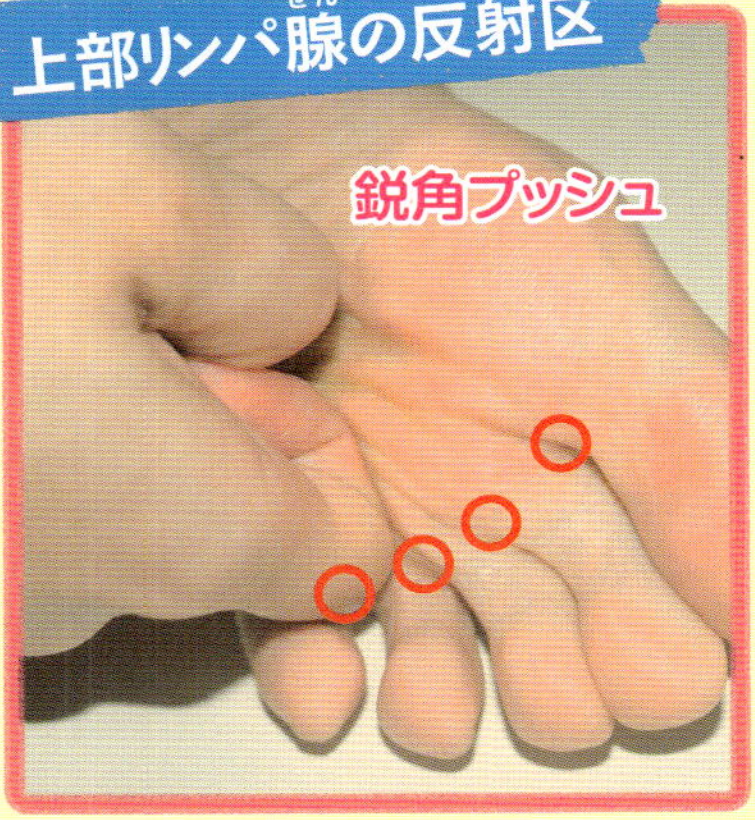

足指の間のつけ根には、上部リンパ腺（頭・あご）の反射区がある。それぞれ３秒間の安定圧をかける。

鼠径部《そけいぶ》リンパ腺の反射区

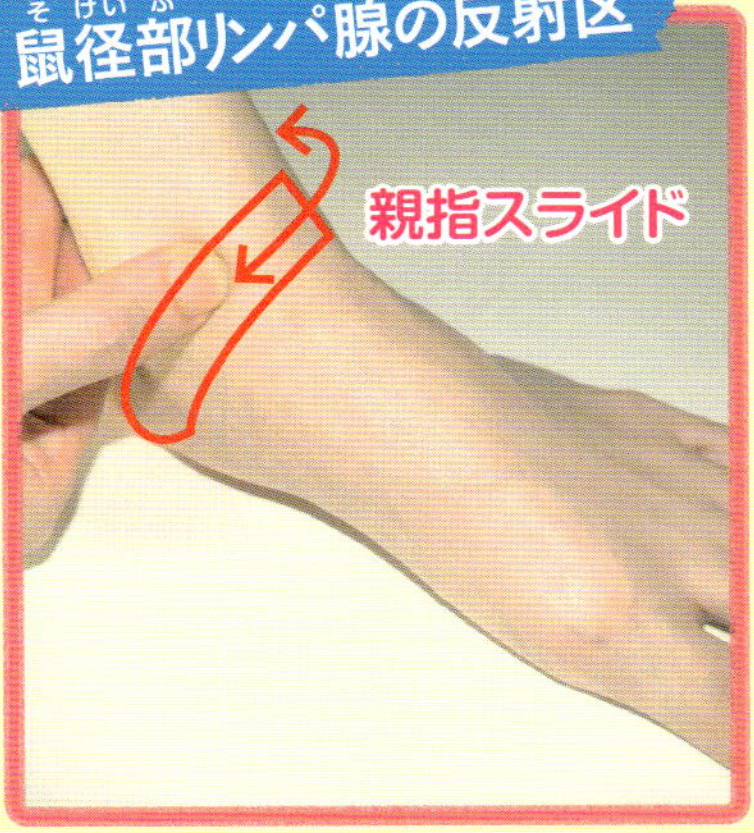

内くるぶしから外くるぶしを結ぶラインを、痛みを感じない程度の強さで刺激する。

胸部リンパ腺の反射区

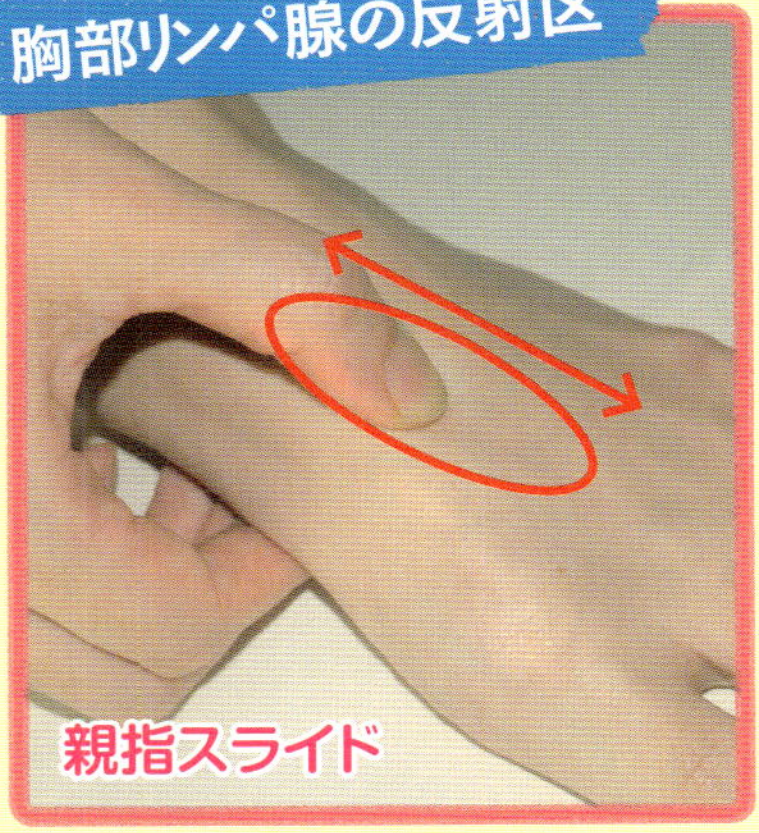

足の親指の骨と人差し指の骨の間を刺激する。骨のきわをこするようにして刺激するとよい。

末期がん

医学的に治療の手段がほぼなくなった末期がんの回復は前例がないわけではありません。私は以前、末期がんを告知された患者さんを施術した時に、**「夜は身体中が痛くて冷たくてまったく眠れないけれど、足をもんでもらうと緑色の吐《と》しゃ物《ぶつ》がでて、その後は数時間眠れるんだよ」**と嬉しそうにお話ししていただいたことがあります。人の手には人を癒す力があります。誰かに手を握りしめてもらうだけでも、悲しみが吹き飛んで安心できた経験が、皆さんにもあるのではないでしょうか? 以下の2カ所を、前項の反射区にプラスすると、より効果があります。不安や身体の痛みを「足もみ」で解消してあげてください。

生殖腺《せいしょくせん》の反射区

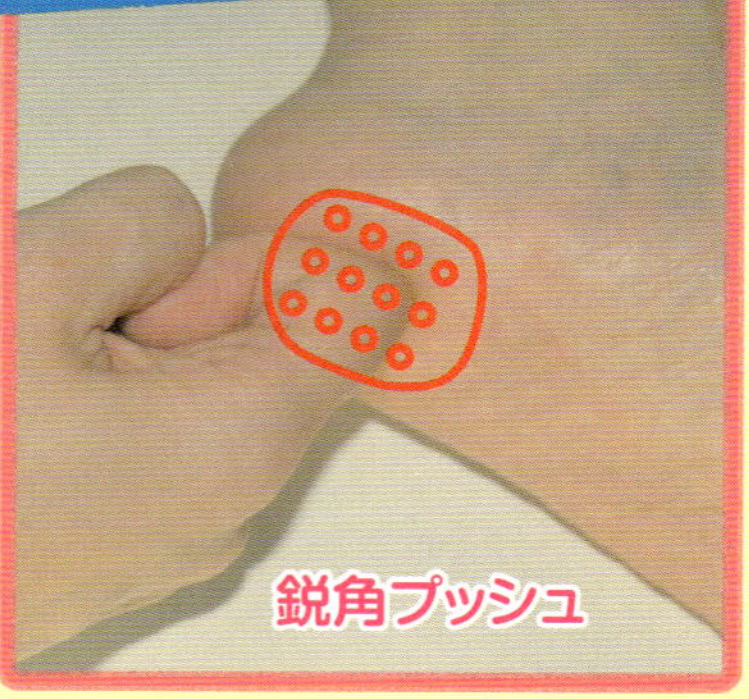

冷えをとるのに効果的。3秒間の安定圧を反射区全体に細かく入れていく。

脾臓《ひぞう》の反射区

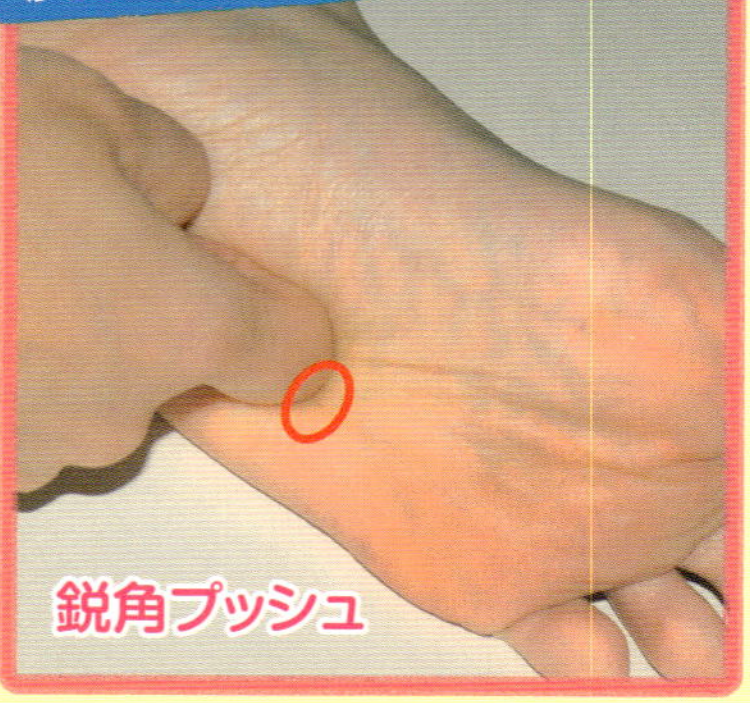

心臓の反射区と同じく、左足裏だけにある反射区。3秒間の安定圧をかける。前項の足もみや30ページの「基本のコース」にプラスすると、より効果がある。

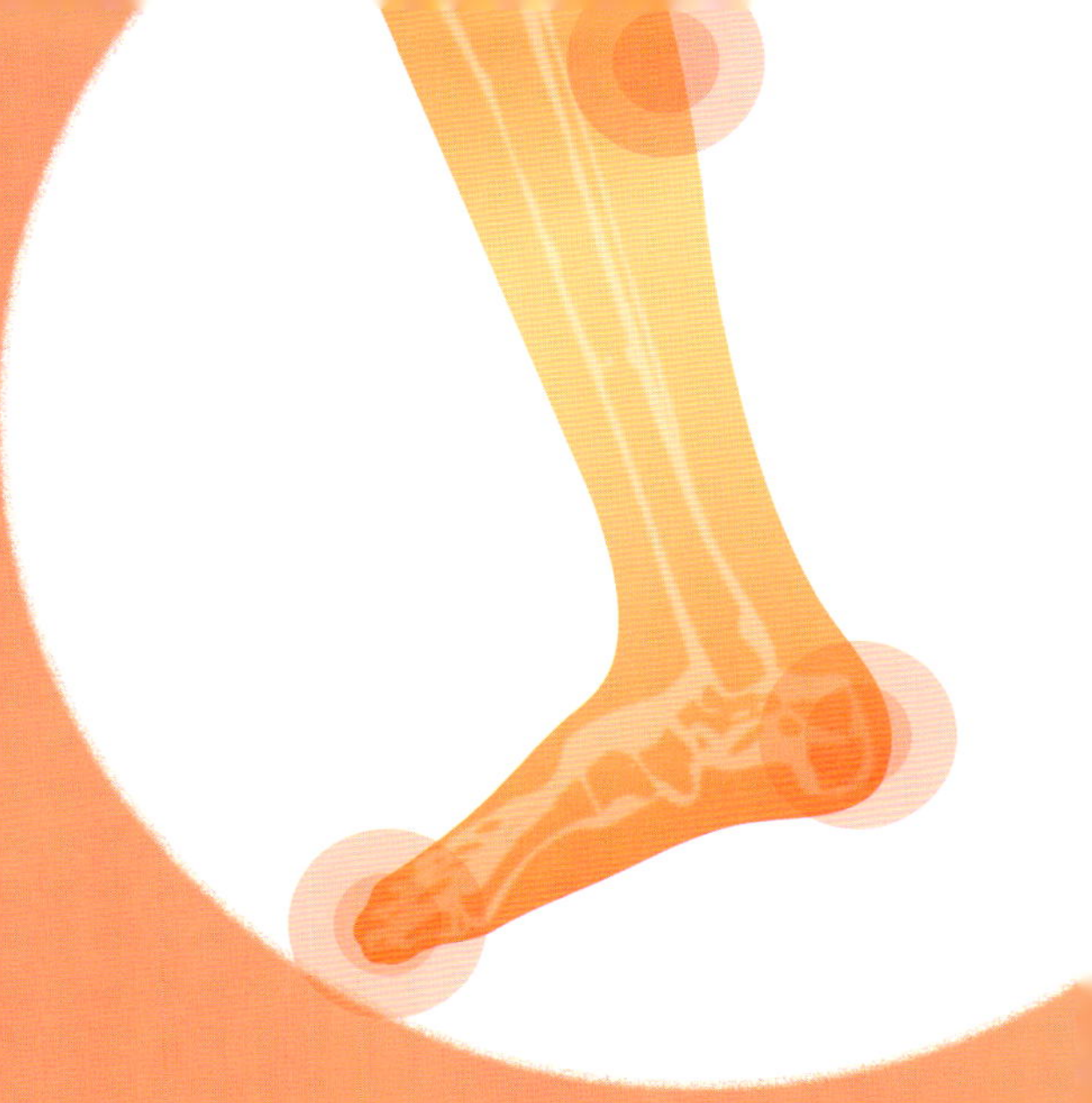

CHAPTER

4

食事の制限やきつい運動は、いっさい不要！

みるみる腹が凹んで、心まで強くなる！「足もみダイエット」

たった1回もんだだけで、ズボンがゆるゆるに！
ハイヒールがグンとセクシーに履ける……！　気分も爽快！
身体の循環をよくする「足もみ」は、
ダイエットや心のケアにもすばらしい効果を発揮します。
真面目にダイエットにとりくんでいる方に怒られてしまうほど、
即効で見た目が変わる「足健道」のやせワザを、
こっそりお教えします。

CHAPTER 4

なぜ1回でこんなにスリムに⁉

足の老廃物は、足もみ以外では落としにくい

足は心臓から遠い位置にあるうえ、立っている時は地面に一番近い位置にあります。そのため、重力に引かれた老廃物がたまりやすい場所です。

下半身にとどまった老廃物は、分解も排泄もされず、下半身にビッシリとこびりつきます。

私の経験上、代謝が活発な若者でさえ、ほぼ100％、下半身に老廃物をためこんでいました。

「足健道」の足もみは、下半身にたまった老廃物をたった1回の施術で大量に除去することができ、ほとんどの人の足が1～3センチ細くなります。ウエストが1～3センチ細くなるととても嬉しいものですが、ウエストより細い足が、1～3センチも細くなると、見た目もビックリするほど変わります。ウエストでいえば、2～6センチ減るのと同じくらいのインパクトがあります。

1カ月のサイズダウンの一例

	右足首	左足首
施術前	20.0cm	19.0cm
施術後	▼ 2.8cm	▼ 1.9cm
	右ふくらはぎ	左ふくらはぎ
施術前	32.9cm	32.5cm
施術後	▼ 3.8cm	▼ 3.5cm
	右太もも	左太もも
施術前	44.8cm	44.0cm
施術後	▼ 4.3cm	▼ 3.5cm

たった1回もむだけで、こんなに足が細くなる！

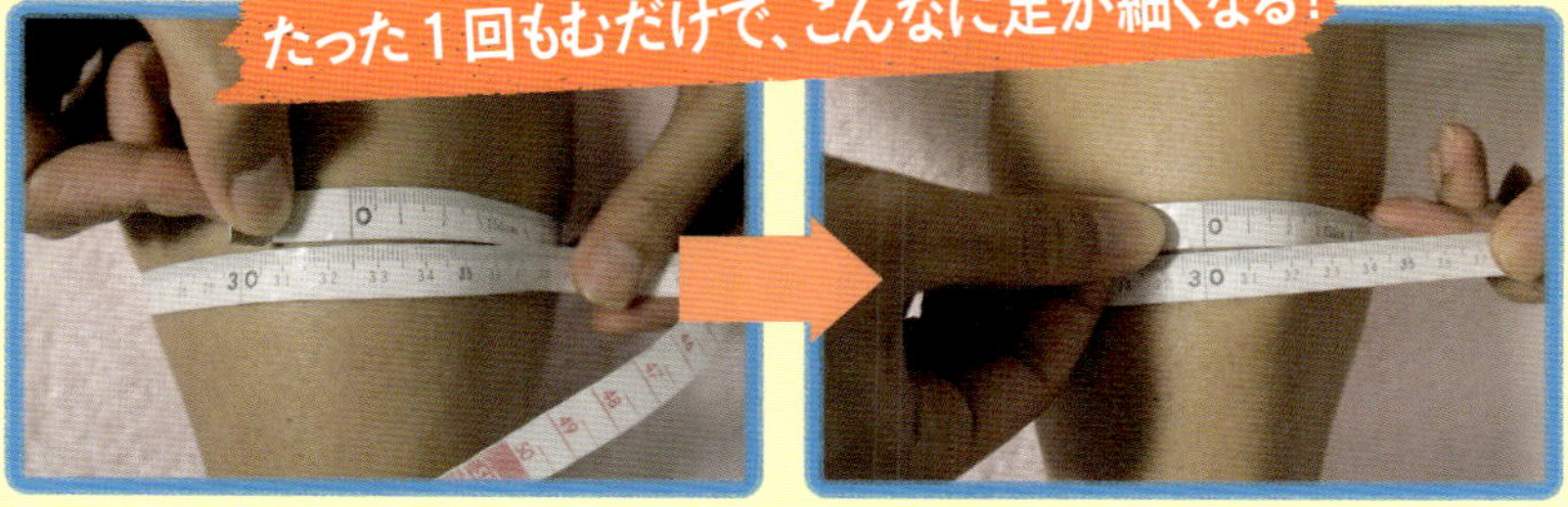

被写体の女性は決して肥満体ではありませんが、わずか10分、ふくらはぎをもんだだけで2.5センチものサイズダウンを達成しています。

1週間もんだケース

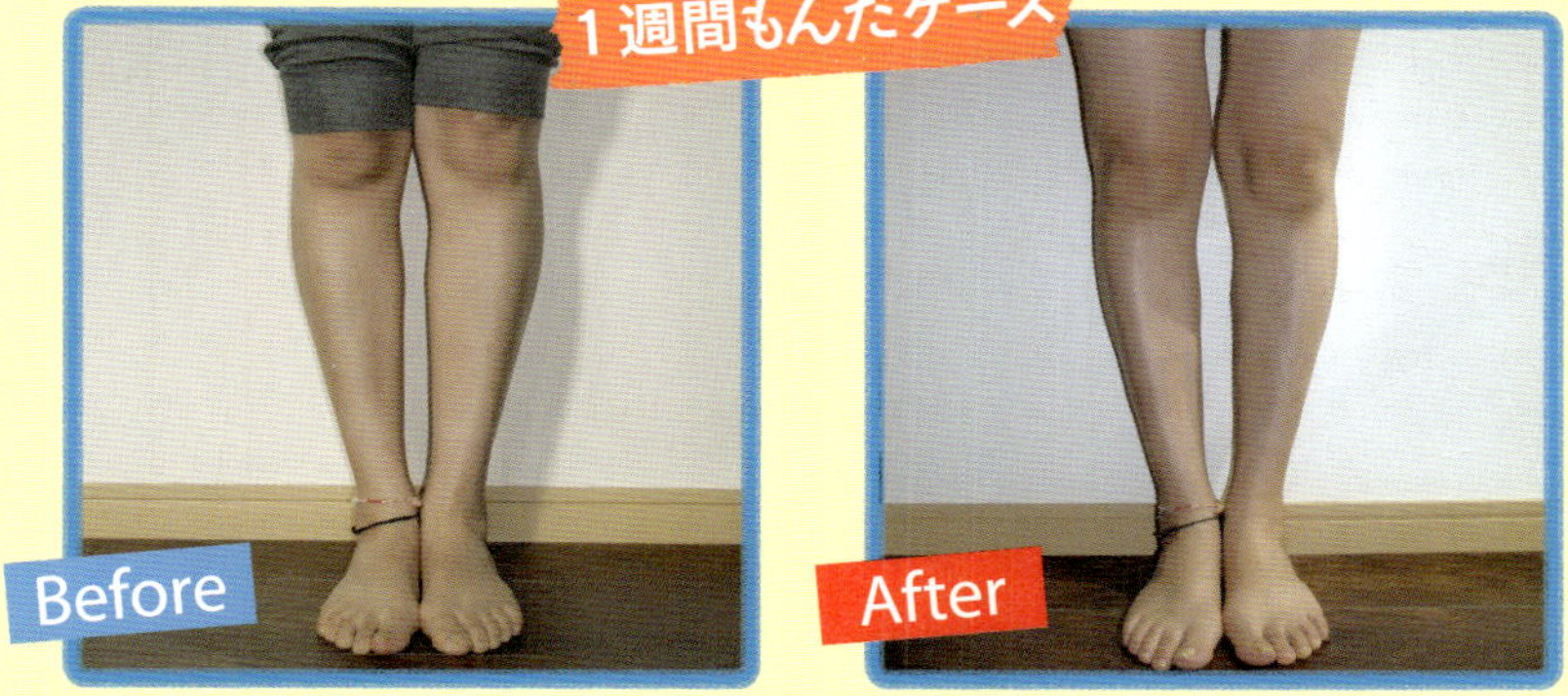

もともと細かった“ひざ下”ですが、さらに細くなり、体調もよくなりました。足もみは下半身の健康的なダイエットに絶大な威力を発揮します。

2週間もんだケース

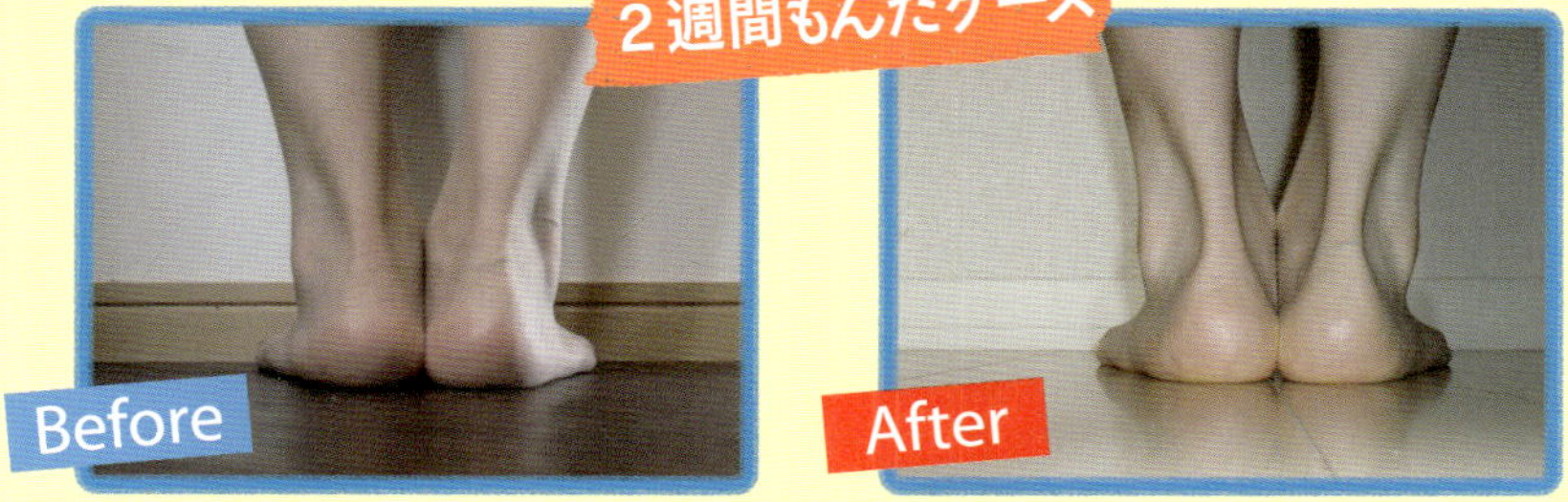

アキレス腱がクッキリと浮き上がった見事な足首に生まれ変わりました。華奢《きゃしゃ》な足首は女性の魅力を引き立てます。

CHAPTER 4

33

下半身ダイエット

セクシーな魅力も同時にアップ！

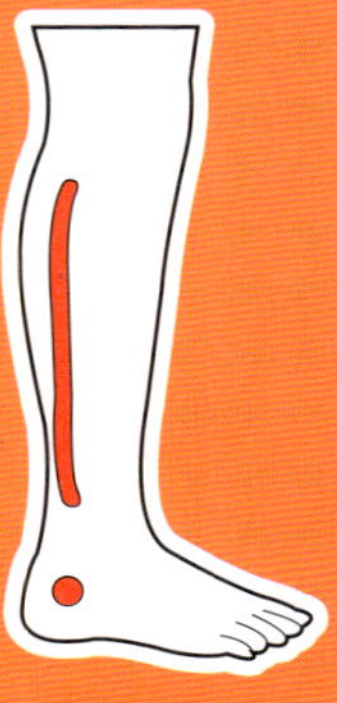

これまでいろいろなダイエットに挑戦したことがある人の場合、ダイエットの難しさ、特に下半身やせの難しさを、嫌というほど知っているでしょう。しかし、**「足健道」の足が細く美しくなる効果は、紛れもなく本物です。**

たんに足を細くするためだけなら、反射区やツボを気にする必要はありません。毎日、くるぶし周辺とふくらはぎ全体を丁寧にもみほぐしていれば、自然と細くなっていきます。ただし、本格的なダイエットの一環として実践する場合には、「基本のコース」（30ページ参照）に加えて、次のページの反射区とツボを刺激することが重要です。

女性は、老廃物をだすと同時に、子宮や直腸、卵巣、下腹部など、「女性ホルモンに関係する反射区」を刺激することで、ダイエット効果も魅力もさらにアップします。

男性は前立腺、睾丸、下腹部などの反射区を同時に刺激しましょう。太ももにセルライトがある方は、普通に直接太ももをもんでも決してなくなりませんが、「足もみ」で代謝を高めた状態でもめば、必ず減っていきます。

子宮《しきゅう》・前立腺《ぜんりつせん》の反射区

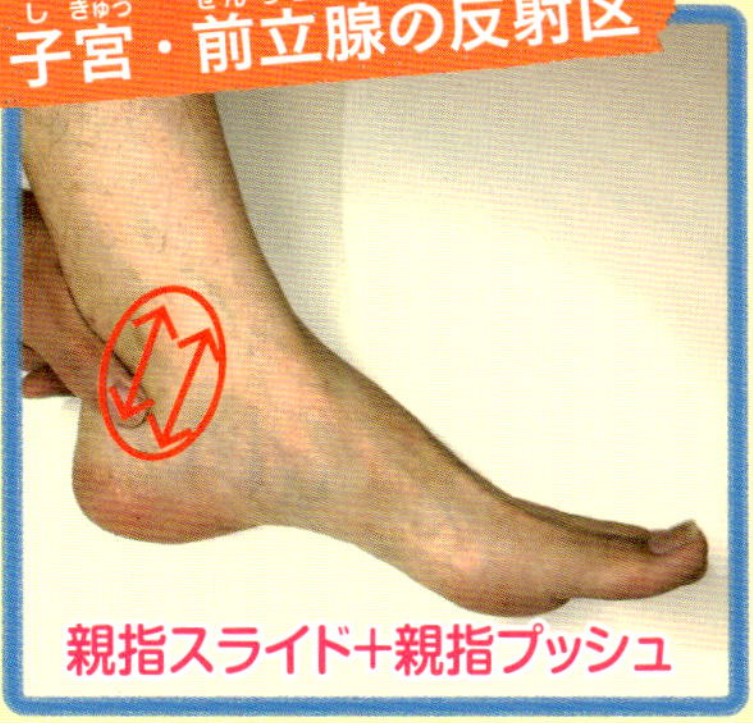

内くるぶしの下にある反射区。親指をすべらせながら反射区全体を刺激し、痛みを感じたところには、3秒間の安定圧をかける。

太ももをもみほぐす

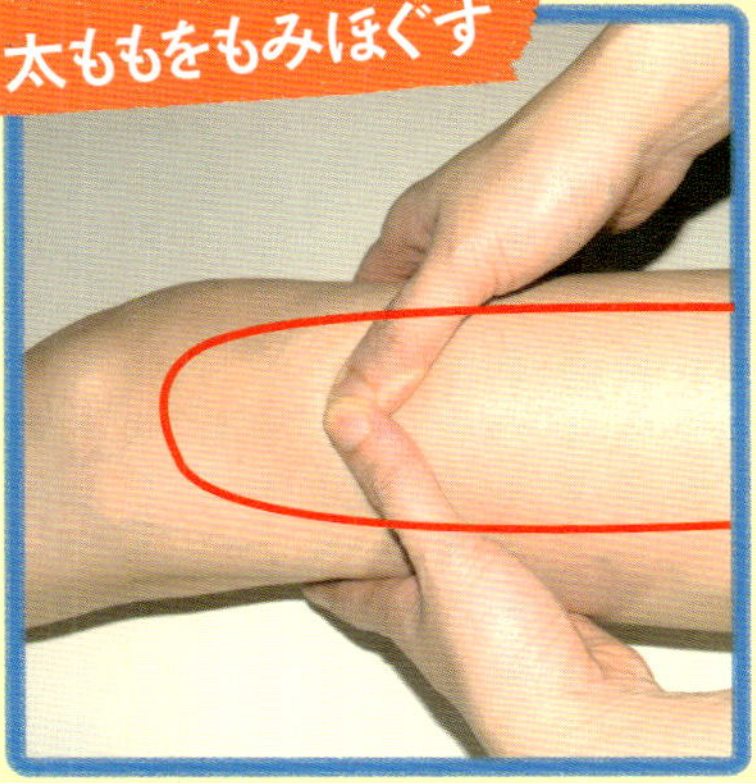

「基本のコース」で代謝を高めたあと、太もものセルライトを入念にもみほぐす。施術後の白湯は少し多め（300cc）に飲むこと。

坐骨神経《ざこつしんけい》の反射区（足の内側・外側）

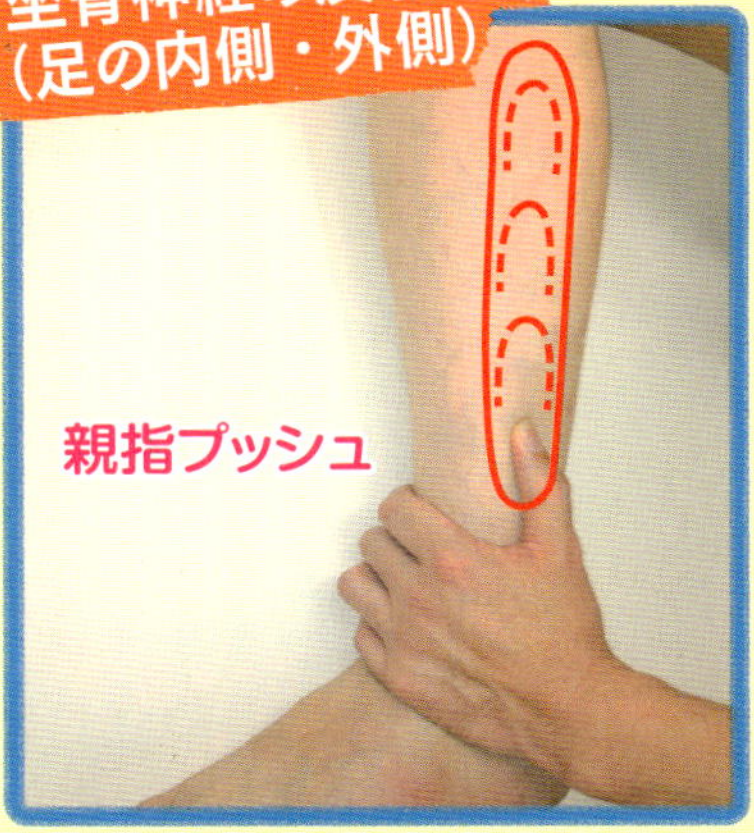

足の内と外、両側にある。くるぶしの真横から親指を骨のきわに押しつけ、親指の幅ずつ、ずらしながらひざまで押圧していく。

卵巣《らんそう》・睾丸《こうがん》の反射区

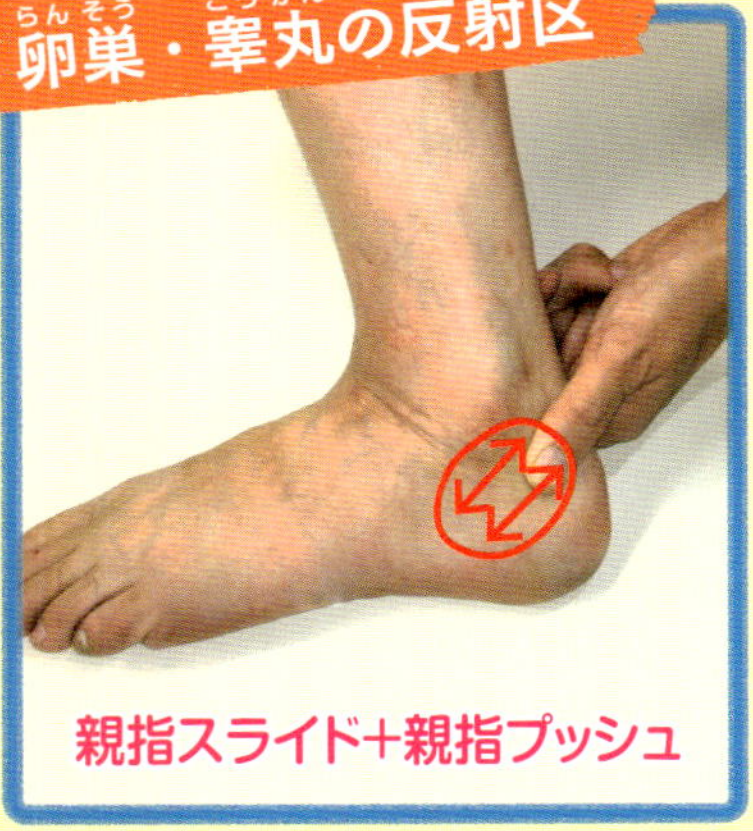

ホルモンの分泌を高める。子宮・前立腺の反射区と対になる反射区で、外くるぶし側にある。親指をスライドさせながら刺激し、痛みを感じたところに3秒間の安定圧をかける。

CHAPTER 4

34

二重アゴ・顔のむくみ

キュキュッと引きしまった小顔も、「足もみ」で簡単実現！

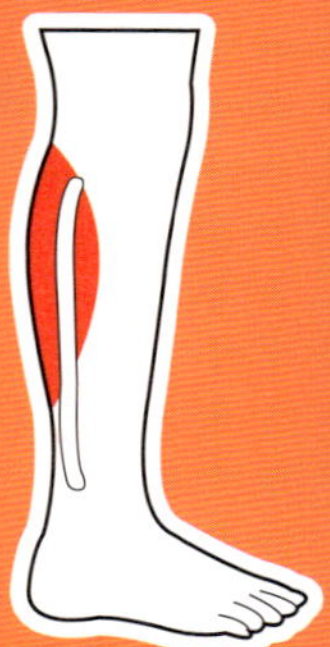

むくみが顔にあらわれやすいのはご存じのとおりです。二日酔いや食べすぎ、飲みすぎた翌朝は、ボッテリと別人のように顔が腫れ上がってしまうこともありますね。足健道の足もみは、こうしたむくみをきれいさっぱり除去することができます。

　また、二重アゴは「肥満」と誤解されやすいのですが、これも飲みすぎ、食べすぎ、二日酔いなどを繰り返している方に多い慢性的なむくみです。二重アゴも「足もみ」で驚くほどシェイプアップできます。しかも、効果があらわれるのが非常に早く、**施術後数時間でスッキリ**します。

　二重アゴのチェックは簡単です。直立した状態で顔を45度の角度で下に向け、アゴが二重になれば二重アゴといえるでしょう。外出がためらわれるほどむくんでしまった時は、ぜひ、出勤前に20分の時間を作り、足もみをしてみてください。出社するころにはむくみがとれ、ランチを食べるころには、いつもと変わらないイキイキとした表情に戻っています。

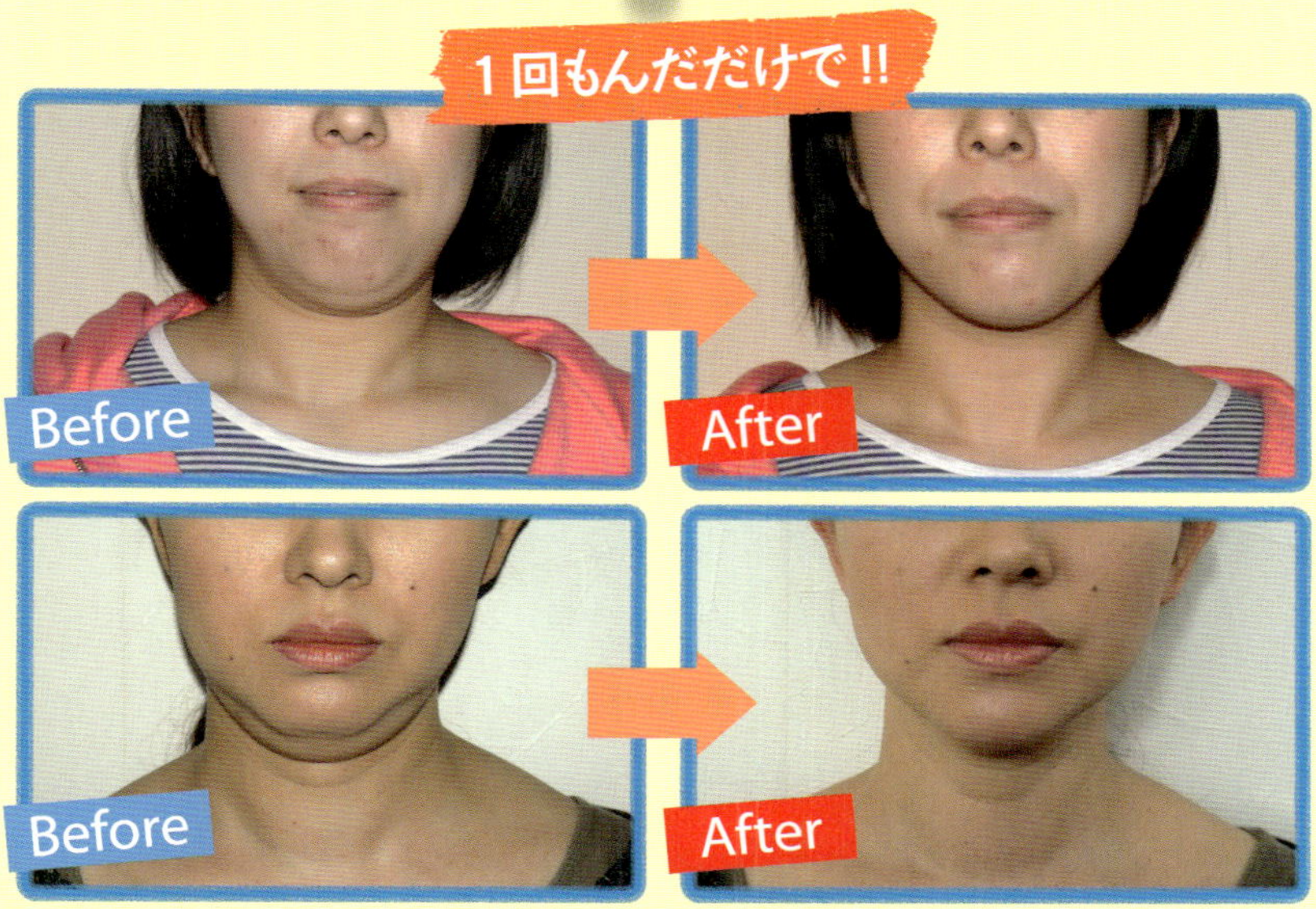

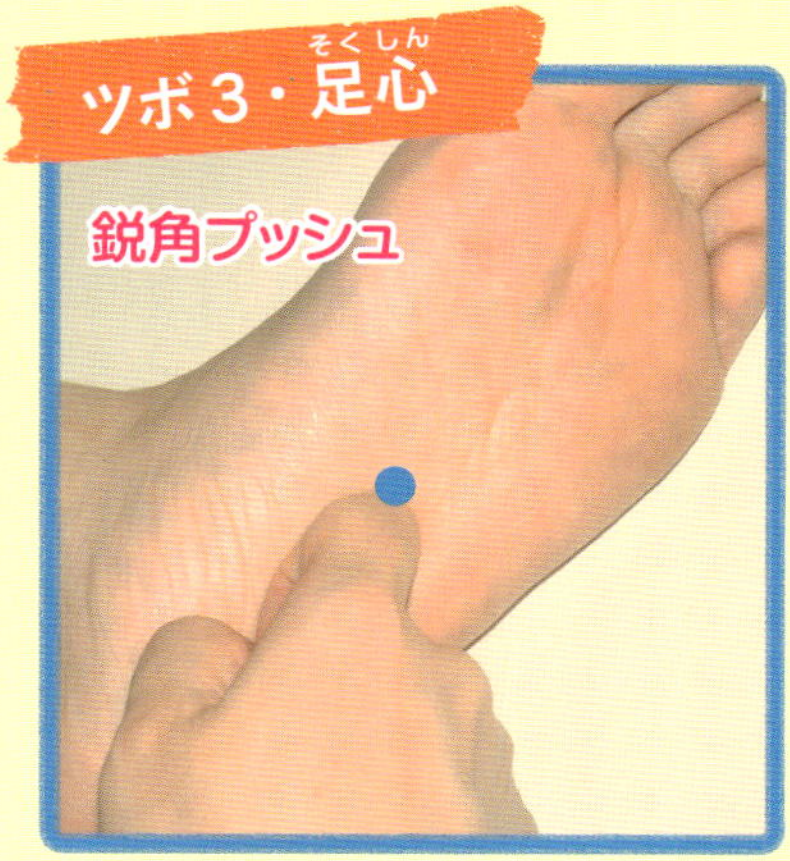

足裏のほぼ中央にあるツボで、ズバリ「痩身」に効果がある。足裏に穴をあけるつもりで強く力を入れ、3秒間の安定圧をかける。

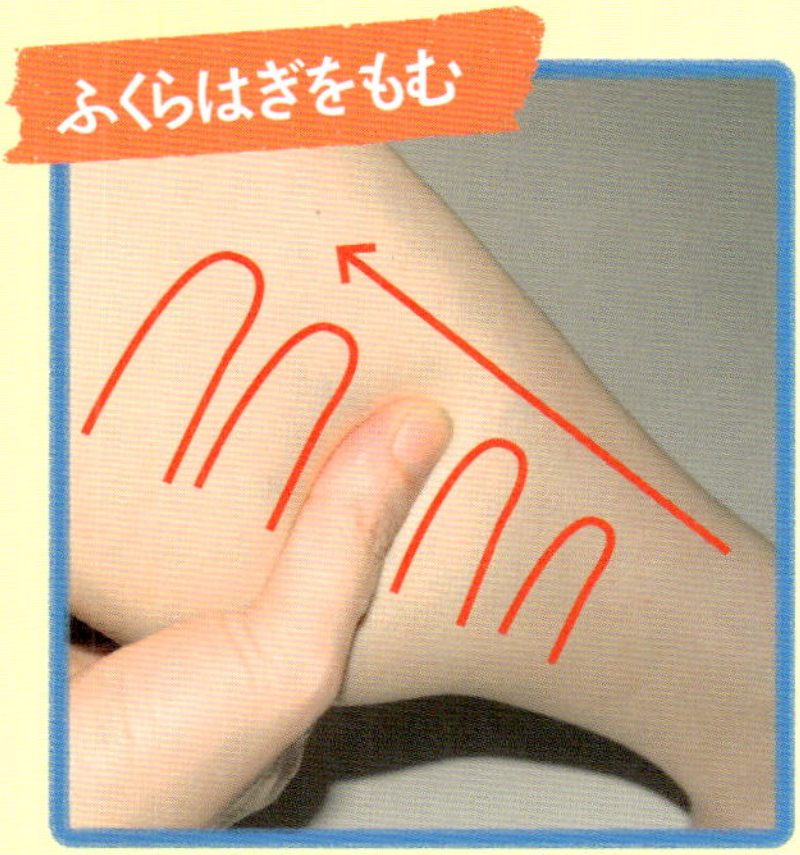

筋肉をしっかりつまみ、老廃物をしぼりだすようにやわらかくなるまで強くもみこむ。「基本のコース」の一部でもある重要な施術だが、スピーディーに老廃物を除去する場合は特に重要。

CHAPTER 4

35

うつ病

家族がもんであげても効果はあります

うつ病は脳の神経伝達物質であるセロトニン、ノルアドレナリンの減少によって起こると考えられています。神経症と混同されがちですが、うつ病は自分を責める傾向があるのに対し、「神経症は相手を攻める」というはっきりした特徴があります。

実は、セロトニンのほうは生活習慣でふやすことができます。その生活習慣と、気分を晴れやかにする「足もみ」を紹介しましょう。

「足もみ」はうつ病に対しても非常に効果がありますが、うつ病患者本人が義務感にかられて自分の足をもんで、効果がでるまでの期間を不安に感じてしまっては自責の念に拍車をかけてしまいます。自分を責めることなく、これまでの生き方、考え方を見つめ直すよい機会が与えられたのだと、受け入れてみてください。

もし、ご家族がうつ病で悩んでいるのであれば、ぜひ、ご家族のほかの方が「足もみ」をしてあげましょう。**うつ病患者にとって、もっとも効果があるのは、心を許せる人から足をもんでもらうことなのです。**

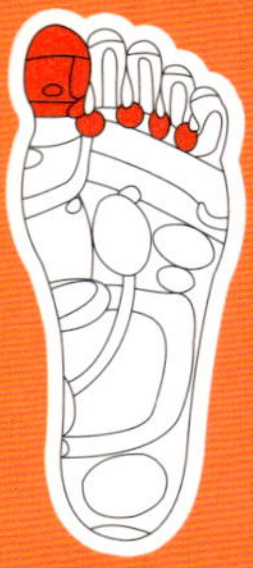

大脳／小脳／頭蓋底《ずがいてい》の反射区

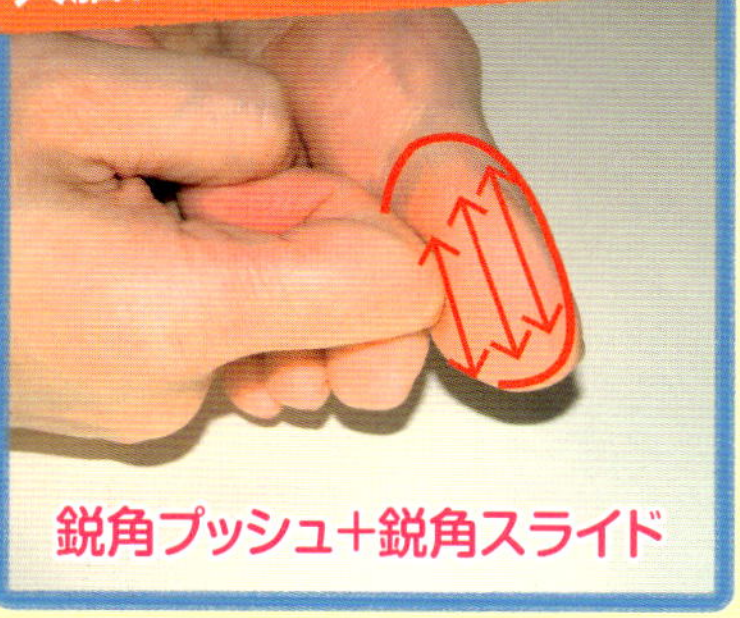

足の親指には頭痛に効く反射区が集中している。親指全体を鋭角プッシュでしごき、痛いところやブチブチした老廃物を探して、それを押しつぶすように3秒間の強い安定圧をかける。

ツボ5・隠白《いんぱく》

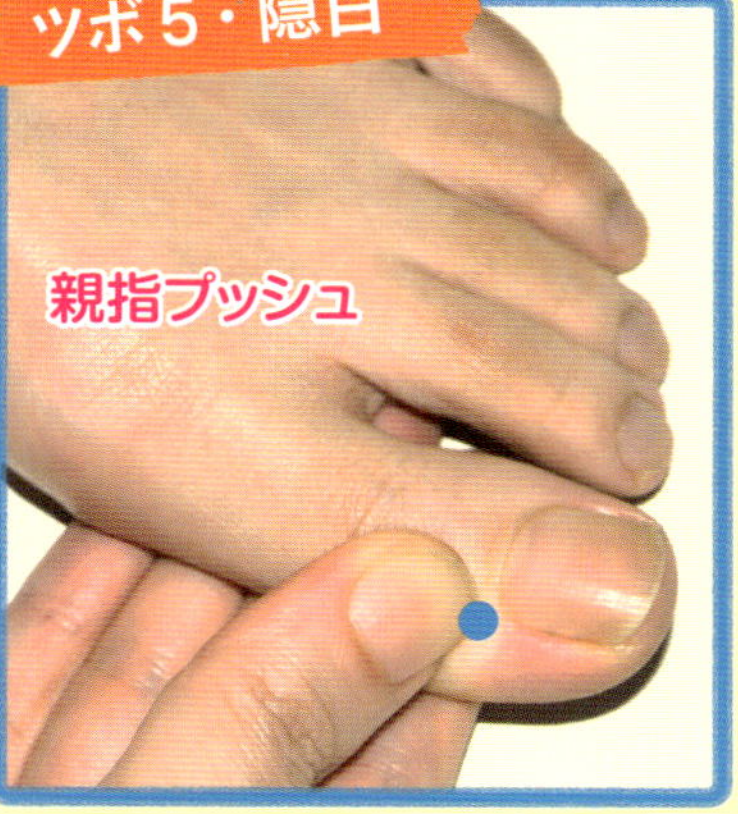

足の親指の爪のつけ根から少し足の内側へずれたところにあり、精神を安定させる効果がある。親指で3秒間の安定圧をかける。

セロトニンがでる習慣

Ⓐ 毎朝、太陽を浴びる

なるべく朝7時までに10分以上（太陽を直視してはいけません）

Ⓑ セロトニンをふやす食品を食べる

牛乳、ナッツ類、バナナ、納豆、赤身肉、ごまなど

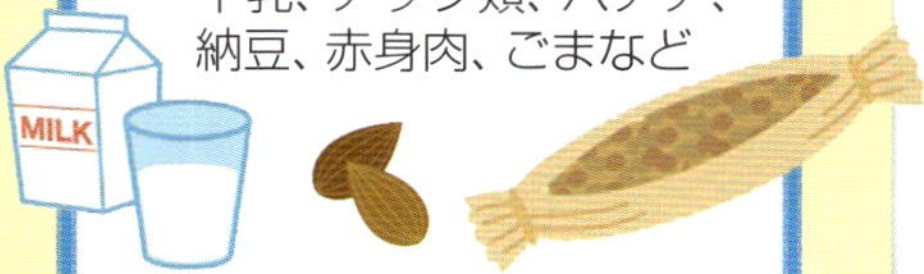

Ⓒ 単純動作をリズムよく繰り返す

ウォーキング、写経、深呼吸など

上部リンパ腺《せん》の反射区

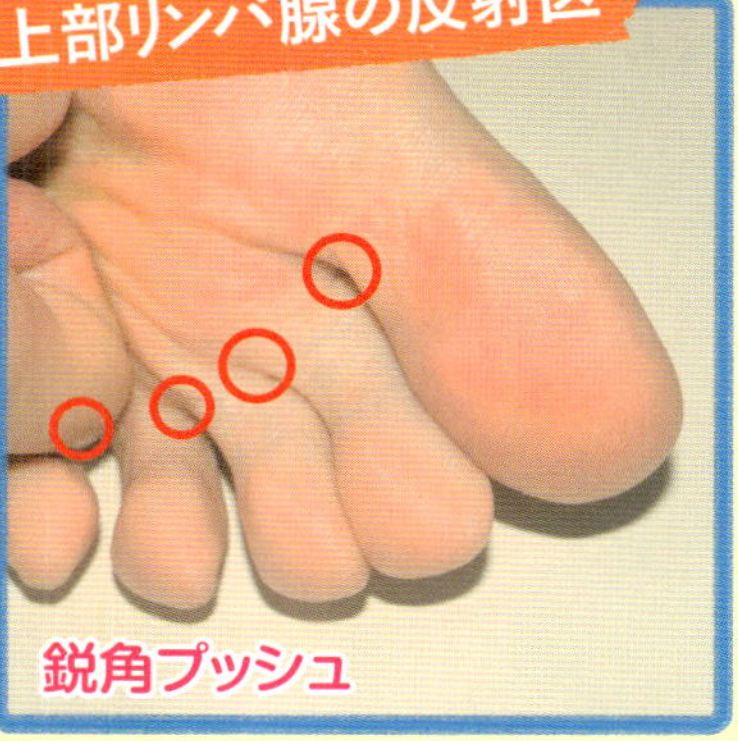

足指の間のつけ根には、上部リンパ腺（頭・あご）の反射区がある。それぞれ3秒間の安定圧をかける。セロトニンを脳内に行きわたらせる効果がある。

CHAPTER 4

36

自律神経失調症

健康な人でも心身のバランスが崩れると……

心と身体のバランスを崩してしまう代表的な病気の1つに「自律神経失調症」があります。正式に定義された病状はなく、うつ病やパニック障害などと似たような症状を示すこともあります。いろいろな病院を渡り歩いた結果、「自律神経失調症」と診断されたら、実際のところ原因は医師にもわからない状況だと思って間違いないでしょう。**自律神経失調症、ノイローゼ、うつ病など、心と身体のバランスが微妙に崩れて発症する病気に対して、「足健道」の足もみは、非常に相性がいいのです。**全身の調子を整え、気力を回復させて、医師が特定できないトラブルを根本的に解決してくれることが多々あります。最近では自律神経失調症も、脳の血流低下が関係していることがわかってきています。身体が冷えて血流が悪くなれば、当然、脳の血流も悪くなります。**「身体を温める」「全身の血流をよくする」「脳への血流をたっぷりふやす」の3つをまとめて実現できるのが、「足もみ」。**

心と身体のバランスが乱れていると感じたら、足の指を刺激ましょう。自分で手軽に自律神経の調整ができます。

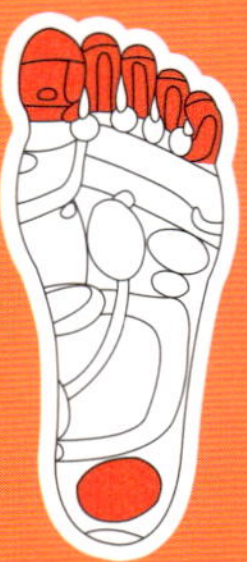

全指を回す

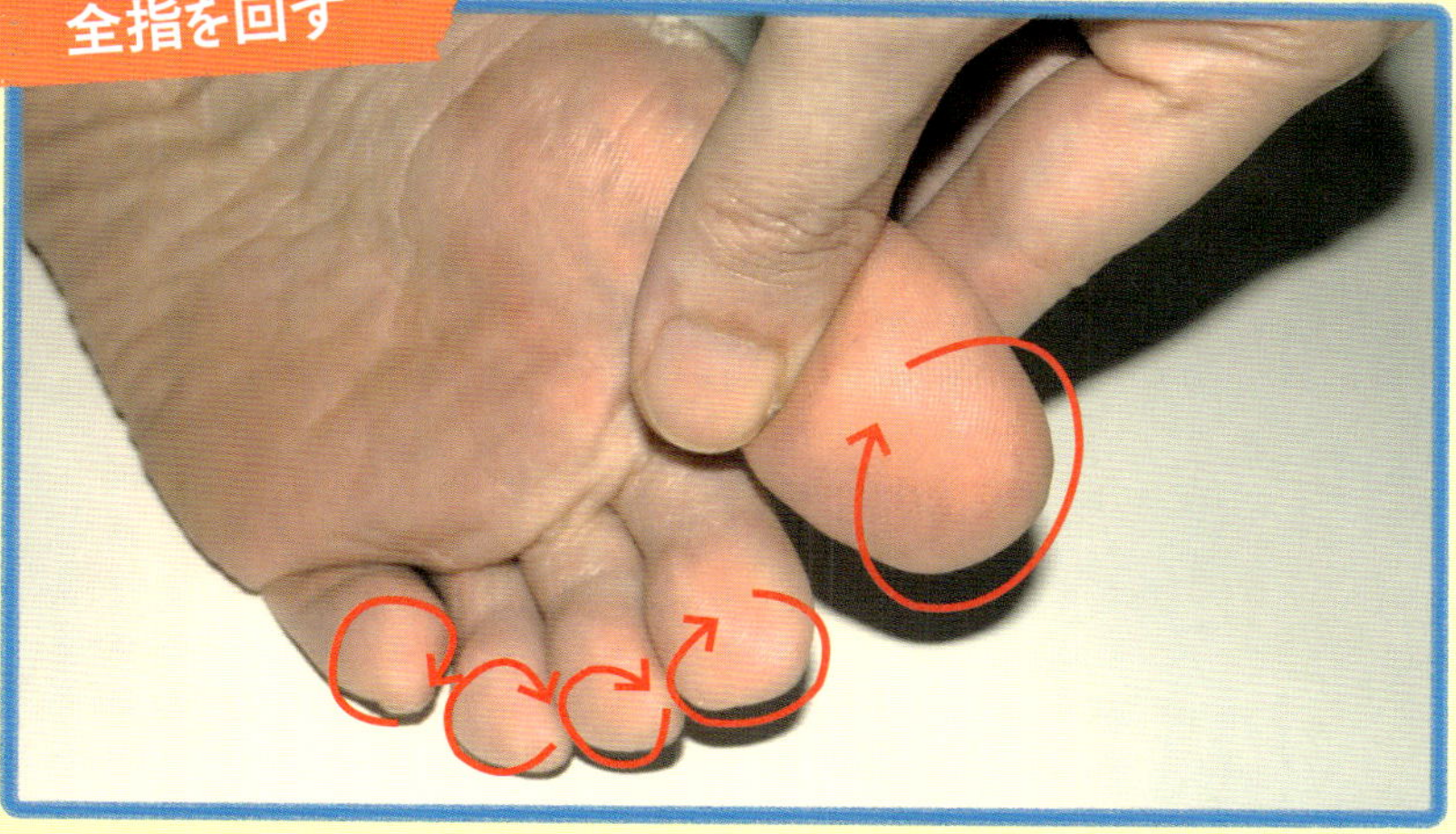

足の指を足にグイッと押しこむようにして、手の指をつけ根に当てて左右に10回ずつ回す。末梢神経が活性化し、脳の血流もよくなる。

大脳の反射区

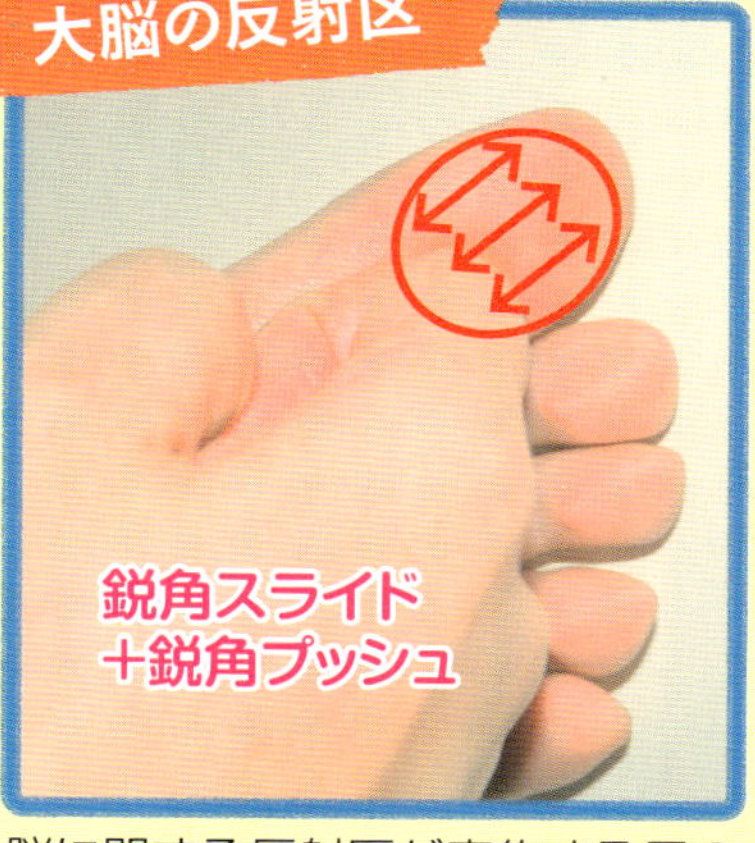

脳に関する反射区が密集する足の親指を全面的に刺激する。ブチブチした老廃物には、３秒間の安定圧をかける。

生殖腺《せいしょくせん》の反射区

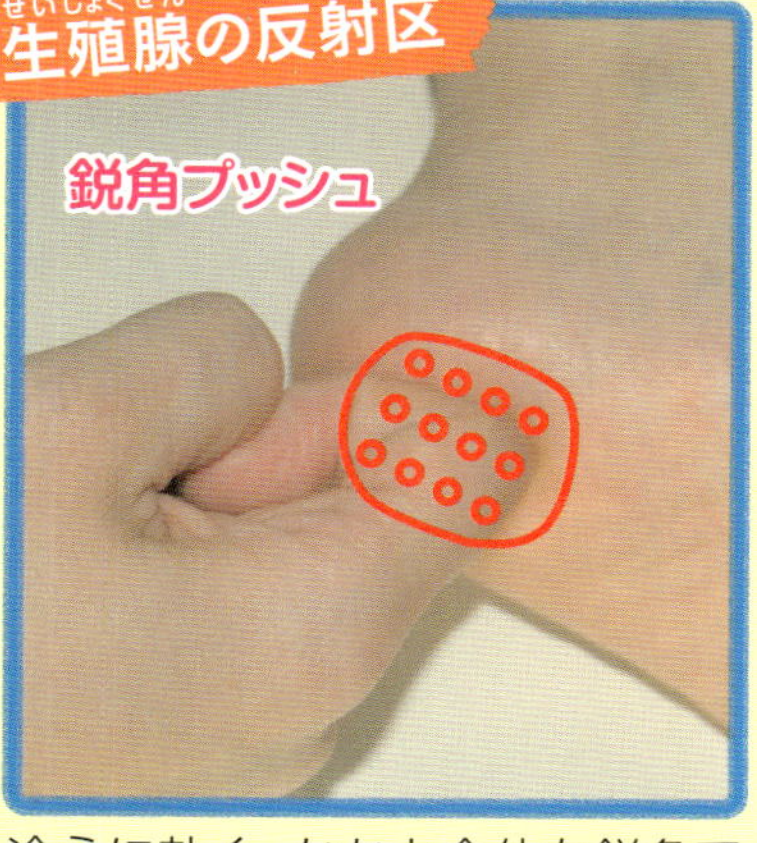

冷えに効く。かかと全体を鋭角で点圧する。点で面を埋めつくすように、３秒間の安定圧を繰り返しかける。

✤ COLUMN ✤

食事も変えよう。「冷え」をとりのぞいて効果を10倍高める！

身体が冷えていると、どんなに丁寧に足をもみほぐしても、せっかくの優れた効果が得にくくなります。これは理屈ではなく、あらゆるジャンルの「体質改善のプロ」たちが口をそろえて指摘していること。慢性的な冷え症の方は、入浴直後に「足もみ」を行うのが、ベストのタイミングでしょう。お風呂に入れない場合は、**「足湯」**がおすすめです。深めのバケツに42度程度のお湯を張り、両足を10分浸します。途中、冷めたら、さし湯を。

〝食事〟にも冷えを除去するカギがあります。

身体を温める効果がある食品をまとめました。ぜひ参考にしてください。

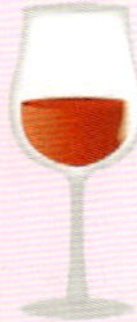

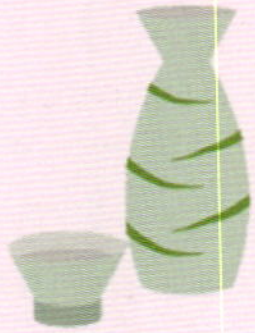

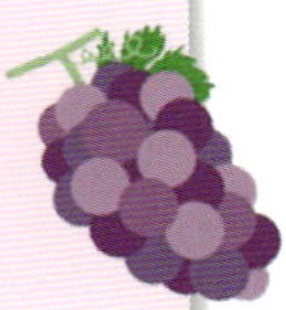

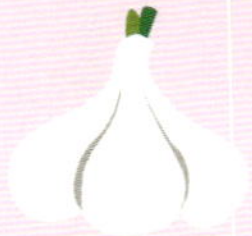

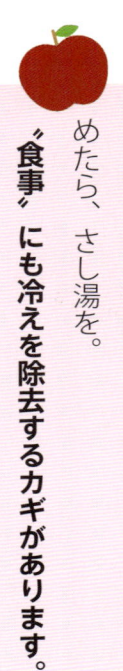

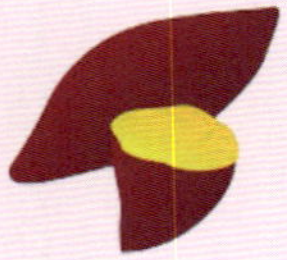

冷え症に効く食品

北方産の果物	りんご、さくらんぼ、ぶどう、プルーンなど
塩のもの	梅干し、たくあん、明太子など
根菜類	ごぼう、レンコン、にんじん、ヤマイモ、さつまいも、さといも、わさびなど
黒い食品	紅茶、海草、小豆、黒豆、ひじきなど
酒類	ブランデー、日本酒、赤ワイン、梅酒、芋焼酎（麦焼酎やビールは身体を冷やします）
葷菜類《くんさいるい》	ネギ、ニラ、にんにくなど

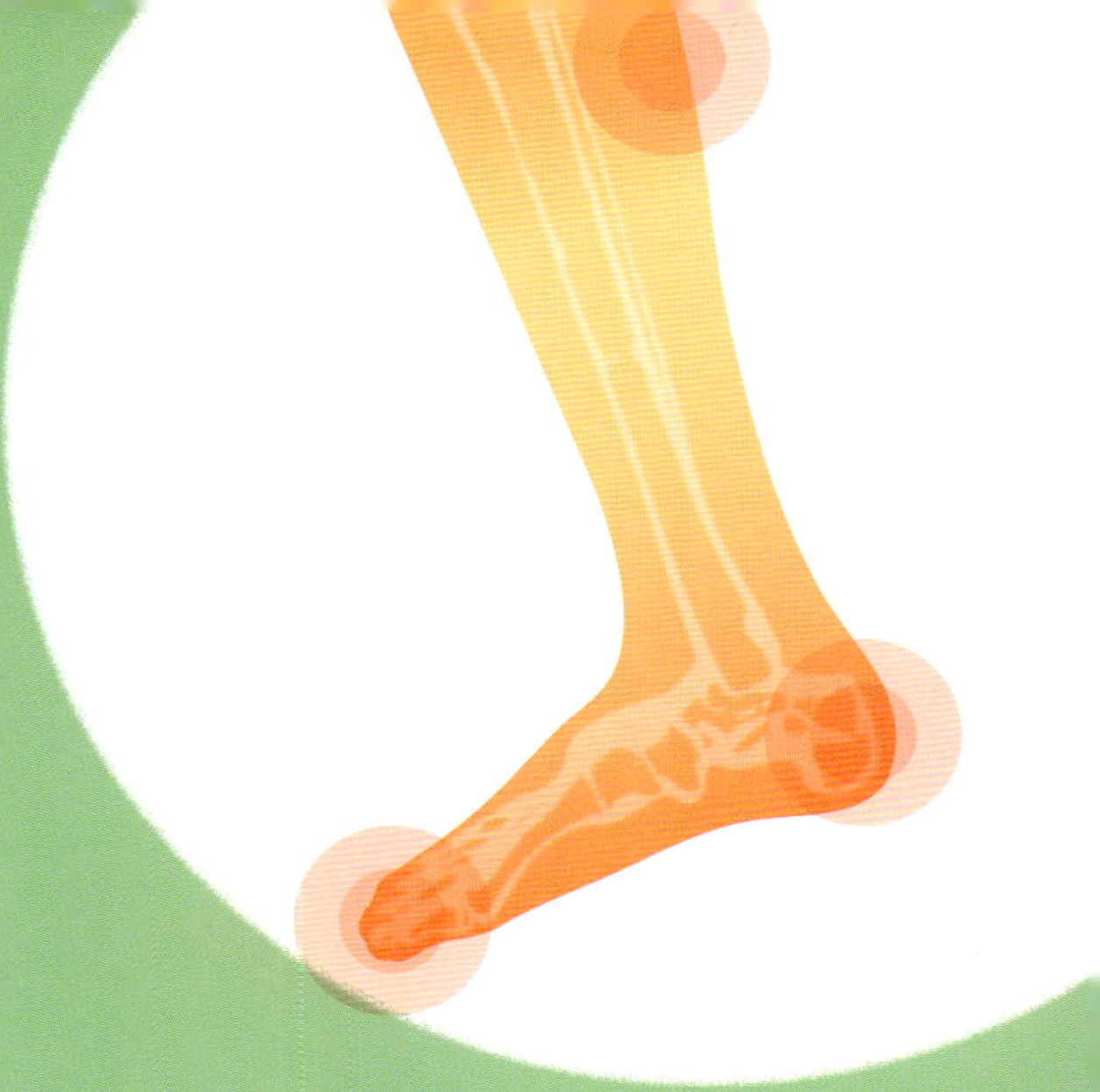

CHAPTER

5

患部を直接もまなくても大丈夫！

ケガの治りがスピードアップする「足もみ」の極意

意外かもしれませんが、足もみは、
ケガの回復を早めるのにも効果を発揮します。
例えば腕をケガした場合、
ケガの痛みとは無縁の足さえもめれば、
確実に患部（腕）へと効果が伝わります。
さらに、遺伝のせいだと思われがちな、
X脚やO脚改善にも大きな助力となってくれます。

37

むち打ち症

筋のゆがみをほぐして、正しい位置に整える

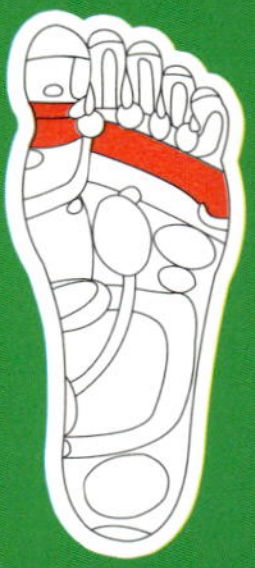

むち打ち症は、靭帯《じんたい》や筋肉がダメージを受けた時に生じる、本人にしかわからないつらい症状。やっかいなことに、レントゲン写真でもMRI検査でも発見できません。運動中に頸部《けいぶ》や肩へ強い負担がかかった場合や、自分で首をひねって「コキッ」と鳴らすだけでも、むち打ち症になることが最近わかってきています。決して強く押したり、ブンブンと頭を振ってはいけません。

むち打ち症は、軽い違和感程度なら自然に回復しますが、重症の場合は、肩や背中の痛み、しびれ、頭痛など、全身に様々な症状を引き起こします。痛い個所を直接もんでも、不快感がやわらぐのはその瞬間だけで、回復することはありません。素早く回復させるには、筋肉の硬直をとりのぞくこと。私自身も交通事故で重度のむち打ち症を経験しました。**「足もみ」で、首とその周辺の反射区を充分にほぐしたところ、首を動かしたとたん「メリメリ……」という音が聞こえ、筋肉と筋のゆがみが一気に正しく戻ってすべての不調が消えた、**という経験をしています。

頭蓋底《すがいてい》の反射区

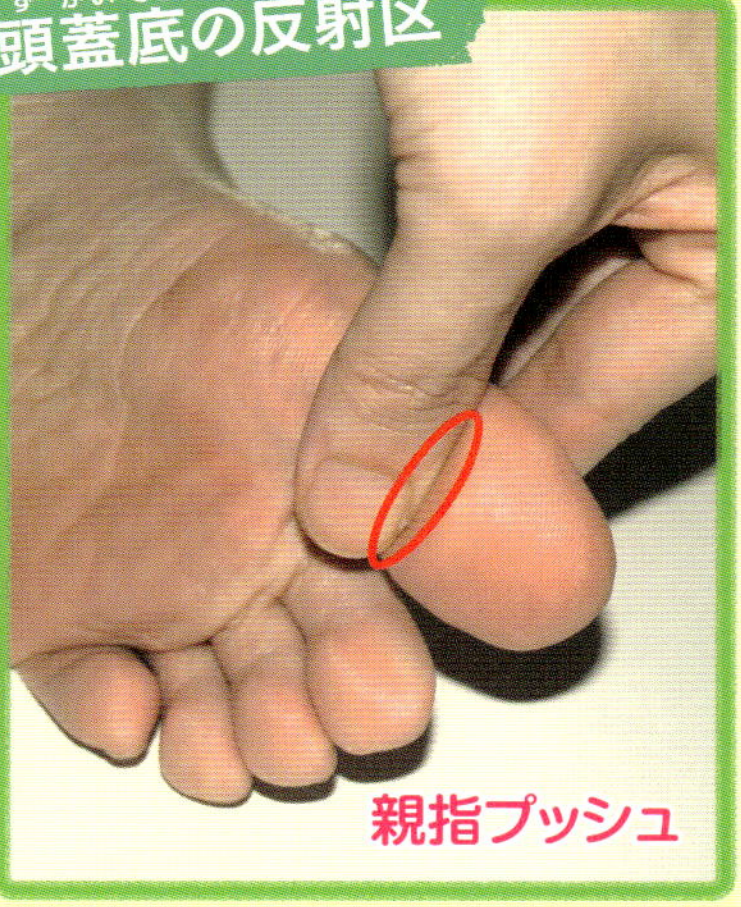

親指の腹の中央よりやや下に位置する反射区。親指で全面を押さえて３秒間の安定圧をかける。

首の反射区

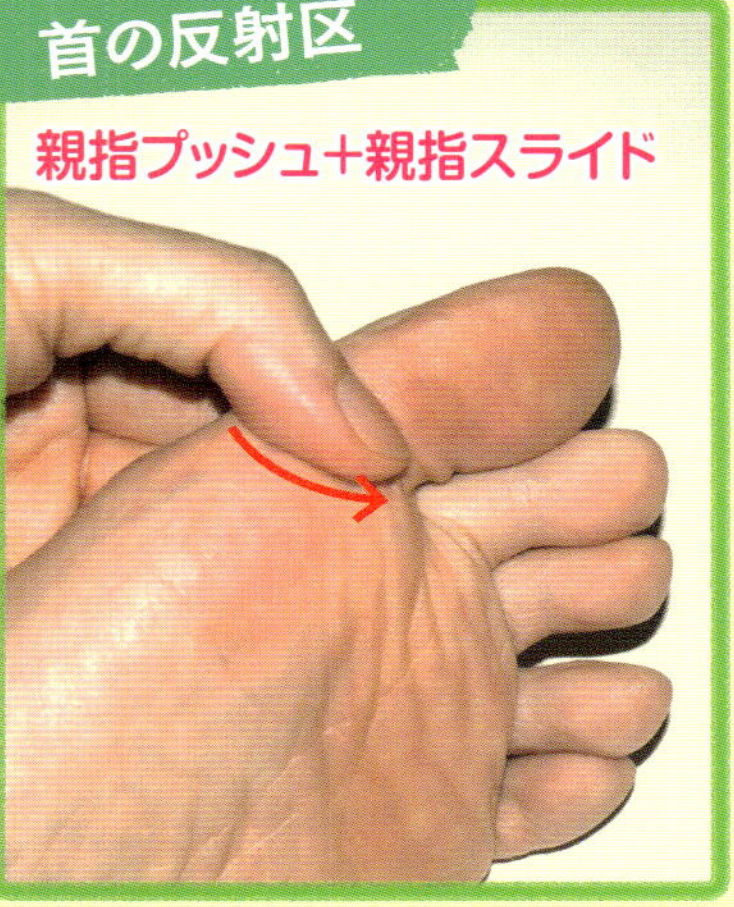

親指側面にイタ気持ちいい圧をかける。そのままの圧をかけながら親指の裏まですべらせる。

頸椎《けいつい》の反射区

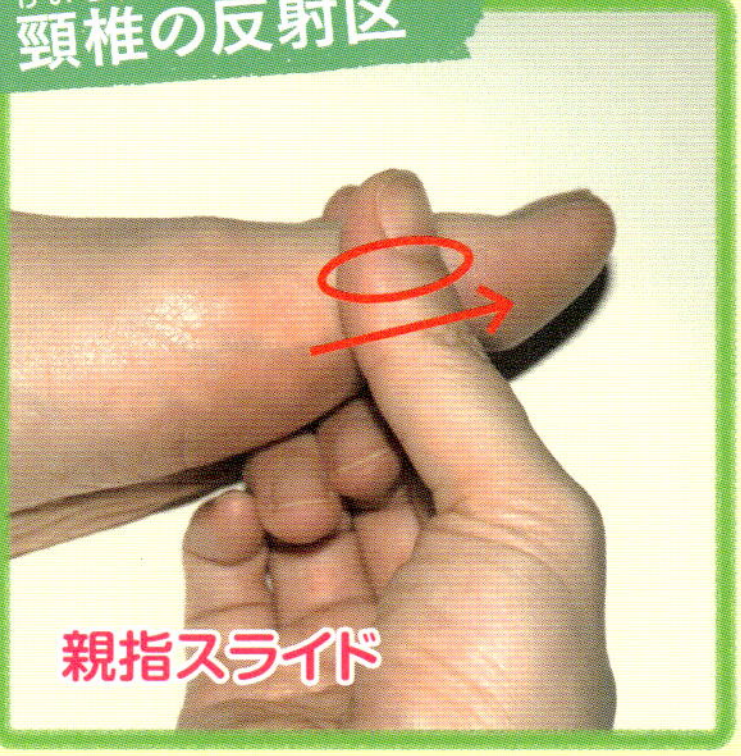

足の親指をはさみ、手の親指の腹で圧をかける。チューブのクリームをしぼりだすようにつま先の方向へすべらせる。

僧帽筋《そうぼうきん》の反射区

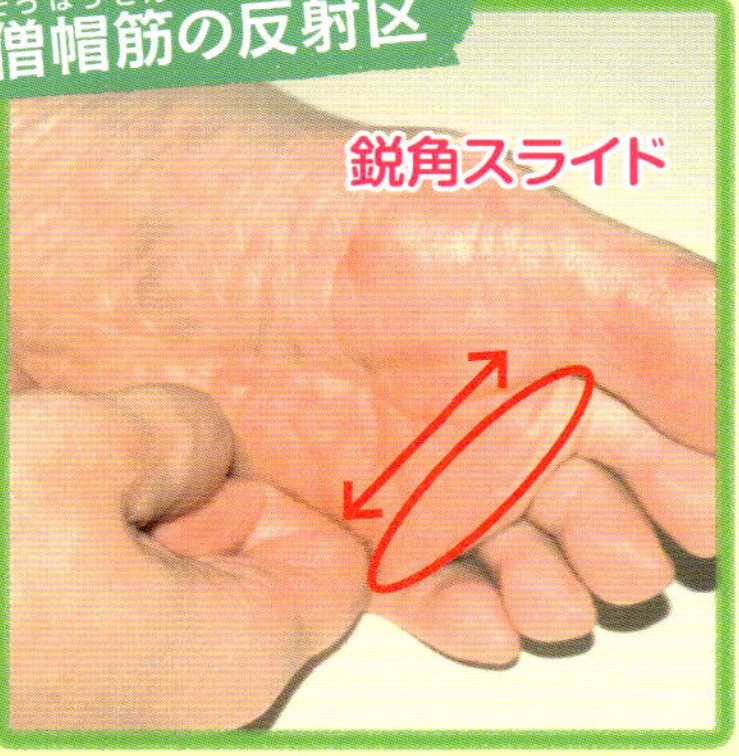

足の人差し指から小指にかけて、帯状の反射区が指のつけ根に広がっている。強めにしごいて刺激を与える。

38 捻挫と骨折

相関部分をもんで治療を早める

「捻挫《ねんざ》」は骨に異常はないのですが、関節に強い負担がかかり、関節のジョイント部分にある関節包や靭帯《じんたい》が炎症を起こすことで発症し、腫れや痛みを伴います。ケガをして1日たってから痛みがでてくることもあります。

「骨折」の場合も、治療は長引きます。「ヒビが入った」と表現される亀裂《きれつ》骨折は、骨折の中でも、もっとも軽い症状。お年寄りは急激な運動をした際に、ろっ骨にヒビが入ってしまうことがよくありますが、まさか骨折だとは思わずそのまま放置してしまうこともあるようです。

素人判断は禁物です。すぐに医師の診断を受け、症状がはっきりしてから「足もみ」をスタートさせましょう。**「足健道」では、捻挫や骨折に対して「手足相関《てあしそうかん》」という術式を応用します。**

これは文字通り、「手の部位と足の部位には相関性がある」という考え方です。例えば、右足首を捻挫している時に、右手首の同じ場所を指で押すと、同じようなかすかな痛み、腫れを感じるはずです。そこを充分にもむのです。痛みは感じても、実際に負傷があるわけではないので、安心してもんでください。

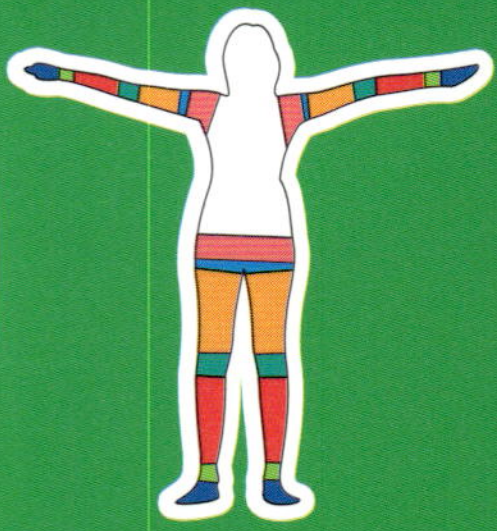

腕と脚は相関関係にある

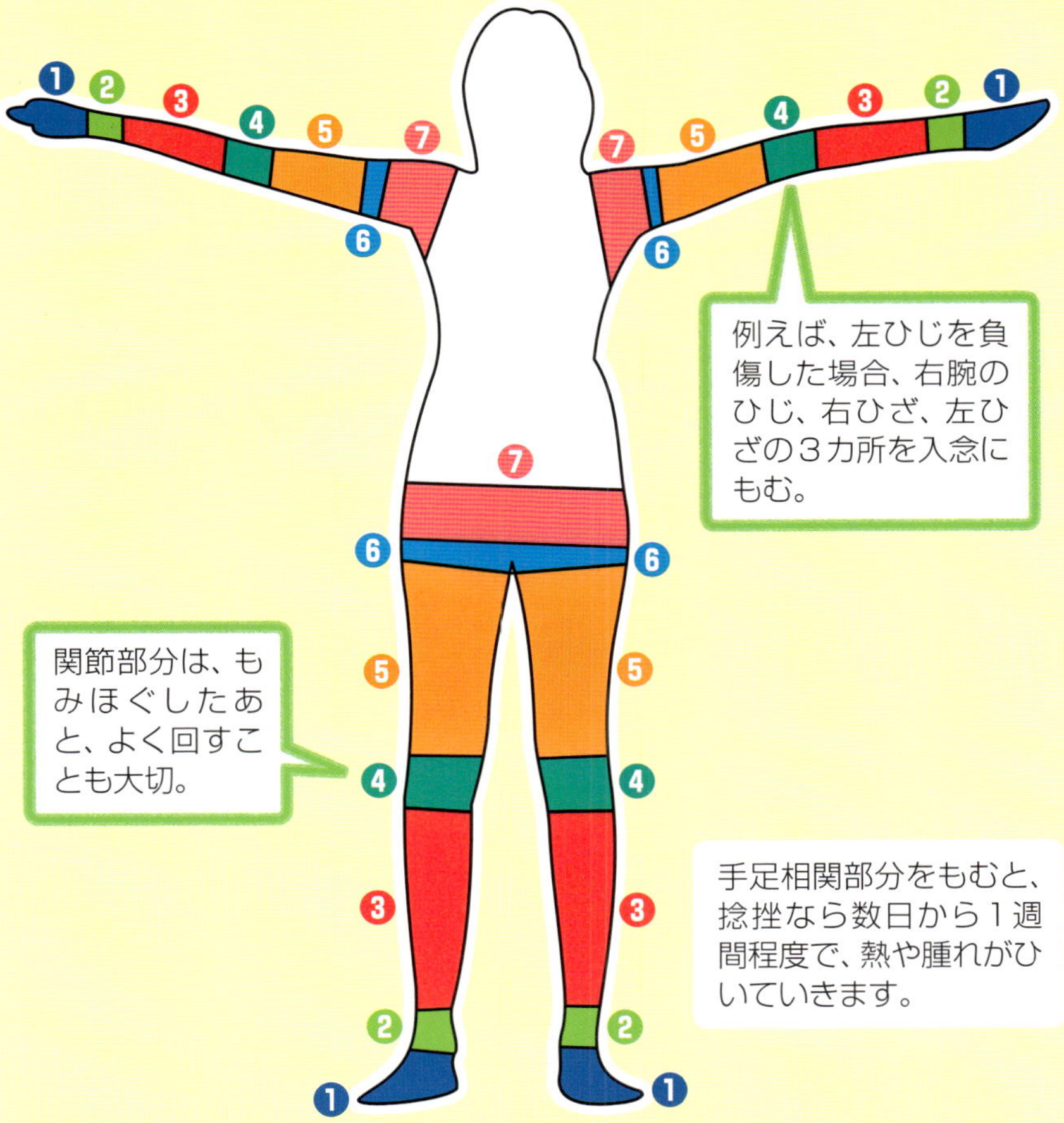

❶手のひらと足の裏
❷手首と足首
❸前腕とふくらはぎ
❹ひじとひざ
❺上腕（二の腕）と大腿（太もも）
❻肩関節と股関節《こかんせつ》
❼肩甲《けんこう》部と骨盤部

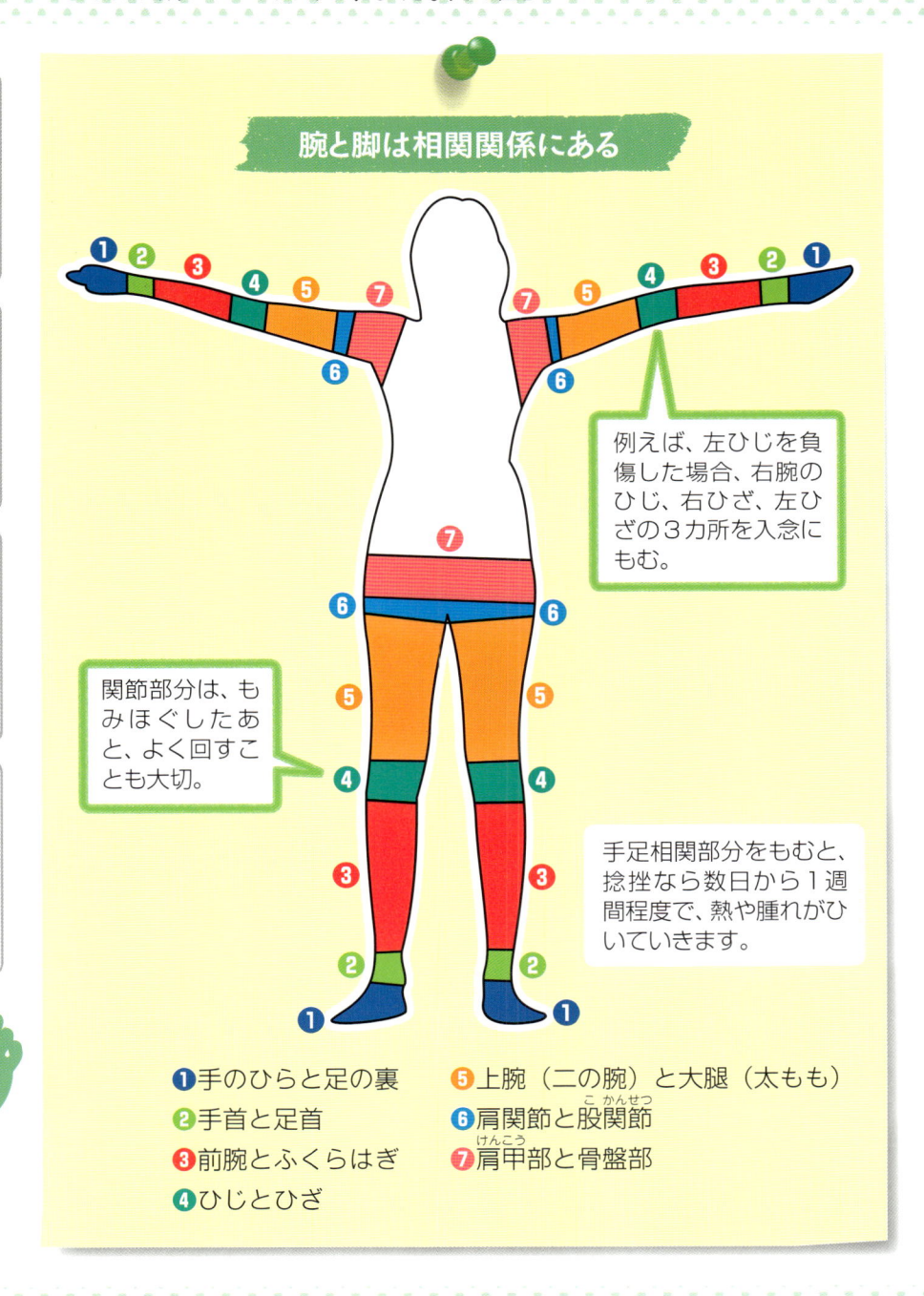

39

タコ・魚の目・外反母趾

ただ、もむだけでキレイに消える不思議

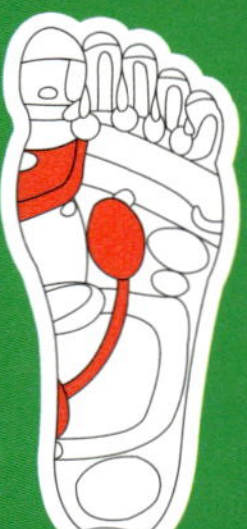

タコや魚《うお》の目《め》は、新陳代謝によって、古い皮膚がはがれ落ちる前に、次の皮膚が生まれて肥《ひ》厚《こう》してしまう症状。タコは皮膚の外側に向けて皮が厚くなるため、さほど痛みはありませんが、魚の目は身体の内側に向かって皮が厚くなり、それが神経に触って痛みを感じます。どちらも、皮膚に長時間の刺激が繰り返し与えられて発生するので、足に合わない窮屈な靴をはき続けるのはやめましょう。そして**特別なツボや反射区を押さなくても、「基本のコース」（30ページ参照）を毎日もんでいれば、身体のバランスが整い、やがてタコも魚の目もキレイに消えていきます。**一刻も早く治したい場合は、「基本のコース」のあとにタコや魚の目の周辺を、やわらかくなるまでもみほぐすことです。

外反母趾《がいはんぼし》は足の骨が曲がってしまうので、もとに戻すことはむずかしいのですが、進行をくいとめることは可能です。先が細く幅の狭い靴、逆に幅が広すぎてブカブカな靴、ヒールの高い靴は足先の負担が大きくなるので避けてください。インソール（中敷き）を利用してつちふまずをしっかり安定させることが大切です。

気道・食道・気管支の反射区

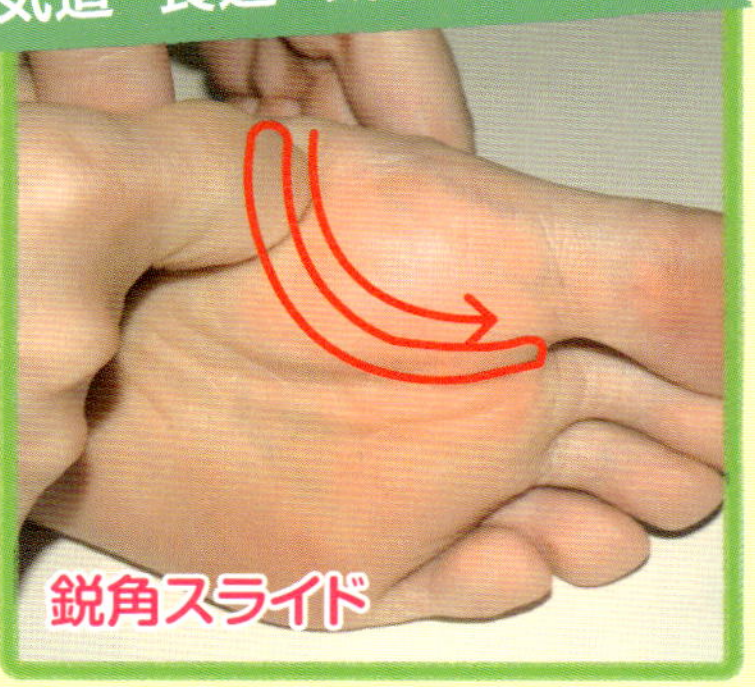

骨のきわに手の指をこすりつけながら、力を入れてすべらせる。

甲側の指と指の間をほぐす

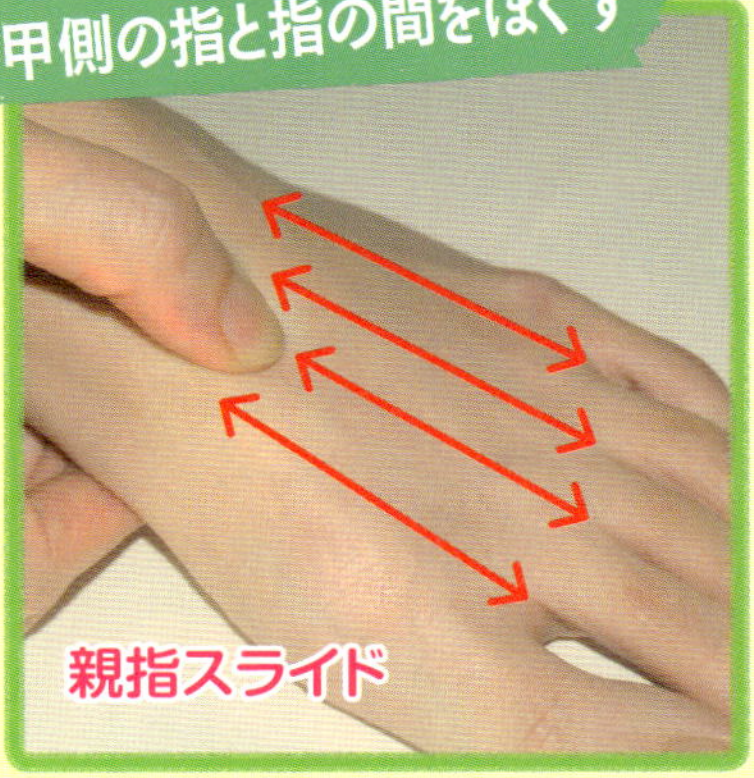

足の指の、骨と骨の間に指を食いこませて老廃物を押し流すように上下にスライドさせる。

タコや魚の目の周辺を徹底的にもむ

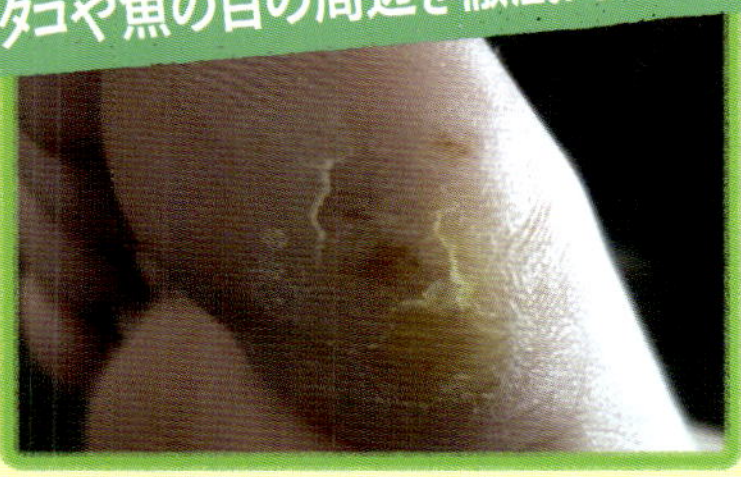

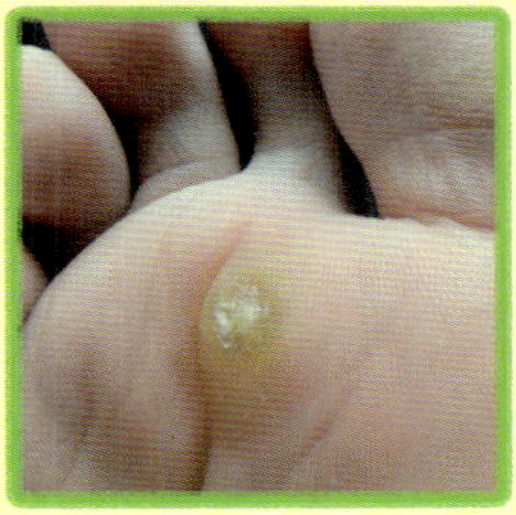

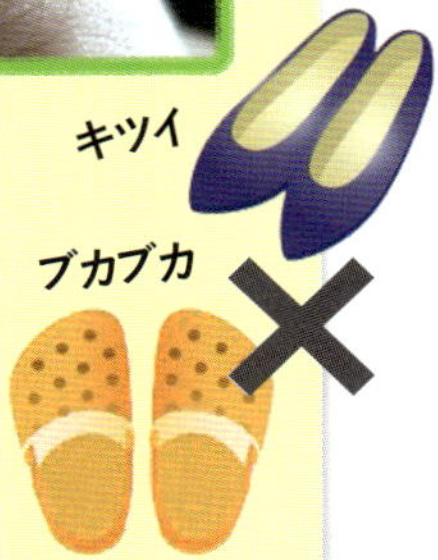

タコや魚の目そのものに刺激を与えると角質部分が肥大化してしまう恐れがあるので、周辺の健康な皮膚だけを爪のほうまで徹底的にもみほぐす。そのうえで足に合わない靴をはき続けないなど、刺激を避ければ、消えていく。

甲状腺《こうじょうせん》の反射区

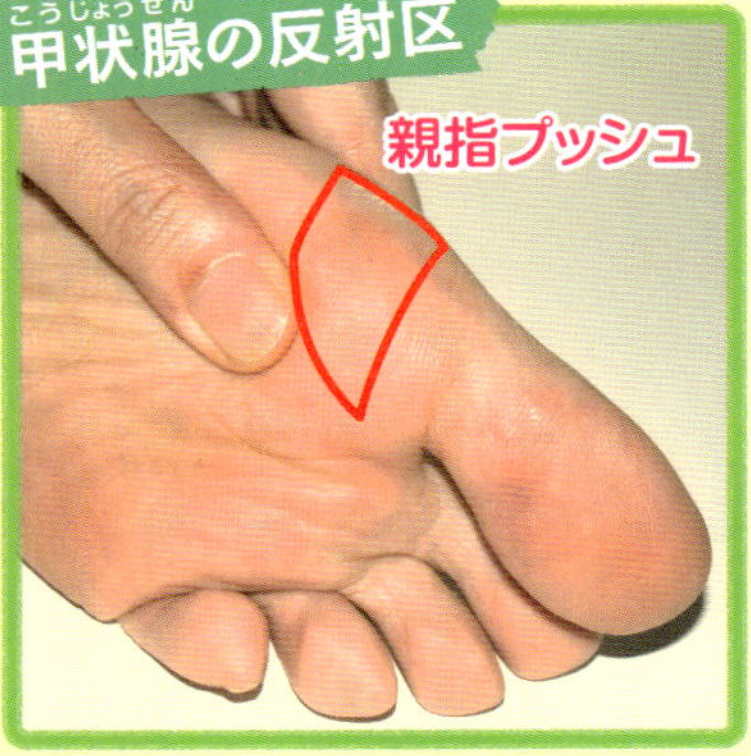

足の親指のつけ根を押しつぶすようにして、反射区全体をもみほぐす。

40

X脚・O脚

遺伝のせいにするのは大きな間違い！

O脚は特に日本人に多い症状。関節がかたくなる高齢者になると、8割もの人が立った状態で両ひざをくっつけることができません。生活に支障さえなければ、さほど気にしなくていい症状です。しかし、身体の重心が外側に偏るため、骨盤が広がったり、ひざ痛や股関節炎を引き起こしたり、女性は脚を露出するファッションを楽しめなくなる原因にもなるので、治して損はありません。O脚とX脚は「遺伝的な体型」だと思っている人が多いのですが、大多数は重心のかけ方が原因です。**普段の重心のかけ方を正しく保つことの継続と、「足もみ」で、ほぼ例外なく完治します。**靴底のすり減り具合をチェックして正しい立ち方を心がけましょう。

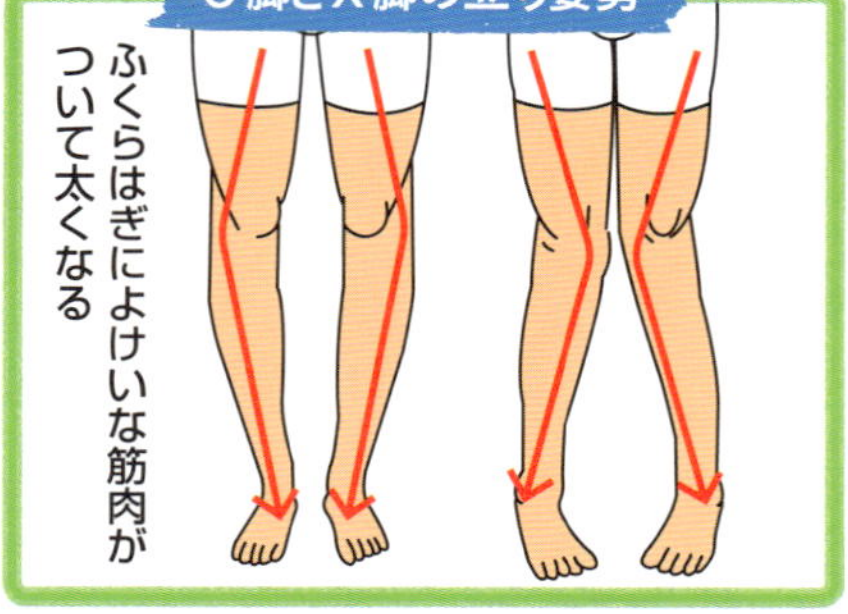

O脚とX脚の立ち姿勢

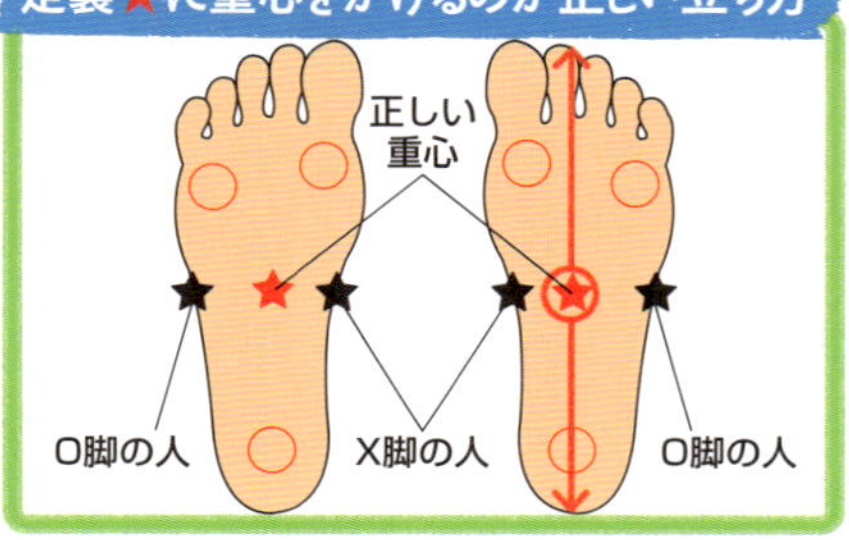

足裏★に重心をかけるのが正しい立ち方

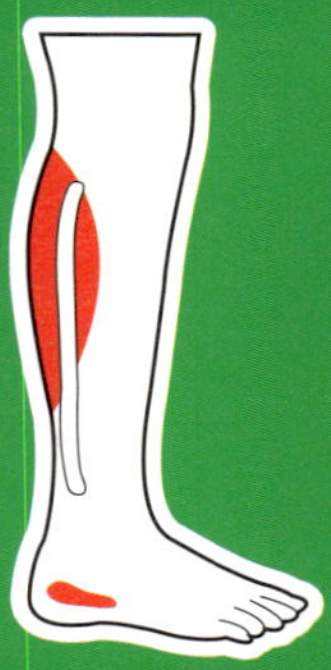

坐《ざ》骨《こつ》神《しん》経《けい》の反射区（足の内側・外側）

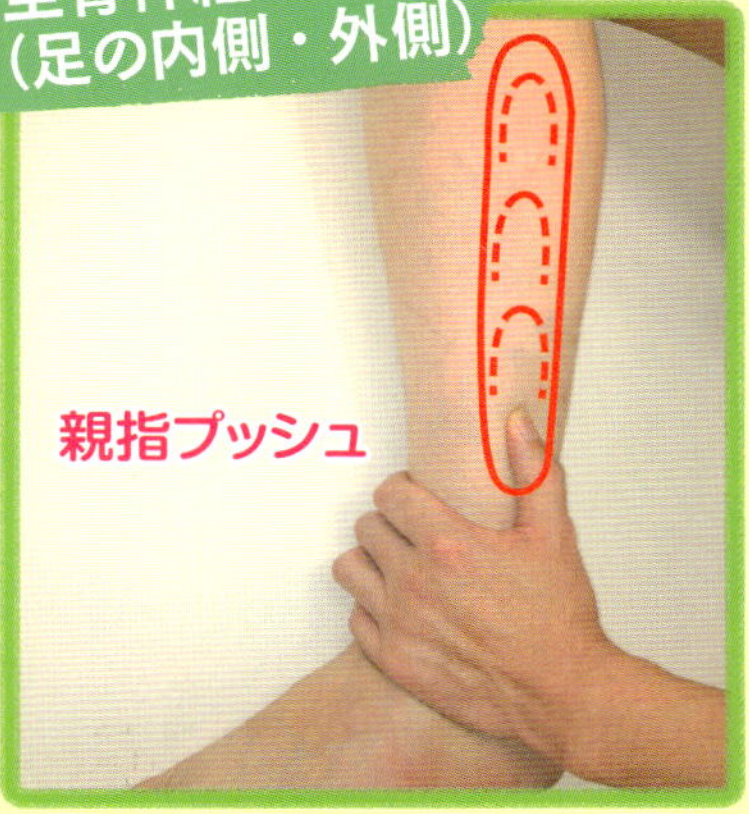

かたいところや痛みの強いところを探して３秒間の安定圧をかける。O脚の人は外側を、X脚の人は内側を念入りにほぐす。

X脚の靴底

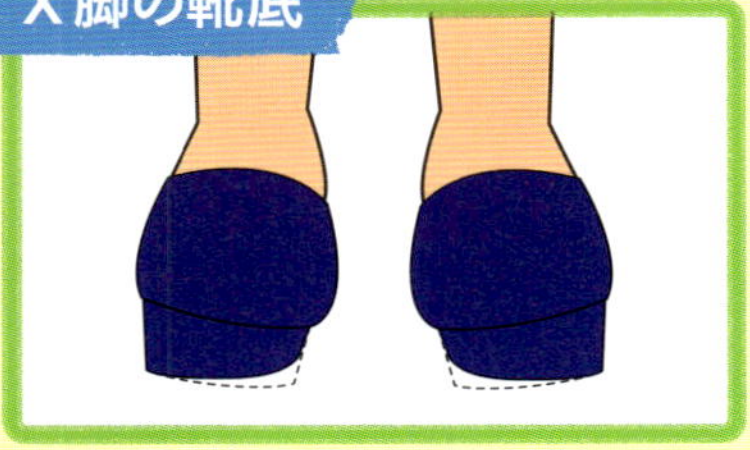

内側がすり減っている。

O脚の靴底

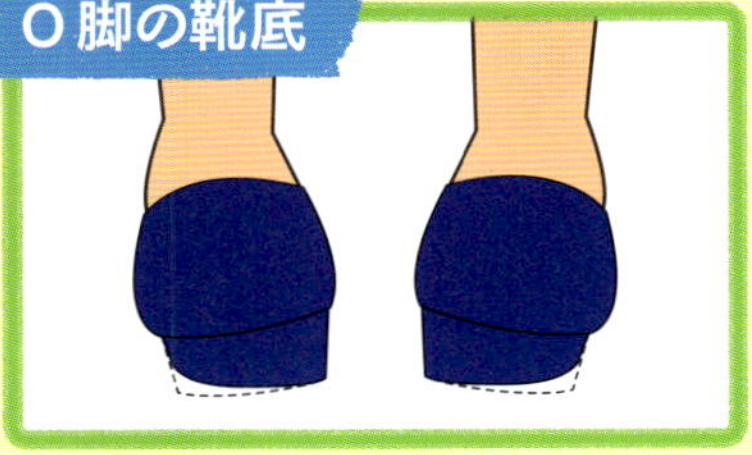

外側がすり減っている。

股《こ》関《かん》節《せつ》の反射区（足の内側・外側）

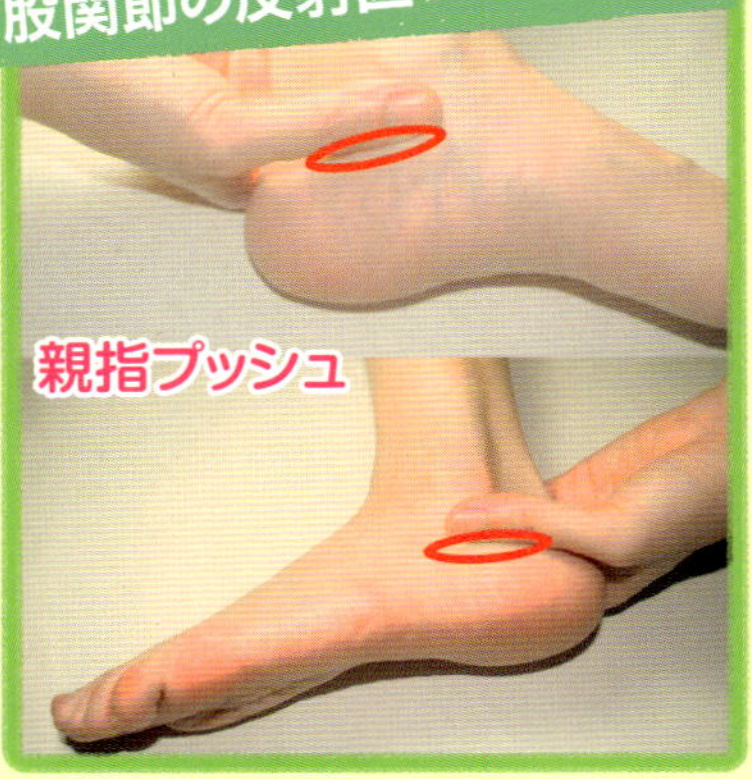

内くるぶしと外くるぶしの真下に３秒間の安定圧をかける。くるぶし周辺も同時にもみほぐす。

太ももの筋肉

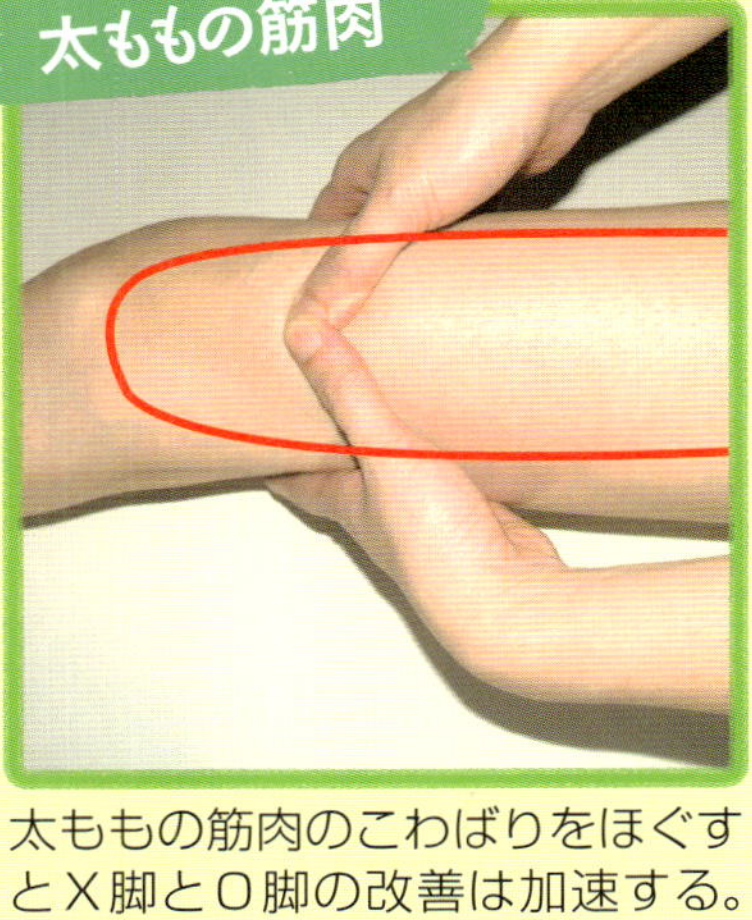

太ももの筋肉のこわばりをほぐすとX脚とO脚の改善は加速する。O脚の人は外側の筋肉を、X脚の人は内側の筋肉を念入りにほぐす。

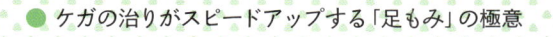

CHAPTER 5

41

ハンマートゥ

伸ばしながらもみ続ければ、必ず完治する

ハンマートゥとは、足の指先が曲がったままになってしまう症状。足の形に合っていない靴を長時間履き続けた結果、靴の中で足が前にすべってしまい、強い負荷がかかって曲がったままの形で固定されてしまうのです。窮屈なハイヒールなどを履く機会が多いので、結果として圧倒的に女性に多い症状となっていますが、合わない靴を履き続ければ男性も発症します。**「足の形に合った履物」を履くことが改善の大前提です。**自分の足にピッタリな履物を用意してから「足もみ」を開始しましょう。

なお、ツボや反射区を意識してもむ必要はありません。それよりも、曲がっている指だけでなく、両足のすべての指を伸ばすよう、丹念にもむことが大切です。指のつけ根、足の甲など、負荷がかかっている部分もほぐしてください。たったこれだけですが、**毎日繰り返しもむことで、指は元に戻ります。**

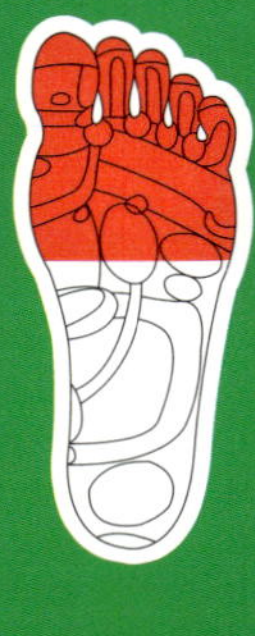

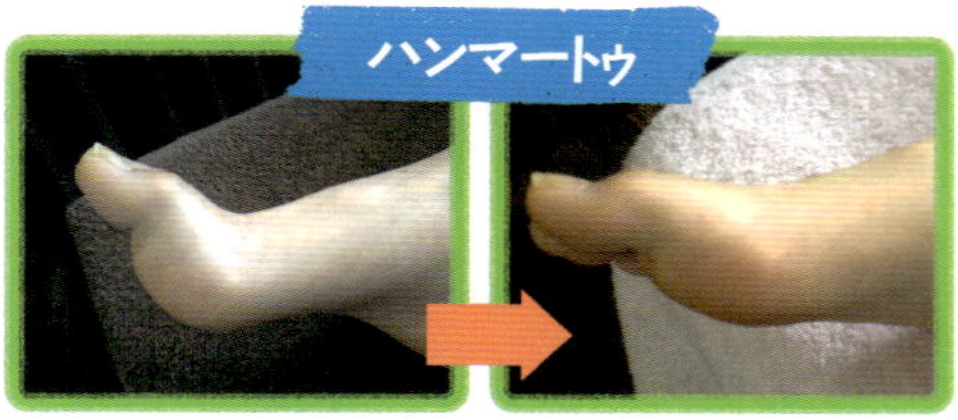

もめば必ず改善できる。

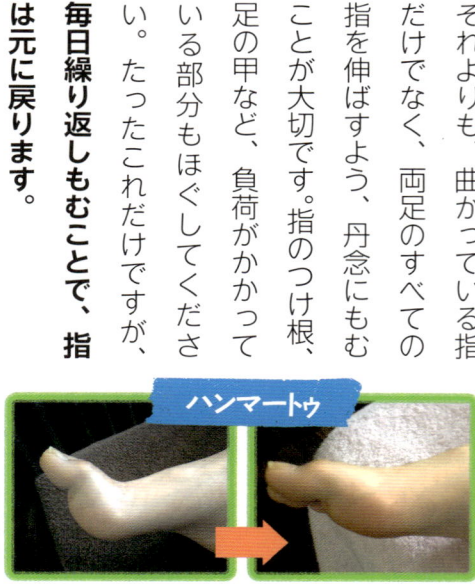

全指をもみほぐす

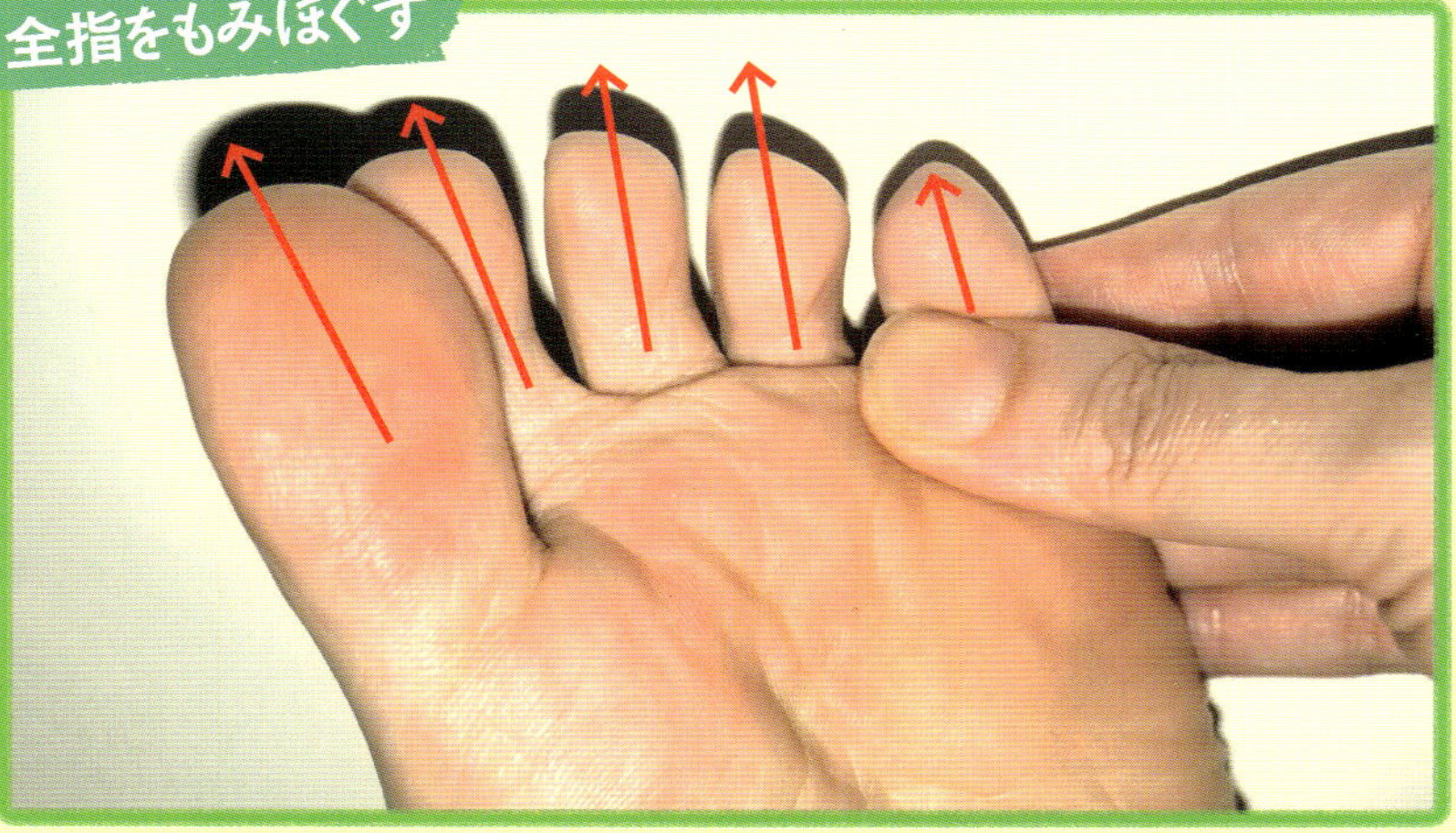

足の親指から小指までを順番に、それぞれの指をひっぱって伸ばしながら、もみほぐす。曲がった指だけではなく、正常なすべての指も、もみほぐすことが大切。

甲側の指と指の間をほぐす

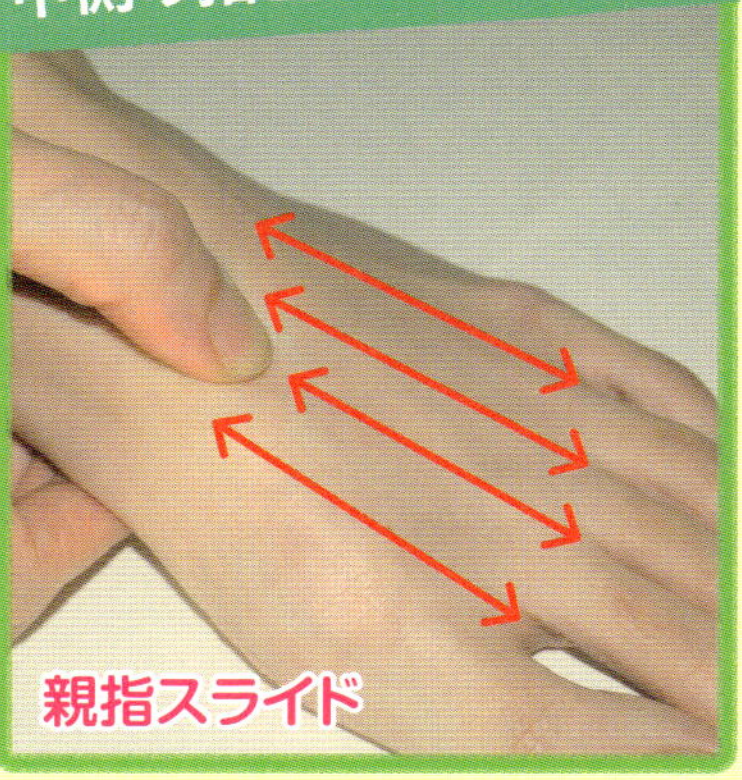

足指の骨と骨の間を、親指をすべらせながら刺激していく。

中足骨《ちゅうそくこつ》をほぐす

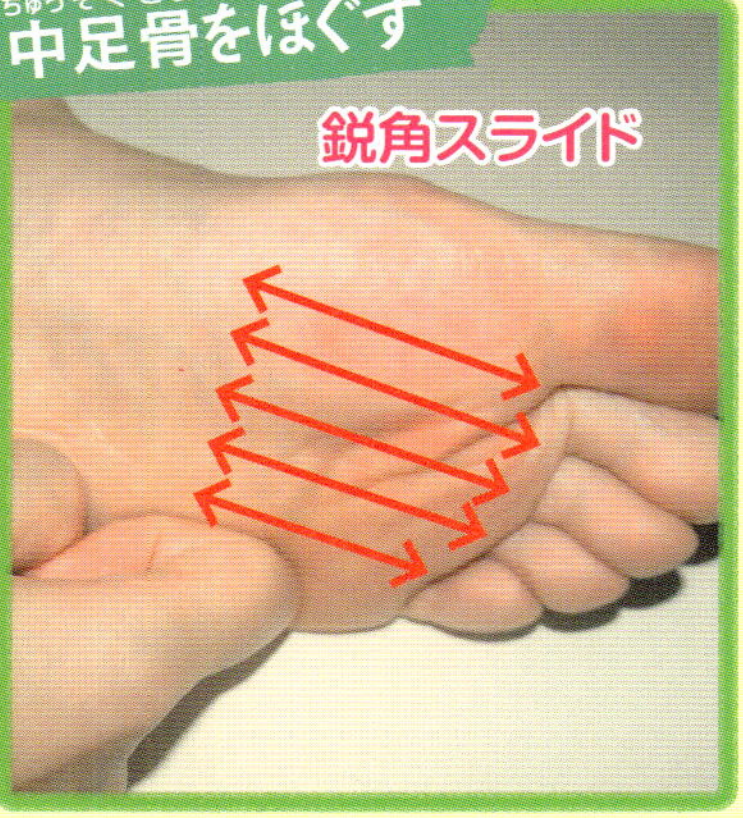

足指のつけ根の部分の骨周辺をもみほぐす。人差し指を鋭角にして、ゴリゴリと上下にすべらせていく。

わかりやすい図解版《ずかいばん》
「足《あし》もみ」で心《こころ》も体《からだ》も超健康《ちょうけんこう》になる！

著　者――田辺智美（たなべ・さとみ）

発行者――押鐘太陽

発行所――株式会社三笠書房

〒102-0072 東京都千代田区飯田橋3-3-1
電話：(03)5226-5734（営業部）
：(03)5226-5731（編集部）
http://www.mikasashobo.co.jp

印　刷――誠宏印刷

製　本――若林製本工場

編集責任者　長澤義文
ISBN978-4-8379-2568-2 C0030

本書は、小社より刊行した『「足もみ」で心も体も超健康になる!』を加筆・再編集し、改題したものです。